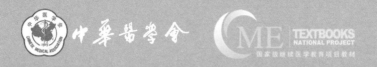

男科疾病诊疗常规

主　　编　邓春华　商学军

组织编写　中华医学会男科学分会

中華醫学電子音像出版社

CHINESE MEDICAL MULTIMEDIA PRESS

北　京

图书在版编目（CIP）数据

男科疾病诊疗常规 / 邓春华，商学军主编. —北京：中华医学电子音像出版社，2022.9

ISBN 978-7-83005-402-1

Ⅰ.①男… Ⅱ.①邓… ②商… Ⅲ.①男性生殖器疾病－诊疗 Ⅳ.①R697

中国版本图书馆CIP数据核字（2022）第162173号

男科疾病诊疗常规
NANKE JIBING ZHENLIAO CHANGGUI

主　　编：邓春华　　商学军
策划编辑：史仲静　　刘圣洁
责任编辑：周寇扣
校　　对：张　娟
责任印刷：李振坤
出版发行：中华医学电子音像出版社
通信地址：北京市西城区东河沿街69号中华医学会610室
邮　　编：100052
E-Mail：cma-cmc@cma.org.cn
购书热线：010-51322677
经　　销：新华书店
印　　刷：廊坊祥丰印刷有限公司
开　　本：850mm×1168mm　1/32
印　　张：14
字　　数：380千字
版　　次：2022年9月第1版　2023年3月第2次印刷
定　　价：80.00元

内容提要

  本书是首部由中华医学会男科学分会组织编写的专门针对基层男科医师的培训教材，内容包括男科学诊疗基础、临床男科疾病诊疗常规、男科专科建设及多学科协作等，并系统性总结了男科疾病的诊断要点和编者的诊治经验，旨在帮助基层医师准确、规范地诊治男科疾病，加强基层男科专业人才培养，促进基层男科学科建设。

  本教材简明、实用，可作为基层医师开展男科疾病诊疗工作的工具书，同时也适用于医学专业研究生、住院医师及对男科疾病感兴趣的其他专业医师参阅。

编 委 会

主　　编　邓春华　商学军
副 主 编　谷翊群　王　忠　刘继红　张志超　孙祥宙
主编助理　陈　赟　赵善超　彭　靖　王　涛　刘贵华
编　　者　（以姓氏笔画为序）

　　　　　王　忠（上海交通大学医学院附属第九人民医院）

　　　　　王　恒（江苏省中医院）

　　　　　王　涛（华中科技大学同济医学院附属同济医院）

　　　　　王国耀（宁波市第一医院）

　　　　　王晓光［网约家康杉山（广东）健康科技有限公司］

　　　　　邓春华（中山大学附属第一医院）

　　　　　邓富铭（广州市妇女儿童医疗中心）

　　　　　龙世颖（中山大学附属第一医院）

　　　　　史轶超（南京医科大学附属常州第二人民医院）

　　　　　付　凯（广州市妇女儿童医疗中心）

　　　　　包杰文（上海交通大学医学院附属第九人民医院）

　　　　　冯　鑫（中山大学附属第一医院）

　　　　　伏　雯（广州市妇女儿童医疗中心）

　　　　　庄锦涛（中山大学附属第一医院）

刘　冲（上海交通大学医学院附属第九人民医院）

刘国昌（广州市妇女儿童医疗中心）

刘贵华（中山大学附属第六医院）

刘继红（华中科技大学同济医学院附属同济医院）

齐进春（河北医科大学第二医院）

关　键（中山大学附属第一医院）

许　松（南京大学医学院附属金陵医院／中国人
　　　　民解放军东部战区总医院）

孙祥宙（中山大学附属第一医院）

杜　强（中国医科大学附属盛京医院）

李文智（上海交通大学医学院附属第九人民医院）

李彦锋（陆军特色医学中心／重庆大坪医院）

余敬威（中山大学附属第一医院）

谷　猛（上海交通大学医学院附属第九人民医院）

谷翊群（国家卫生健康委科学技术研究所）

汪富林（中山大学附属第一医院）

张　炎（中山大学附属第三医院）

张　星（江苏省中医院）

张亚东（中山大学附属第一医院）

张志超（北京大学第一医院）

张海波（南方医科大学南方医院）

陈　赟（江苏省中医院）

金晓东（浙江大学医学院附属第一医院）

武志刚（温州医科大学附属第一医院）

周玉春（南京中医药大学）

周明宽（中山大学附属第一医院）

郑大超（上海交通大学医学院附属第九人民医院）

赵善超（南方医科大学第三附属医院）

荆　涛（青岛大学附属医院）

姚海军（上海交通大学医学院附属第九人民医院）

袁亦铭（北京大学第一医院）

徐　乐（南方医科大学附属何贤纪念医院）

徐浩然（江苏省中医院）

高　勇（中山大学附属第一医院）

郭建华（上海交通大学医学院附属第九人民医院）

涂响安（中山大学附属第一医院）

诸靖宇（杭州市中医院）

黄燕平（上海交通大学医学院附属仁济医院）

商学军（南京大学医学院附属金陵医院 / 中国人
　　　　民解放军东部战区总医院）

彭　靖（北京大学第一医院）

韩从辉（徐州市中心医院）

韩紫阳（江苏省中医院）

谢敏凯（上海交通大学医学院附属第九人民医院）

廖武源（中山大学附属第一医院）

臧光辉（徐州市中心医院）

黎灿强（南方医科大学附属何贤纪念医院）

主编简介

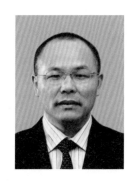

邓春华，1965 年出生于江西省赣州市，教授、主任医师、博士研究生导师、博士后合作导师。现任中华医学会男科学分会主任委员，中山大学干细胞与组织工程中心兼职教授，中山大学附属第一医院男科主任。广东省医学会男科学分会第一、二届主任委员，广东省干细胞临床研究专家委员会委员。担任《中华男科学杂志》名誉主编，*Asian journal of andrology*、《中国男科学杂志》等杂志编委，*European urology*、*Journal of sexual medicine*、*Chinese medical journal* 等杂志特邀审稿人。获得广东省医学领军人才（第一批）、首届国家名医高峰论坛（2017 年度）"国之名医·卓越建树"称号及 2014 年"中国十大男性健康科普专家"称号，承担国家"十五"科技攻关项目，国家自然科学基金，国家卫生健康委员会及省、市级科研基金和亚太泌尿男科基金项目等 20 余项。获国家专利 8 项，广东省科学技术进步奖二等奖及广东省优生优育技术进步奖一等奖。在国内外期刊发表论文 200 余篇，其中被 SCI 收录 70 篇。共同主编《中国男科疾病诊断治疗指南（2013 版）》《中国男科疾病诊断治疗指南与专家共识（2016 版）》《男性性腺功能减退症诊疗手册》等行业规范性文件，编著《男科手术学》《显微男科手术学》《男科病诊治学》《泌尿男科罕少见病》《男科典型病例分析》《男科疾病误诊误治与防范》等专著，参编《泌尿外科手术学》《中西医结合男科学》等专著20余部。主要研究方向为男科疾病发病机制和诊治新方法，干细胞与组织工程学在泌尿系统、男科疾病诊疗中的应用，电生理适宜技术在男科疾病中的应用，男性健康管理等。培养博士研究生、硕士研究生30余名。

主编简介

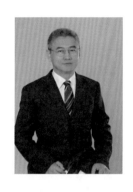

商学军，1971年1月出生于江苏省淮安市盱眙县，医学博士研究生、主任医师，教授、硕士研究生/博士研究生导师、博士后联系导师，国家重点研发计划项目首席科学家。

中华医学会男科学分会候任主任委员，江苏省医学会男科学分会主任委员，江苏省医师协会男科医师分会候任会长。现任《中华男科学杂志》主编，以第一作者/通讯作者发表论文100余篇，SCI论文20余篇。主编医学专业著作5部，主编科普著作4部，作为副主编和编委参编医学专著20余部。主持国家重点研发计划项目1项，国家自然科学基金项目3项，省、部级课题多项，并获得国家发明专利3项及实用新型专利多项。培养博士后、博士研究生、硕士研究生20余名。2013年入选江苏省"333高层次人才培养工程"第三层次培养对象，获华夏医学科技奖二等奖；2014年荣获江苏省第一批"卫生拔尖人才"称号；2017年获"国之名医·优秀风范"荣誉称号；2018年获军队科学技术进步奖二等奖。

前　　言

据世界卫生组织报告，男科疾病是除心脑血管疾病、癌症之外，威胁男性健康的"第三大杀手"。近年来，越来越多的证据表明，勃起功能障碍等中老年男科疾病与心血管疾病、代谢疾病等慢性病密切相关，且常是上述慢性病的早期临床症状和预警指标。男科疾病、男性健康问题涉及从儿童至老年的全生命周期。随着生活水平的提高、科学观念的普及及教育水平的提升，关注和主动求医的男科疾病患者/男性健康服务人群数量日益增多。

近20年来，随着新的诊疗技术的发展，中国男科学诊疗水平有了明显提高。然而，现阶段我国男科学专业人才匮乏，有限的男科医师主要集中在大城市、大医院，而基层医院几乎没有受过专业培训的男科医师，更没有设置男科学专科。男科医师培训和准入制度及男科诊疗规范等的缺乏，导致地区诊疗水平参差不齐，而诊疗队伍缺口大造成的医患供需矛盾在二、三线城市基层医疗单位更为突出，多数男科疾病患者/男性健康服务人群的求医需求不能被满足。而一些不规范的民营医疗机构在没有专科医师和专科准入条件下进行男科诊疗，使无数患者上当、受骗。

男科学存在学科建设滞后、男科专业人才缺乏的现状，与日益增长的男科疾病患者/男性健康服务人群不相适应，不仅无法满足不断增长的男科诊疗需求，而且不利于中国男科学的健康发展。要改变这一局面，最根本的方法是加强男科学专科的规范化建设和男科专业人才队伍培养，尤其是让基层医院男科学"正规军"发展壮大。

中华医学会男科学分会高度重视基层男科医师的培养，2019

年在全国各地开展"中国男科强基层燎原工程",加强男科疾病规范化诊疗培训,提升基层男科诊疗的服务能力。2020年,中华医学会男科学分会联合国家卫生健康委医药卫生科技发展研究中心专门设立"电生理适宜技术真实世界研究与推广应用"项目,旨在构建男科疾病防治三级网络,提高基层医师对男科疾病规范诊治的能力,建设男科疾病大数据平台,推动中国男科健康、可持续发展。

通过上述活动,吸引了越来越多的基层医师来学习男科知识,但目前缺少一本简明、实用的男科疾病诊疗教材辅助和提高基层男科医师的诊疗水平。因此,中华医学会男科学分会组织国内60余名工作在临床一线的专家撰写了《男科疾病诊疗常规》。本书是第一部由中华医学会男科学分会组织编写,专门针对基层男科医师的培训教材。为了方便基层医师理解和掌握,重点阐述了男科疾病的病因、临床表现、诊断和治疗等,并总结了诊断要点和编者的诊治经验,希望帮助基层医师准确地诊断男科疾病,并给予正确的治疗。本书经过多次专家审稿和编委修改,是一本精简、实用的男科学教材,既包含男科学诊疗基础、临床男科疾病诊疗常规,同时也介绍男科专科的建设及多学科协作,可作为基层男科医师开展临床诊疗工作的工具书。

编写专家们以极高的热情和严谨的专业态度参与本书的编写,促成本书的问世,在此,感谢所有参与本书编写和审阅的编委和专家,以及所有为本书出版作出贡献的工作人员。由于时间仓促,错漏之处在所难免,恳请读者朋友们批评指正,不吝赐教,以便再版时及时改正。

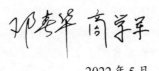

2022年5月

目 录

第一篇　男科学诊疗基础

第二篇　男科疾病诊疗常规

第一篇

男科学诊疗基础

第一章

男科门急诊常见症状和问诊策略

....

第一节　常见症状

疾病过程中机体内的一系列功能、代谢和形态结构异常变化，引起患者主观上的异常感觉或客观病态改变称为症状，如阴囊痛、尿频、尿急及尿痛等。体征是指医师检查患者时发现的具有诊断意义的证候，如附睾触痛、精索静脉增粗及输精管缺如等。症状和体征都是疾病的外在表现，熟悉常见男科疾病的症状和体征，对于快速诊断男科疾病和制订治疗方案非常重要。体征详见第一篇第三章第一节体格检查。本节主要介绍男科疾病的常见症状。

一、疼痛

疼痛是人类大脑对机体组织损伤或可能导致组织损伤的刺激所产生的一种不愉快的主观感觉。疼痛程度分为轻微疼痛、中度疼痛和剧烈疼痛。疼痛是男科疾病的常见症状，包括锐痛、钝痛、牵涉痛、坠痛、胀痛、刺痛、烧灼痛、酸痛及抽搐样痛等。男科疾病相关疼痛常由梗阻、感染、炎症、肌肉过度紧张及收缩等引起。

1. 阴囊痛　阴囊痛又称为睾丸痛，常见原因包括睾丸或附睾病变、精索静脉曲张、阴囊皮肤炎症等。阴囊痛相关疾病包括附睾炎、睾丸炎、睾丸扭转、睾丸鞘膜积液、阴囊外伤、睾丸血肿、精索静脉曲张、睾丸肿瘤、阴囊皮肤毛囊炎等。阴囊视诊、触诊和阴囊彩色多普勒超声对阴囊痛的鉴别诊断非常重要。

（1）附睾炎：临床上附睾炎引起的阴囊痛最为常见。

1）急性附睾炎：临床表现为患侧阴囊红、肿、热、痛，常疼痛剧烈，并沿精索、下腹部和会阴部放射。全身症状明显，可有畏寒、高热。阴囊触诊可发现附睾触痛明显，附睾增大和输精管增粗，阴囊下坠时疼痛加重，将阴囊托起时疼痛可减轻。睾丸扭转、急性睾丸炎和睾丸血肿引起的阴囊痛与急性附睾炎类似，可采用阴囊彩色多普勒超声进行鉴别诊断。

2）慢性附睾炎：临床表现为患侧阴囊长期钝痛或轻度不适感，可放射至腹股沟、下腹部、会阴部、大腿内侧或腰骶部；久坐或夹紧双腿时、熬夜晚睡或过度疲劳时疼痛可加重。触诊阴囊可发现附睾局限性增厚和肿大，与睾丸界限清楚，部分患者可出现附睾触痛。慢性附睾炎在临床上常见，但由于附睾肿大不明显，阴囊彩色多普勒超声等影像学检查常无阳性发现，精液和尿液检查也可无阳性发现，因此经常被漏诊或误诊。阴囊触诊可见附睾增厚、肿大及触痛，是慢性附睾炎的主要诊断依据。慢性附睾炎需要与结核性附睾炎相鉴别，结核性附睾炎质地偏硬，常发生于附睾尾部，表现为输精管增粗并可触及串珠样结节。

（2）睾丸扭转：临床表现为患侧阴囊突发剧痛，可放射至下腹部或会阴部，严重时可引起恶心、呕吐，伴有阴囊红肿。阴囊触诊可发现睾丸触痛明显，托高睾丸时，疼痛不能缓解甚至会加重。阴囊彩色多普勒超声可见患侧睾丸内血流信号明显减少或消失。

（3）精索静脉曲张：表现为患侧阴囊隐痛、坠胀感或牵扯感，长时间站立或步行时加重，平卧休息后缓解。阴囊触诊可见精索静脉增粗。

2. 阴茎痛　阴茎勃起状态时出现阴茎痛，常为阴茎异常勃起或阴茎弯曲导致。阴茎非勃起状态时出现阴茎痛，常为阴茎头炎、尿道炎、尿道结石、阴茎硬结症等导致。

3. 尿道痛　尿道痛是指排尿时感到尿道疼痛，呈刺痛感或烧灼感。尿道痛原因常为尿道炎或尿道结石。附睾炎或精囊炎有时会引起射精时尿道痛。经尿道介入的检查或诊疗操作引起尿道损伤时可引起尿道痛，有时难以完全消除。

4. 会阴痛 会阴痛是指阴囊跟肛门之间的会阴区疼痛，常与前列腺有关。慢性前列腺炎可引起会阴区胀痛、坠痛、烧灼痛或隐痛不适感。会阴区突发抽搐样剧痛，与前列腺肌肉紧张或被膜牵张有关，常可自行缓解。

5. 下腹痛 常同睾丸或附睾的疾病有关，如慢性前列腺炎、慢性附睾炎可引起下腹钝痛，睾丸扭转可引起下腹剧痛。

6. 腰痛 睾丸或附睾的炎症引起的腰痛多为放射痛，疼痛常由阴囊放射至腰部。睾丸或附睾过于疲劳时，如过于频繁性交或自慰，可导致腰部酸痛感。腰痛需与腰椎间盘突出、腰肌劳损、肾结石或肾肿瘤等疾病相鉴别。

二、下尿路症状

下尿路症状是所有排尿障碍症状的总称，包括尿频、尿急、尿痛、排尿困难等。慢性前列腺炎常引起下尿路症状，与前列腺肌肉紧张和过度收缩有关。

1. 尿频 是指患者感到有尿意的次数明显增加。正常人每天白天的排尿次数为 5～6 次，夜间排尿次数不超过 2 次，每次尿量约 300 ml。排尿次数超过以上次数为尿频。

2. 尿急 是指一种突发的、强烈的排尿欲望，且很难被主观抑制而延迟排尿。每次尿量少，常与尿频同时存在。尿频、尿急、尿痛三者同时出现，称为膀胱刺激征。

3. 排尿困难 包括排尿踌躇、费力、不尽感、尿线无力、分叉、变细、滴沥等。排尿踌躇是指排尿开始时间延迟。排尿不尽感是指排尿后仍感觉膀胱内有尿液未排出。排尿滴沥是指排尿终末出现少量尿液从尿道口滴出。

三、勃起功能异常

勃起功能异常包括勃起功能障碍（erectile dysfunction，ED）和阴茎异常勃起。勃起功能障碍的症状包括阴茎勃起困难、不坚硬、不持久、在射精前易疲软等；阴茎异常勃起表现为在非刺激条件下引起的阴茎持续勃起，或者性高潮后也不疲软，此状态持续时间超过 6 h，常伴有阴茎痛。

四、射精功能异常

射精功能异常包括早泄、射精困难、逆行射精和不射精等。

1. 早泄　表现为性交时射精过快，在期望射精前就已经射精，控制射精能力较差，造成自己和/或性伴侣的苦恼、沮丧、忧虑或躲避性生活等消极身心影响。医师询问病史发现阴道内射精潜伏时间常短于 3 min。

2. 射精困难　表现为性交或自慰时很难达到性高潮和射精。性交时射精困难可导致男性不育症。自慰时射精困难可导致难以获取精液标本，从而无法进行精液检查或辅助生殖治疗。

3. 逆行射精　表现为性交或自慰时有性高潮和射精感，但无精液从尿道口射出，排尿后在尿液中可以检测到精子。

4. 不射精　表现为性交或自慰时从未达到性高潮和射精。

五、性欲改变

1. 性欲低下　表现为持续对性生活的欲望不足或完全缺乏，性生活频率低，每月性生活1次或不足1次，但在配偶要求性生活时，可被动服从和完成。

2. 性欲亢进　表现为对性生活的欲望过于旺盛，超过正常性交欲望，出现频繁的性兴奋现象，对性行为迫切要求、性交频率增加、性交时间延长。

（高　勇）

第二节　问诊策略

问诊对于男科疾病的诊治非常重要，须高度重视，如男性不育症和性功能障碍等男科疾病，问诊所获得的信息不仅是主要诊断依据，还可以指导下一步检查和治疗。问诊时医师要有耐心，既要抓住重点问题，又不能漏掉细节信息，因为病因常隐藏在问诊所获得的信息中，问诊的细节常决定着治疗的成败。由于有些患者在男科就诊时过于害羞和难以启口，或者由于缺乏男科疾病知识，常出现说话绕圈子不说重点或答非所问等情况，给男科疾病的问诊带来很大困难。因此，在问诊男科疾病患者时，常采用医师主导问诊法，此方法对医师的问诊策略和技巧要求较高。

一、创造良好沟通氛围，消除沟通障碍

建议在一个相对私密的诊室进行男科疾病的问诊，医师同患者进行一对一沟通。问诊时不能有其他患者或不相关人员围观，以消除患者的恐惧感。必要时，还可对夫妻同时问诊。若患者陈述病情时不愿意妻子或性伴侣陪同在旁，医师可以委婉地请患者妻子或性伴侣到诊室外等候。医师要同患者建立良好的互信关系，使患者能够坦诚病情。

二、开门见山，引导患者陈述病情

问诊时既要抓住重点疾病，引导患者陈述重点病情，又要全面了解病情，避免漏诊。由于很多男科疾病是同时存在的，如男性不育症常伴有性功能障碍和前列腺炎，因此，在问诊重点疾病后还需询问其他疾病情况。一边问诊，一边在门诊病历上记录，避免漏记重要信息。

医师可以说：您好！我是××医师。请问有什么能帮到您

的吗？您来看病是因为什么问题？是生育有困难，对性功能不满意，还是感觉哪里不舒服？

　　患者回答后，再针对不同的疾病应用不同的问诊策略，并在临床工作中不断总结和改进。下面以男性不育症和性功能障碍的问诊策略为例，介绍其问诊要点和诊疗思路（表1-1-1，表1-1-2）。

表1-1-1　男性不育症的问诊策略

问诊要点	医师提问	注意事项	指导、检查或治疗
不育时长	您想要生育，有规律性生活且未采取避孕措施的时间有多久？从上次女方怀孕或生育后，未采取避孕措施有多久？几年或几个月？	有规律性生活且未采取避孕措施，尝试怀孕1年或更久，且由于男方因素导致女方未能自然受孕，诊断为男性不育症	精子浓度和活力等精液常规检查
原发不育或继发不育	您曾让女性伴侣怀孕过吗？包括所有的女性伴侣	曾使女性伴侣自然怀孕过，为继发不育，包括所有的女性伴侣。超声检查可见孕囊即为怀孕	建议原发不育者检查精液相关指标和精子顶体反应，以评估男性生育功能
女性伴侣的不良孕产史	怀孕的结局如何？小孩出生了，还是胎儿发育不良自然流产，还是当时做了人工流产？出生的小孩是否健康，有无畸形等	不良孕产史包括胎儿畸形、停止发育、死胎等导致的自然流产、人工流产或引产等，或者胎儿出生后有出生缺陷或死亡	精子DNA碎片指数和外周血染色体核型、生殖相关基因等分析，与女性伴侣的不良孕产史相关

问诊要点	医师提问	注意事项	指导、检查或治疗
已做过的检查	以前做过精液分析等生育相关检查吗？检查结果如何？	如果精液常规检查结果异常，至少要查2～3次；无精子症者应做精液离心沉淀找精子检查3次以上，才能诊断	无精子症者还要检查精浆生化、男性生殖系统超声、生殖激素、外周血染色体核型、生殖相关基因检测、Y染色体微缺失等项目
已做过的治疗	服用过哪些药物？治疗后精液检查结果如何？做过人工授精或试管婴儿吗？	注意询问药物名称和治疗时长、疗效和不良反应。分析疗效不佳的原因。患者有人工授精或试管婴儿等辅助生殖技术治疗史时，注意询问受精率等治疗结局	阴虚火旺者，不建议服用补肾壮阳的中成药或中药材
性功能	感觉对性功能满意吗？能否在女方阴道内射精？性生活大概多久一次？	勃起和射精情况，重点关注能否在女方阴道内射精。性交频率过低可导致不育	性功能障碍者应检查生殖激素、血糖、血脂等
既往疾病	平时有其他疾病吗？如强直性脊柱炎、风湿性关节炎、痛风和肿瘤等。平时有吃哪些药物？平时有什么不舒服吗？如阴囊胀痛、排尿烧灼痛等症状	关注是否服用损害生育力的药物。阴囊胀痛提示精索静脉曲张或附睾炎等；排尿烧灼痛提示尿道炎或前列腺炎	柳氮磺吡啶、秋水仙碱、雷公藤、环磷酰胺等药物会损害男性生育力。阴囊胀痛，建议做阴囊彩色多普勒超声检查；排尿烧灼痛，建议检查尿液常规

问诊要点	医师提问	注意事项	指导、检查或治疗
生活习惯	有无吸烟、饮酒等嗜好？晚上几点睡觉？早上几点起床？做什么工作，有无夜班？有无接触有毒或放射性物质？有无长时间处于高温环境？	熬夜晚睡或夜间睡眠不足、吸烟、酗酒等不良生活习惯，会严重影响性功能和精子质量，是不育最常见的病因，要高度重视接触有毒或放射性物质、长时间处于高温环境，是严重少弱精子症和难治性不育的可能原因	建议早睡觉，保证充足的夜间睡眠时间，戒烟、酒，避免接触有毒或放射性物质，避免长时间处于高温环境

表1-1-2 性功能障碍的问诊策略

问诊要点	医师提问	注意事项	指导、检查或治疗
性伴侣和性交频率情况	结婚了吗？现在有性伴侣吗？目前是否同居？性生活大概多久一次？与性伴侣关系如何？	性交频率过低提示性欲低下或与性伴侣关系可能存在问题	按需服用的药物，要根据性交频率决定用药量。性欲低下，要检查生殖激素。与性伴侣关系存在问题时，注意帮助他们有效沟通和改善关系
阴茎勃起硬度	过性生活时，阴茎是否容易勃起？勃起的硬度如何？有多硬？能否插入女方阴道？	如果有勃起硬度参考模型，可以让患者捏一捏模型以评估硬度	从未插入女方阴道，提示可能缺乏性技巧，要进行性交体位和性技巧指导

续　表

问诊要点	医师提问	注意事项	指导、检查或治疗
阴茎勃起持久度	插入女方阴道后，在射精前是否中途疲软？能否维持足够的勃起硬度直到完成射精？	可以让患者填写IIEF-5量表，进行勃起功能评分	中途疲软，常因为缺乏性刺激，建议患者增强性刺激或性幻想
射精情况	能否在女方阴道内射精？从插入女方阴道至射精的时长有几分钟？如果不能射精，阴道内性交能坚持几分钟？有性高潮或射精感时，是否有精液射出？有无射精痛？	不能在女方阴道内射精，注意鉴别诊断不射精症（勃起时间久但不射精）从插入女方阴道至射精的时长过短，提示伴有早泄在性高潮或有射精感时，无精液射出，提示逆行射精	伴有早泄时，可以与治疗早泄药物联用。逆行射精患者应检查生殖激素、血糖和经直肠B超检查等射精痛患者，提示泌尿生殖系统炎症，要检查精液和尿液的感染指标
性功能障碍的发病时长	出现上述性功能不满意的情况，有多久了？从第一次有性生活就这样吗？更换性伴侣或性交环境时，性功能是否有差异？	诊断为原发性还是继发性性功能障碍	继发性性功能障碍患者，要尽量找到病因并祛除
非性交时的阴茎勃起状况	有无夜间勃起和晨勃？频率如何？有无自慰？自慰时的勃起硬度好不好？能否射精？自慰的方式是怎样的？	近期无性交机会者，应问诊非性交时的阴茎勃起状况，评估性功能性交时射精困难，与自慰方式有关	无夜间勃起和晨勃，可能与雄激素低下、服用雌激素药物、熬夜晚睡及过于疲劳等有关性交时射精困难者，可能与压迫式等特殊自慰方式有关

续　表

问诊要点	医师提问	注意事项	指导、检查或治疗
伴随疾病	平时有其他疾病吗？如冠心病、高血压、高血脂、糖尿病、精神疾病及脱发等？平时服用哪些药物？平时有什么不舒服吗？	服用硝酸酯类药物的冠心病患者，绝对不能服用PDE5i	非那雄胺、一部分降压药和精神疾病药物会导致性功能障碍，要调整用药。积极治疗糖尿病、高血脂等基础疾病
生活习惯	有无烟、酒等嗜好？晚上几点睡觉？	吸烟、酗酒、熬夜等不良生活习惯是引起勃起功能障碍和性欲低下的最常见原因，要高度重视	建议戒烟、限酒，晚上11时前睡觉，规律作息、早睡觉，多做有氧运动
既往的检查和治疗情况	曾做过哪些关于性功能方面的检查？服用过哪些药物治疗？感觉效果如何？	药物名称和治疗时长，疗效和不良反应。分析疗效不佳的原因	服用PDE5i，要加强性刺激或性幻想，才能促进勃起长期小剂量或按需服用PDE5i等疗法疗效不佳者，可以尝试两种疗法联合使用服用盐酸达泊西汀疗效不佳者，要指导患者在性交前2～3 h服药，并进行动停结合等性技巧训练

注：IIEF-5量表.国际勃起功能指数量表；PDE5i. phosphodie-sterase type 5 inhibitor，5型磷酸二酯酶抑制剂；冠心病.冠状动脉粥样硬化性心脏病。

（高　勇）

参 考 文 献

［1］陈孝平，汪建平，赵继宗. 外科学. 9版. 北京：人民卫生出版社，2018：67，509-510，542，580，592-595.

［2］姜辉，邓春华. 中国男科疾病诊断治疗指南与专家共识（2016版）. 北京：人民卫生出版社，2017：1-62.

第二章

男性生殖系统解剖学基础和生理

第一节　前列腺解剖和生理

前列腺位于盆腔底部，其上方是膀胱、下方是尿道，在男性生殖系统中起支持作用，其还具有多种分泌功能，是男性重要的附属性腺。

一、位置

前列腺位于盆腔底部，其顶部在膀胱颈部周围，底部在尿道外括约肌之上，组成尿道前列腺部。在前部，前列腺位于耻骨联合的后方，由耻骨后脂肪和前列腺静脉丛隔开，后部与直肠紧密相连，并被狄氏筋膜隔开。前列腺周围神经和血管丛被盆腔筋膜的内脏层所包绕，尿道外括约肌位于前列腺下方，包裹在尿道周围，有助于控制射精和排尿。

二、结构和功能

前列腺的外观呈倒锥形，正常大小约 4 cm×3 cm×2 cm，质量 16～20 g。解剖学将前列腺分为五叶，即前叶和后叶，左、右 2 个侧叶和 1 个中叶。但临床上常描述为左、右 2 个侧叶（被直肠指检可触及的中央沟分开）和 1 个中叶（在老年人中常突入膀胱）。中央带的导管环绕射精管的开口，形成前列腺腺体的底部，包绕射精管，体积约占前列腺腺体的 25%。由于组织起源不同，此部分组织前列腺癌发病率为 1%～5%；外周带前列腺癌发病率占腺体的70%，是慢性前列腺炎好发的部位；移行带是包绕尿道的部分，占前列腺腺体的5%～10%，也是前列腺增生的好发部位。前列腺增生时，移行带增大，将纤维肌肉层挤压外周带，之间还会形成一个假性包膜，称为前列腺外科包膜，约20%前列腺癌发生于此。前列腺内还有一个前纤维肌肉基质区，主要包含肌肉和纤维组织，不包含腺体，围绕着前列腺下部，成为前列腺尖部。最后，前列腺表面有2层背膜，内层称为前列腺囊，是坚韧的纤维结缔组织；外层称为前列腺筋膜，由盆腔筋膜在前列腺囊周围增厚形成。

三、血液、淋巴和神经

1. *血液和淋巴方面*　由于前列腺与膀胱有紧密的解剖关系，膀胱下动脉是前列腺的主要血液供应，其他主要的动脉血供包括直肠下动脉和阴部内动脉。前列腺静脉丛主要汇入髂内静脉，与骶骨、腰椎和髂翼的静脉有交通，也可通过直肠上静脉汇入肝门静脉，因此，前列腺癌转移时可侵犯腰骶部和髂部，晚期也可转移至肝。淋巴回流主要通过髂内、闭孔淋巴结途径，少数可引流到骶前淋巴结，更少数引流到髂外淋巴结，然后回流至髂总淋巴结和腹主动脉旁淋巴结，这也是前列腺癌淋巴转移的通道。

2. *神经方面*　前列腺拥有丰富的神经分布，同时接受下腹神经的交感神经和骨盆神经的副交感神经双重支配。前列腺囊被覆大量神经纤维和神经元，形成前列腺周围神经丛，而神经分布最丰富的部位为前列腺前括约肌部位，其次为前列腺前纤维肌肉基质区。值得注意的是，前列腺周围有与阴茎勃起相关的海绵体神经，与部分供应前列腺的血管伴行，形成神经血管束（neurovascular bundle，NVB），从膀胱颈、前列腺后外侧直肠前的血管鞘内穿行通过，前列腺癌根治术中注意避免损伤此神经有助于术后勃起功能的保护和康复。

四、生理功能

前列腺的生理功能包括组织学功能和分泌功能，组织学功能主要参与控制排尿；精阜开口于前列腺，射精时前列腺兼具运输精液排出体外的功能。分泌功能包括内分泌和外分泌功能，内分泌功能中最重要的是前列腺基质组织含有丰富的5α-还原酶（主要是Ⅱ型5α-还原酶），可将睾丸间质细胞产生的睾酮（testosterone，T）转化为活性更强的具有调节前列腺细胞生长、分化和功能的主要雄激素双氢睾酮；外分泌功能则是前列腺最重要的生理功能，前列腺分泌的前列腺液（expressed prostatic secretion，EPS）是精液的主要组成成分，呈弱酸性，内含包括溶酶体酶和酸性磷酸酶等多种蛋白酶类，参与精液的凝固和液化过程，保护精子在阴道的酸性环境中保持活力，从而延长精子的整体寿命，促进卵子受精。EPS中还含有支持蛋白质和锌等物质，可为精子提供营养，同时锌又可与蛋白质相结合，在精子表面形成一层保护膜，有利于延缓精子膜的脂质化过程、保持精子的活力。发生前列腺炎时，由于上述物质产生减少，精液常规中常有精液液化时间延长的表现，另外分泌只存在于前列腺上皮细胞内的前列腺特异性抗原（prostate-specific antigen，PSA），PSA具有溶解精液中凝块的重要生物学功能，其在血清中的浓度是前列腺癌诊断与监测方面重要的肿瘤标志物。

（张海波　赵善超）

第二节　精囊的解剖和生理

一、解剖特点

精囊又称精囊腺，为长椭圆形的囊状器官，位于膀胱底的后方，输精管壶腹的外侧，左、右各一，由单独一根弯曲的多处外翻的管道组成，其排泄管与输精管壶腹的末端合成射精管。

正常成年人的精囊体积 5 ~ 10 ml，精囊长 2 ~ 6 cm，最大宽径 0.56 ~ 2.20 cm，厚 0.25 ~ 2.51 cm。1/3 男性的右侧精囊稍大于左侧精囊，随着年龄增长，双侧精囊体积变小。在前列腺内，输精管终末部分精囊的主管道汇入射精管（平均长度 2.2 cm）。一种理论认为，射精管是精囊的延续，然而精囊厚的肌层在射精管并不存在。射精管管径超过 2.3 mm 定义为扩张。

精囊的血液供应来自输精管上动脉。有时，膀胱下动脉提供一个交通血管。盆腔段的输精管和精囊静脉引流至盆静脉丛。精囊由盆神经和腹下神经支配。腹下神经向精囊发送肾上腺素能和胆碱能纤维。淋巴引流至髂内淋巴结。

二、生理作用

精囊的生理作用尚不清楚，但精囊液在射精的运动和代谢中起重要作用。精囊液占射精量的 50% ~ 80%，平均体积为 2.5 ml，pH 为中性至碱性。精囊液中主要含有高浓度的果糖（这是精子运动所必需的一种成分）和前列腺素、蛋白质、抗坏血酸、凝固酶、肌醇、柠檬酸及去能因子等，其中果糖和前列腺素是主要成分。果糖和抗坏血酸可被精子用作运动的营养和能源，前列腺素能增强精子的运动和具有穿越子宫颈黏液的能力，蛋白酶抑制物有稳定顶体膜的作用，凝固酶有利于精液的凝固。去能因子是一种使获能精子过渡性失去受精能力的抗受精物质，具有免疫阻抗性以保护精子在女性生殖道不受攻击。人的精囊并非精子的储存库，当在性静止期时，仅有少量输精管壶腹的精液可流入精囊内。

（彭　靖）

第三节　阴茎解剖和生理

阴茎（penis）是泌尿系统和男性生殖系统的排泄管道，是主要的性器官。阴茎由背侧的2个阴茎海绵体和腹侧正中的尿道海绵体组成。阴茎海绵体似圆柱状，左右对称，两端较为尖锐，后端为阴茎海绵体脚，为坐骨海绵体肌所覆盖，前端嵌入阴茎头底面的陷凹内。

一、解剖特点

阴茎从浅至深依次是皮肤、阴茎浅筋膜（Colle's筋膜）、阴茎深筋膜（Buck's筋膜）、白膜、阴茎海绵体或尿道海绵体及尿道。阴茎筋膜包被所有的海绵体，白膜分别包绕着每个海绵体，并在阴茎海绵体间形成阴茎中隔。

阴茎海绵体主要由来自阴部浅动脉的阴茎背浅动脉和阴茎背深动脉、海绵体动脉供血。阴茎背浅动脉自阴茎根部进入阴茎背面的阴茎浅筋膜内，走行于阴茎背浅静脉两侧达阴茎头，分布于阴茎皮肤，阴茎头和包皮。阴茎背深动脉、海绵体动脉是阴部内动脉的分支，阴茎背深动脉在阴茎背部的白膜和阴茎深筋膜间前行，海绵体动脉经阴茎脚汇合处进入阴茎海绵体中央，其分支均营养阴茎海绵体。

尿道海绵体由阴部内动脉分出的尿道球动脉、尿道动脉供血，尿道动脉、阴茎背浅动脉和阴茎深动脉相互吻合，在阴茎头部形成致密的吻合网。

阴茎皮肤的血液经阴茎背浅静脉，汇入阴部外浅静脉，继而汇入大隐静脉。阴茎头和阴茎海绵体的血液经小静脉汇入阴茎背深静脉，阴茎背深静脉经耻骨弓状韧带及阴茎悬韧带下方尿生殖膈进入盆腔，分为左、右两支，进入前列腺静脉丛和阴部静脉丛。

阴茎的感觉神经主要来自骶2～骶4神经，经阴部神经的阴茎背神经到达阴茎。阴茎背神经穿经骨盆横韧带下缘至阴茎背部，行向阴茎头，分支分布于阴茎皮肤、包皮、阴茎头及海绵体。

阴茎的交感神经和副交感神经来自下腹下丛，在前列腺后侧沿血管神经束内下行，穿过尿生殖膈后，沿血管分布于阴茎海绵体。交感神经包括阴茎海绵体大、小神经，分布于阴茎，并形成阴茎海绵体丛。副交感神经主要来自盆内脏神经，是阴茎勃起的主要神经。

阴茎的淋巴管包括深、浅两组。浅淋巴管收集阴茎皮肤、皮下组织及筋膜的淋巴液，与阴茎背浅静脉伴行，至阴茎根部向上经耻骨联合和皮下环前方，弯曲呈弓状，继而向下注入左、右腹股沟下浅淋巴结。在阴茎两侧的淋巴管行向外与阴部外浅静脉伴行，也注入腹股沟浅淋巴结。深淋巴管收集阴茎头和阴茎海绵体的淋巴液，淋巴管经阴茎筋膜的深面，与阴茎背深静脉伴行，注入腹股沟深淋巴结，再经股管至髂外淋巴结。

二、阴茎勃起的生理

阴茎勃起的基础为阴茎动脉的扩张和阴茎海绵体小梁的舒张。该生理活动受下丘脑性中枢调控和勃起的外周调控。正常性刺激神经信号从下丘脑勃起中枢下传至海绵体神经，并通过非肾上腺非胆碱能神经传导至阴茎组织，促使神经末梢和内皮细胞释放生物活性因子，诱发海绵体平滑肌舒张，使得海绵体动脉和螺旋动脉扩张，阴茎海绵体充血膨胀；同时膨大的海绵体压迫白膜下静脉，阻止海绵体血液的回流，最终使阴茎达到并维持足够的硬度。

目前发现介导海绵体平滑肌舒张的信号通路有一氧化氮/环磷酸鸟苷（nitric oxide/cyclic guanosine monophosphate，NO/cGMP）通路、环腺苷酸（cyclic adenosine monophosphate，cAMP）通路、一氧化碳（carbon monoxide，CO）通路和硫化氢（hydrogen sulfide，H_2S）通路等，所有分子信号通路最终均通过作用于海绵体平滑肌细胞离子通道，导致细胞质内低钙和超极化，从而诱导平滑肌舒张。例如，阴茎勃起的经典调控信号通路NO/cGMP信号通路：在性刺激中，阴茎海绵体内的神经元与血管内皮细胞内产生NO并释放，NO进入海绵体平滑肌细胞内激活可溶性鸟苷酸环化酶（soluble guanylyl cyclase，sGC），使得5-三磷酸鸟苷（guanosine triphosphate，GTP）转变成环磷酸鸟苷（cGMP），cGMP可激活蛋白酶G使得钙离子内流减少，从而使得海绵体平滑肌舒张，血液流入海绵窦而勃起。5型磷酸二酯酶（phosphodiesterase type 5，PDE5）可分解cGMP变为无活性磷酸鸟苷（GMP），使平滑肌细胞内Ca^{2+}增加，导致平滑肌收缩、阴茎疲软。

（王　涛　商学军）

第四节　阴囊及其内容物的解剖和生理

一、阴囊的解剖特点

阴囊是容纳睾丸、附睾和精索下部的囊性结构，位于耻骨联合下方，大腿两侧之间。阴囊壁分为6层，从外向内依次为皮肤、肉膜、精索外筋膜、提睾肌、精索内筋膜、睾丸鞘膜（图1-2-1）。

1. 皮肤　阴囊皮肤薄而柔软，多皱襞，暗褐色，有少量阴毛，富含皮肤腺与大汗腺，两腺分泌物有特殊气味。

2. 肉膜　肉膜内含丰富的平滑肌纤维、致密结缔组织和弹性纤维，与腹前外侧壁的Scarpa筋膜和会阴部的阴茎浅筋膜相延续。

3. 精索外筋膜　精索外筋膜含胶原纤维的结缔组织薄膜，是腹外斜肌腱膜的延续。

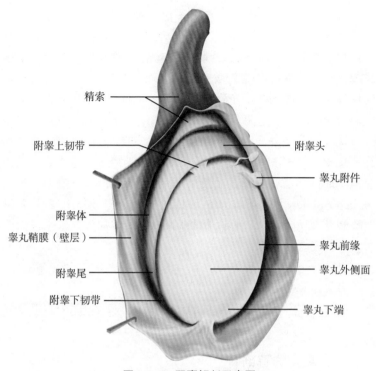

精索

附睾上韧带

附睾头

睾丸附件

附睾体

睾丸鞘膜（壁层）

睾丸前缘

睾丸外侧面

附睾尾

附睾下韧带

睾丸下端

图 1-2-1　阴囊解剖示意图

4. 提睾肌　提睾肌是腹内斜肌和腹横肌的薄层肌纤维束，刺激下腹部皮肤时可引发提睾反射。

5. 精索内筋膜　精索内筋膜为腹横筋膜的延续，内含少量平滑肌纤维。

6. 睾丸鞘膜　睾丸鞘膜来自腹膜，分为壁层与脏层。壁层贴附于阴囊腔内侧；脏层紧贴睾丸并与附睾白膜相贴。两者之间的腔隙为鞘膜腔，内含少量腔液，起润滑作用。

阴囊的血供十分丰富，同时血管的走行大多为纵行和斜行，因此，行输精管结扎等阴囊部位手术时，皮肤切口常为平行于血管的斜行切口，以免损伤血管。

二、睾丸的解剖特点、功能及其调节

睾丸是男性生殖腺，是产生精子和分泌雄激素的器官。睾丸位于阴囊内，左、右各一，一般左侧睾丸略低于右侧。睾丸外观为微扁的卵圆体，表面光滑，分为前、后缘，上、下端，内、外面。前缘游离；后缘为血管、神经和淋巴管出入处，同时也与附睾相连。上端被附睾头覆盖，下端游离。外侧较隆凸，紧贴阴囊壁；内侧较平坦，紧贴阴囊中隔。成年人睾丸长 4～5 cm，厚 3～4 cm，重 10～15 g；成年人睾丸若体积小于 12 ml，常提示功能不良。新生儿的睾丸相对较大，性成熟期前发育缓慢，性成熟期后发育迅速；老年人睾丸随性功能下降而萎缩。

睾丸被 2 层膜覆盖，表层为鞘膜脏层，深层为白膜。白膜为坚韧的纤维膜，并在睾丸后缘增厚进入睾丸形成睾丸纵隔。纵隔又发出众多睾丸小隔，呈扇形伸入睾丸实质连接白膜，进而将睾丸实质分为 100～200 个睾丸小叶。每个小叶内含 2～4 条盘曲的生精小管，其间的结缔组织内含有分泌雄激素的间质细胞。生精小管汇合成精直小管，在睾丸纵隔内交织成睾丸网。睾丸网再发出 12～15 条睾丸输出小管，通过睾丸后缘上部进入附睾。

睾丸的主要功能是生精和内分泌功能。其实质由生精小管和间质构成，前者主要生成精子，后者则具有内分泌功能，可合成和分泌雄激素。

生精小管是精子发生和发育的场所，其上皮由生精细胞和支持细胞构成。生精上皮中的精原细胞发育成精子一共需要经过 3 个阶段，即精原细胞有丝分裂、精母细胞减数分裂及精子细胞形态变化。同时精子的生成需要适当的理化环境：阴囊的温度要比腹腔内低 2 ℃左右。此外，局部炎症、酒精中毒、高热、长期高温环境等不良因素，以及相关维生素及微量元素的缺乏可引起生精功能障碍，导致不育。

生精上皮中的支持细胞体积较大，在精子生成的过程中起支持、保护和营养作用；参与形成血-睾屏障；分泌及内分泌功能；吞噬功能。

睾丸的内分泌功能与间质细胞、支持细胞密切相关。间质细胞分泌雄激素，主要是睾酮；支持细胞分泌抑制素。其中睾酮的分泌量最大，男性血浆中的睾酮95%来自睾丸，它具有促进男性生殖器官生长发育、维持生精及促进男性第二性征出现的重要功能。抑制素则对腺垂体卵泡刺激素（follicle stimulating hormone，FSH）的合成与分泌有很强的抑制作用。

睾丸的功能主要受下丘脑-腺垂体-睾丸轴的调节。下丘脑、腺垂体分泌的激素可调节睾丸的功能，而睾丸产生的雄激素和抑制素又通过负反馈影响下丘脑和腺垂体相关激素的分泌。

三、附睾的解剖特点及功能

附睾是一对细长扁平的器官，位于睾丸外后侧面，长约5 cm，分为头、体、尾3个部分。头部由睾丸输出小管构成，体、尾部由迂曲的附睾管构成。附睾尾向后上弯曲成输精管。附睾表面也像睾丸一样，覆盖同样的3层膜，即鞘膜脏层、白膜、血管膜。

在附睾头部，可见富含血管和弹性纤维的结缔组织伸入附睾实质，形成附睾小隔，附睾小隔又将附睾头分隔成8～15个小叶，称为附睾小叶（图1-2-2）。

附睾是雄激素依赖器官，因此其功能都是激素通过受体与受体蛋白结合后进行调控。附睾主要有3个功能。

1. 精子的成熟、储运与衰变处理　生精过程中，精子的前向运动和受精能力的成熟，需浸浴在附睾管液中，经历漫长的特异性改变；精子在附睾内平均停留时间约2周，且大部分时间位于附睾尾；而失活精子及其裂解碎片，则先后被生精上皮识别或巨噬细胞吞噬，以避免精液质量下降。

2. 附睾液的吸收、分泌及加工　从睾丸流入附睾的液体主要由支持细胞分泌。附睾液中谷氨酸盐和钾离子（K⁺）的浓度较高，对于抑制精子活动和代谢十分有利。

3. 血-附睾屏障功能　血-附睾屏障是维持附睾腔内环境稳定、选择性隔离体液免疫系统及精子相互接触的屏障性结构，限制血液与附睾液间生物大分子的运输。

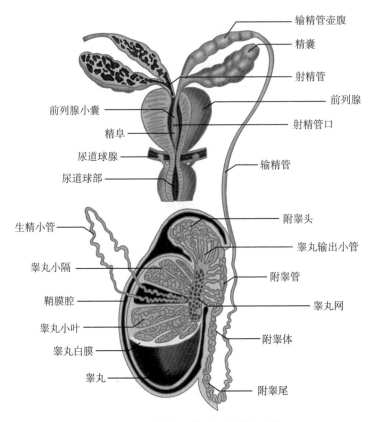

图1-2-2　附睾与睾丸内部解剖示意图

四、精索的解剖特点

精索是悬吊睾丸与附睾的一对圆索状结构，起于睾丸上端，止于腹股沟管腹环。精索由输精管，提睾肌，精索内、外动脉，输精管动脉，精索蔓状静脉丛，精索神经，精索淋巴及包被上述组织的筋膜构成。精索表面为3层被膜所包裹，由内到外分别为精索内筋膜、提睾肌和精索外筋膜。

（韩紫阳　徐浩然　陈　赟）

参 考 文 献

［1］Singh O，Bolla SR．Anatomy，Abdomen and Pelvis，Prostate．Stat Pearls Publishing LLC．Last Update，2021．

［2］LaTayia Aaron，Omar EF，Simon WH．Review of prostate anatomy and embryology and the etiology of benign prostatic hyperplasia．Urol Clin North Am，2016，43（3）：279-288．

［3］Tu LH，Spektor M，Ferrante M，et al．MRI of the Penis：Indications，Anatomy，and Pathology．Curr Probl Diagn Radiol，2020，49（1）：54-63．

［4］Yiee JH，Baskin LS．Penile embryology and anatomy．Scientific World Journal，2010，10：1174-1179．

［5］Hsieh CH，Liu SP，Hsu GL，et al．Advances in understanding of mammalian penile evolution，human penile anatomy and human erection physiology：clinical implications for physicians and surgeons．Med Sci Monit，2012，18（7）：RA118-125．

［6］Kelly DA．Penile anatomy and hypotheses of erectile function in the American alligator（Alligator mississippiensis）：muscular eversion and elastic retraction．Anat Rec（Hoboken），2013，296（3）：488-494．

第三章

男科常规检查与诊疗操作和器械

第一节　体　格　检　查

体格检查应在安静、光线和温度适宜的房间中进行，医师要严肃认真，切忌主观片面。操作轻柔细致，按照观察一般状况、头、颈、胸、腹、脊柱、四肢、生殖器、肛门及神经反射的顺序进行。

男科体格检查一般取站立位，生殖器发育情况可参照Tanner青春期发育阶段标准分级男孩生殖器成熟分级。检查有无生殖器畸形；睾丸的位置、大小及质地；附睾的质地、是否饱满、有无缺如、有无结节及其部位；输精管有无串珠样结节或缺如；有无精索静脉曲张；有无精索或睾丸鞘膜积液和腹股沟疝等。

危重需急救不允许详细检查时，应根据患者的主诉和主要临床表现重点检查，待病情稳定后再做详细的体格检查。

一、一般情况检查

1. 常规检查　包括体温、脉搏、呼吸、血压、神志、精神状况、表情、面容、色泽、病容、发育、营养、体形、体质、体位、姿势、步态、发声、视觉和嗅觉等。一般情况的检查目的旨在发现与生育相关的各种异常体征。身高、体重、血压等的测量可以提供全身疾病的相关信息，当体重指数（body mass index，BMI）大于30 kg/m^{2}时，常伴有睾丸体积减小，从而影响睾丸、精子的功能。

2. **男性性征检查** 为全身检查的重要组成部分，包括体毛的分布和疏密程度，如胡须、腋毛的生长类型、前额发际线的类型及上移程度。观察有无喉结，音调的高低，有无男性乳房发育，皮肤、骨骼、肌肉发育情况和肌肉力量。第二性征发育可参照Tanner青春期发育阶段标准分级。此外，还应注意患者的体型、营养状况、脂肪分布，是否肥胖或过于消瘦，有无内分泌异常的临床表现。

许多疾病会引起男性体征明显改变，如先天性染色体异常和内分泌疾病。先天性染色体异常的疾病常会有一些典型的体征，例如，克兰费尔特综合征患者常表现为臂长与身高的比例失调。其在儿童期可以没有体征改变，在青春发育期主要表现为身高而肥，肢体长，展开双臂两手指间距超过身高，肩窄、臀宽，可伴有智力迟钝，男性第二性征不发育，阴茎小，阴毛分布女性化，可有男性乳房发育。同时血清睾酮低于正常水平，卵泡刺激素升高。此类患者睾丸通常体积小，睾丸生精小管不发育。男性内分泌功能紊乱也会出现相应体征改变，如皮质醇增多症的常见体征有多毛、向心性肥胖、肌肉消耗、骨质疏松、高血压、糖耐量低下、性功能及生育力低下。严重水钠潴留时，可引起面部及下肢水肿和腹部紫纹等；雄激素缺乏表现为男性第二性征发育不良，体毛稀少。

3. **神经系统检查** 重点检查腰部下侧、下肢、会阴及阴茎痛觉、触觉、温觉、阴茎和足趾的振动觉、球海绵体反射等神经系统变化情况。从神经生理角度来看，阴茎的勃起由心理性勃起和反射性勃起两种不同的机制引发和调控，通过躯体神经和自主神经通路共同完成。①心理性勃起：通过高级神经中枢对视觉、听觉及想象所形成的刺激引起，由交感通路进行调控；②反射性勃起：由一定强度的触觉刺激所引发，通过脊髓反射弧完成，涉及躯体传入神经和副交感传出神经纤维。

4. **胸部检查** 主要检查男性乳房发育情况，检查时嘱患者双手抱于脑后，使胸部肌肉伸展，注意观察男性乳房发育程度，是否触及腺体组织。轻度男性乳房发育在青春期男孩中很常见，一般没有明显的激素异常，而且有时乳房发育会持续至青春期之后。男性乳房发育症通常表现为男性一侧或双侧乳房呈女性样的发育增大，乳房无痛性进行性增大或乳晕下区域出现乳房触痛性肿块，有时有乳汁样的分泌物，通常在21周岁前出现，偶见于成年人，系雌激素升高所致。男性乳房发育症占男性乳房疾病的60%～80%，是男性最常见的乳房疾病。男性乳房发育可见于克兰费尔特（Klinefelter）综合征、接触内源性和外源性雌激素或某些药物（如洋地黄和螺内酯等）、分泌雌激素的肾上腺肿瘤或睾丸肿瘤等。

5. 腹部检查 腹股沟区检查时应注意有无手术瘢痕，应询问手术瘢痕有关的手术，某些瘢痕提示患者曾经接受过疝修补术或正在感染结核或性病淋巴肉芽肿。

二、阴茎检查

检查阴茎的大小、形态、位置及有无畸形，有无包茎或包皮过长，注意有无手术或创伤瘢痕，注意检查阴茎海绵体内有无瘀斑、硬结、弯曲、肿块，阴茎头及包皮皮肤表面有分泌物和溃疡等。包皮检查时应注意有无包皮过长和包茎，包茎可引起尿道外口针孔样狭窄，影响勃起功能并造成射精困难。检查阴茎头有无溃疡、糜烂和肿块。尿道口检查时应注意有无尿道下裂及分泌物等。

1. 正常阴茎 呈下垂状，其长度具有明显的个体差异，我国成年男性阴茎在自然状态下的长度为4.1～12.0 cm，平均约5.0 cm，直径范围2.1～3.0 cm，平均2.6 cm。小阴茎是指青春期后的阴茎仍呈儿童型，常为性腺功能低下症或低促性腺激素性性腺功能减退症，可能与妊娠期雄激素缺乏有关，常见于先天性睾丸发育不全、双侧隐睾或垂体功能减退症等。阴茎增大多见于先天性肾上腺皮质增生症、青春期性早熟及睾丸间质细胞瘤等。

2. 阴茎畸形 较少见，通常包括阴囊后阴茎、双阴茎、小阴茎、隐匿阴茎等。尿道下裂和尿道上裂等先天畸形通常与遗传性疾病或环境内分泌干扰物影响有关，如雄激素不敏感综合征。

3. 阴茎海绵体硬结症（Peyronie病） 是由阴茎海绵体白膜纤维化导致，在勃起或性交时阴茎呈弯曲状态，可因疼痛造成性交困难，甚至性功能障碍。检查时将拇指放在阴茎背部两侧，其余手指沿腹侧尿道稍加压力，在疲软状态下触摸阴茎，评估海绵体的坚实度。当阴茎海绵体硬化时常可触及硬结。

4. 阴茎血供 查体时可用手指轻柔地按压和放松阴茎根部，观察阴茎头的血液和回流情况。

三、阴囊检查

检查时取站立位，观察阴囊发育情况，有无阴囊纵裂或阴囊分叉，有无阴囊湿疹、阴囊象皮肿，有无手术瘢痕；阴囊皮肤有无红肿、增厚，阴囊是否胀大；评估有无鞘膜积液和精索静脉曲张。对阴囊内肿块做透光试验，睾丸鞘膜积液时透光试验阳性。

1. 精索静脉检查 检查时嘱患者站立位，从阴囊外表观察解剖投射部位有无曲张的静脉，用拇指、示指和中指触摸精索周围和附睾附近有无呈线团状或蚯蚓状曲张的静脉。结合瓦尔萨尔瓦动作（Valsalva maneuver，嘱患者腹式呼吸，加大腹压，使血液回流受阻，以显现曲张的静脉）将精索静脉曲张的程度分为3度。

（1）Ⅲ度：从阴囊外表可看到精索至附睾的解剖投射部位有明显的曲张静脉，可触及蚯蚓状或团块状的曲张静脉。阴囊外侧皮肤可见曲张的静脉与大腿内侧静脉交通，平卧时曲张的静脉消失缓慢或不消失。要注意排除腹膜后占位性病变，以及与血液回流近端的静脉血栓性疾病鉴别诊断。

（2）Ⅱ度：站立时从阴囊外表看不到曲张的静脉，用手指上托睾丸时，在阴囊的精索解剖投射部位周围可见曲张的静脉。触诊时可扪及曲张的血管，平卧时曲张的静脉逐渐消失。

（3）Ⅰ度：站立时阴囊外观看不到曲张的静脉，也不能扪及曲张的静脉。在进行瓦尔萨尔瓦动作时可扪及曲张的静脉。随呼气时腹压减轻，可感觉到静脉血的回流。

以上所述为临床型精索静脉曲张。此外，还有一种亚临床型精索静脉曲张，该类患者一般没有明显的临床症状，体检时不能扪及曲张的静脉，瓦尔萨尔瓦动作为阴性，但经阴囊温红外热像仪、超声检查及精索静脉造影可发现轻微的精索静脉曲张，常在不育检查时发现。

2. 鞘膜积液的评估　触诊时可触及鞘膜积液，交通性鞘膜积液平卧时可消失。进行透光试验时，光可以透过鞘膜积液，呈红色的光亮区。小的睾丸鞘膜积液在检查时容易被忽视，而超声检查有助于发现小的睾丸鞘膜积液。鞘膜积液对生育力有一定的影响，如积液压力高，鞘膜增厚可影响睾丸的血供和温度调节，干扰精子的发生及成熟。

四、睾丸检查

1. 检查内容　检查睾丸时，嘱患者取站立位，观察睾丸位置和轴线。正常睾丸及附睾位于阴囊内，其长轴与阴囊长轴平行，双侧睾丸均可触及并位于阴囊底部。用手触摸睾丸的质地和形状，注意有无肿块。测量睾丸的体积时，将阴囊皮肤贴睾丸展平，避开附睾使呈现睾丸轮廓。用卡尺测量钳或用睾丸模具来测量睾丸的大小，还可用睾丸体积测量孔、测径器和超声检查等方法进行测量。

2. 睾丸大小　与人种及身高等因素有关。双侧睾丸总体积与射精精液中的精子总数呈正相关。睾丸的绝大部分体积为精曲小管，睾丸体积小提示睾丸生精上皮发育不良。我国正常成年人的睾丸体积为 15 ～ 25 ml。睾丸体积＜ 12 ml 提示睾丸功能不良，睾丸体积＜ 3 ml 多见于克兰费尔特综合征患者，低促性腺激素性性腺功能减退症患者的睾丸体积一般在 5 ～ 12 ml。巨睾症是指双侧睾丸对称性增大，体积均＞ 35 ml。巨睾症是脆性 X 染色体综合征的典型表现。当睾丸异常不对称性增大时，应考虑睾丸肿瘤的可能。睾丸质地软通常提示睾丸生精上皮细胞受损，常伴有精子发生异常。

3. 睾丸异位　通常有以下 3 种情形：①异位睾丸。睾丸在下降过程中背离正常路径，最常见的异位地点是腹股沟浅筋膜囊，有时也可异位于股管、耻区，甚至对侧阴囊等部位。②睾丸下降不全。睾丸停留在正常下降途径中的任何位置，后腹壁至腹股沟管外环之间均可见。可触及的睾丸下降不全位于阴囊高位或腹股沟管内。不可触及的睾丸可能位于腹股沟内，也可位于腹腔。③回缩性睾丸。睾丸一般位于阴囊内，但随着提睾肌反射，睾丸可以回缩至腹股沟管外环内，5 ～ 6 岁的儿童此反射尤为明显。回缩性睾丸应与睾丸下降不全相鉴别。

五、附睾和输精管检查

用双手检查附睾及输精管，注意大小、质地、形状、有无肿块及与睾丸的解剖位置是否正常。正常附睾贴近睾丸，其轮廓规则、质地柔软。当梗阻性无精子症患者的梗阻部位发生在附睾尾或以下时，附睾可发生膨大。

附睾触及痛性结节，通常提示可能有附睾炎或精子肉芽肿存在。沙眼衣原体感染后常在附睾头部出现痛性结节。输精管结扎术后形成的精子肉芽肿则通常发生在附睾尾部。淋病奈瑟菌及一些尿道细菌（如大肠埃希菌、变形杆菌、克雷伯杆菌等）感染导致炎症时，通常会有附睾尾部疼痛肿胀和 / 或结节。附睾结核时多出现在附睾的尾部，常伴有输精管结核，输精管可扪及串珠状结节，少数可在附睾头部扪到结节，严重时整个附睾可肿大，并可累及睾丸。慢性附睾炎的患者通常没有全身症状，体检时可扪及附睾增粗，可伴有轻度触痛。

对无精子症患者尤其要注意仔细检查附睾和输精管是否连接异常或有无缺如、有无结节或压痛。正常情况双侧输精管均可触及，触诊时感觉细长而质硬，在两指间呈条索状。输精管先天性缺如、发育不良、梗阻，附睾的先天性发育不良、炎症及结核等都会引起输精管道梗阻，导致临床表现为少精子症或无精子症。

Young综合征的病理改变之一位于附睾，表现为双侧附睾头增大或呈囊形，多局限于附睾头近端 1 ～ 1.5 cm，通常附睾体尾部及输精管无异常。

先天性输精管发育不良通常与囊性纤维化跨膜转导调节基因的纯合子或杂合子缺陷有关，同时可伴有轻度或中度囊性纤维化的临床特征。单侧输精管缺如罕见，并可伴有同侧肾脏缺如。

六、直肠指检

直肠指检常用于前列腺检查，有时也会发现精囊病变。直肠指检是简单易行又非常有效的检查手段，检查前先观察有无痔核，肛门括约肌的张力，患有肛裂的患者应暂免检查。

患者一般取胸膝位，也可取站立弯腰体位，腹部靠近检查台一侧弯腰接受检查，年老体弱者可取仰卧或侧卧位。检查前嘱患者排尽尿液，直肠指检的顺序由前列腺底部向尾部，从两侧向中央。检查时注意前列腺形态、大小、质地、表面是否光滑、有无结节、肿块及压痛；中央沟是否居中、是否变浅或消失；腺体是否固定、触诊是否有疼痛等；同时了解肛门括约肌、直肠及精囊情况。

正常前列腺质地柔软，形状如倒置的栗子。横径约 4 cm，纵径约 3 cm，前后径约 2 cm，重 18 ～ 20 g。前列腺的后面横向平坦，纵向呈凸面，正中有一浅沟为中央沟。触诊时质地中等，用手推移略活动，能触及中央沟，两侧叶对称，表面光滑，边缘清楚、无结节。正常前列腺轻度按压无疼痛，有触痛的软性肿胀提示炎症可能，其疼痛通常表现为沿阴茎尿道放射的烧灼感，此应与患者通常描述的轻度不适相区别。

前列腺轻度增生时，触诊腺体略膨隆，表面光滑，硬度中等，中央沟稍变浅。重度增生时，腺体高度膨隆，其上缘及两侧叶宽度显著增大，中央沟隆起。根据前列腺增大的程度可分为3度。①Ⅰ度：突入直肠的距离为1～2 cm，中央沟变浅；②Ⅱ度：突入直肠的距离为2～3 cm，中央沟消失；③Ⅲ度：突入直肠的距离为3 cm以上，中央沟隆起，手指触不到其上缘。

急性前列腺炎时腺体也可肿大，且有明显压痛，如有波动感则提示形成脓肿。慢性前列腺炎腺体大小不改变或缩小，硬度改变，表面不光滑，边界不清楚。

前列腺小管阻塞发生结石时常可触及结石的捻发感。前列腺结核时腺体质地较硬，表面不规则，可触及结核浸润的小硬结。前列腺癌早期可触及硬结，大小不一，晚期触诊有坚硬石样感，与周围固定，边界不清楚，应与前列腺纤维变、肉芽肿性前列腺炎、前列腺结核、前列腺增生相鉴别。

正常情况下，精囊一般不易触及，如果可触及和/或有压痛，提示可能有炎症存在，精囊炎可伴发于前列腺炎，同时还应排除精囊肿瘤。

（史轶超　商学军）

第二节　实验室检查

男科实验室检查主要包括精液常规、精子形态、精浆生化、性传播疾病、生殖免疫、生殖遗传学和生殖激素检查等。精液分析是评估男性生育力的主要方法，是男科疾病诊断、疗效观察的实验依据。但精液分析的各参数不具有特异性，并不能完全确定到达受精位置的少数精子的受精能力，因此，要正确地评价男性生育力还需要进行精子功能检查或一些特殊检查，并结合临床进行综合评估。

一、精液标本的采集

精液采集标准化与规范化是做好精液分析的前提，采集前详细告知受检者精液采集和运送的注意事项。要求患者禁欲 48 h 以上，但不超过 7 天。精液分析受多种因素影响，不能仅凭 1 次精液分析的结果作出判断，一般应进行 2 次以上分析，尤其对无精子症的诊断。如果 2 次检测结果存在明显差异，应再次采集标本进行分析。

推荐的采集精液方法为受检者在取精室自慰采集。使用对精子无毒性作用的容器收集精液，温度保持在 25 ～ 37 ℃。精液采集要完全，如做微生物学方面的检查，嘱患者先排尿，并洗净双手和阴茎，用无菌容器收集。避免用性交中断的方法采集精液，这种方法易造成前段精液丢失而影响分析结果。如自慰取精存在困难，可用特制避孕套进行精液采集，不能用市售的避孕套，因普通避孕套内含有杀精剂。

精液标本采集后要注明患者姓名、采集时间、禁欲时间，备注标本采集是否完整、标本采集过程有无困难及标本从采集至分析的时间间隔等。标本应尽量在 1 h 内检测，不能超过 2 h。精液标本采集后在实验室存放或在转送过程中，其温度应保持在 25 ～ 37 ℃，温度过高或过低都会影响精子活力。

二、精液外观及物理学检查

精液由精子和精浆组成，精液常规检查包括精液外观、精液气味、精液量、精液液化、精液黏稠度、精液酸碱值等。

1. 精液外观　刚射出的精液为灰白或淡黄色，自行液化后则为半透明的乳白色或淡黄色。长时间未排精者的精液可略带淡黄色。有些药物可使精液变色。如果精子浓度很低或无精子，精液可显得稀薄，透明清亮的精液常提示无精子症。如果精液中混有大量的红细胞，颜色可呈红色，称为血精，多由精囊炎等生殖系统疾病所致。

2. 精液气味　正常精液标本具有刺激性气味，类似石楠花的特殊腥味，该气味由前列腺分泌液产生。

3. 精液量　精液量可用锥形底的刻度量筒测定，吸样时不要丢失；另一种为称重法。精液量通常为 2～6 ml，中位数为 3.7 ml。如受检者 48 h 不排精，一次射出精液量仍少于 1.5 ml，应视为异常。精液量过少常见于睾丸分泌雄激素低下、附属性腺功能障碍或逆行射精等。

4. 精液液化　将精液标本置于 37 ℃水浴箱中，观察其液化情况。标本须在原容器内充分混匀，避免剧烈摇动。充分混匀可以降低精液浓度测定的误差。世界卫生组织（World Health Organization，WHO）规定，新采集的精液标本，若超过 60 min 仍未液化，则为精液迟缓液化症或精液液化异常。

5. 精液黏稠度　精液为半流动液体，有一定的黏稠度。用玻璃棒挑动黏丝长度 3～5 cm，倾倒时可成为滴流。黏度过高或过低均反映精液质量不佳。

6. 精液酸碱值　精液呈弱碱性。测定精液酸碱值（pondus hydrogenii，pH）可用精密 pH（5.5～9.0）试纸检测。精液液化后立即测定，精液放置时间过长会影响测定结果。

三、精子浓度和精子活力检测

精子浓度是指单位体积精液中精子的数量。精子活力是指精子的运动能力。精子浓度和精子活力是精液分析的重要参数。

精子浓度和精子活力的检测方法主要有手工的 Makler 精子计数板法、Macro 精子计数板法、Microcell 计数池法和计算机辅助精液分析（computer assisted semen analysis，CASA）等。以下介绍2种临床常用方法。

1. Makler精子计数板法　Makler板由底盘和盖板组成，底盘是一块金属圆板，中央为光学玻璃载物平台。检测步骤：①取液化后充分混匀的精液0.2～0.5 ml置于65 ℃水浴灭活5～10 min；②取一小滴（约5 μl）滴加在载物平台上，轻轻盖上盖板；③随机计数10个小方格内的精子数乘以10^6/ml，即为精子浓度；④当精子浓度<15×10^6/ml时，应计数更多的小方格，以避免因精子分布不均造成的误差。

精子活力分析时至少观察5个视野，对200个以上精子进行分级。《WHO人类精液及精子-宫颈黏液相互作用实验室检验手册（第四版）》（以下简称WHO手册第4版）。将精子活力分为"a、b、c、d"4级，即①a级：快速前向运动（即37 ℃时速度不低于25 μm/s，或20 ℃时速度不低于20 μm/s；25 μm约相当于5个头的长度或半个尾的长度）；②b级：慢速或呆滞的前向运动；③c级：非前向运动（即37 ℃时速度小于5 μm/s）；④d级：不运动。《世界卫生组织人类检查与处理实验室手册（第5版）》（以下简称WHO手册第5版）。将WHO手册第4版中的a和b级精子合称为前向运动精子。

2. 计算机辅助精液分析　精子形态图像及精子运动图像被CCD摄像头采集后，输入监视器和计算机中，计算机根据设定的精子大小和灰度、精子运动的移位及精子运动相关参数，对图像进行动态分析并处理。

计算机辅助精液分析（computer-assisted sperm analysis，CASA）是根据人为设定的大小和灰度来判定，准确性受精液中细胞成分和非细胞颗粒的影响。CASA对精子浓度有一定的限制，当精子浓度在（20～50）×10^6/ml范围内时，检测效果较好。精子浓度过高时，标本可适当稀释，采用同份标本精浆稀释。精子浓度过低时，应增加几个视野采样。

WHO手册第5版提供的正常参考值：正常男性精子浓度不低于15×10^6/ml。射精后60 min内，精子活动率不低于40%，前向运动精子百分率不低于32%。

四、精子形态学分析

精子形态学分析是评价精子受精能力的重要指标之一，正常形态精子百分率与人工授精或卵细胞质内单精子注射的成功率密切相关。常用的精子涂片染色方法有巴氏染色法、Diff-Quik染色法和Shorr染色法等。染色法可以清楚地区分精子顶体和核，但各种染色方法的染色效果、对精子头大小的影响及所采用的形态学评估标准略有不同。巴氏染色法能够使精子头部的顶体区与顶体后区、过量残留胞质、尾部的中段与主段染上颜色，有利于精子的形态学分析。巴氏染色法的优点之一是制备的精液涂片可长期保存。

临床可使用新鲜的液化精液或生理盐水洗涤过的精子悬液制备涂片，每份标本作双份涂片，涂片之间可能存在形态学上的显著性差异，应对2张涂片都进行形态学评估。WHO手册第5版使用的涂片方法有拉薄技术和滴管法。①拉薄技术：即将一滴精液沿成角度的载玻片后缘展开，载玻片向前拖拉，制成涂片；②滴管法：即对于已洗涤的精液持移液管水平向前推动，将一滴精子悬液沿载玻片的表面展开。精液的黏稠度越低，拉薄效果越好，拉薄技术不适用于高黏稠度的精液，低浓度、黏稠或充满杂质的标本，建议先离心去除精浆，沉淀的精子团重新悬浮，以获得合适的精子浓度，通常不超过50×10^6/ml。离心洗涤等操作可能影响精子形态，如果使用以上方法须记录。

WHO手册第4版和WHO手册第5版均推荐使用严格标准进行精子形态学评估。WHO手册第5版的正常形态精子标准为：精子头轮廓规则、外形光滑，大体呈椭圆形。顶体区清晰可辨，占头部的40%～70%。顶体区空泡不超过2个，空泡大小不超过头部的20%。顶体后区不含任何空泡。精子中段细长、规则，与头部长度相仿。中段主轴与头部长轴成一条直线。残留胞质超过精子头大小的1/3时即为过量残留胞质。精子主段比中段细，且均一，其长度约为头部长度的10倍。精子尾部没有鞭毛折断的锐利折角。此标准要求将形态处于临界状态的精子列为异常。

精子缺陷的类型主要分为以下4类。

1. **头部缺陷** 大头、小头、锥形头、梨形头、圆头、无定形头、有空泡的头（超过2个空泡，或者未染色的空泡区域占头部的20%以上）、顶体后区有空泡、顶体过小或过大的头（小于头部的40%或大于头部的70%）和双头等。

2. **颈部和中段缺陷** 颈部弯曲指颈和尾形成的角度大于头部长轴的90%、中段非对称地接在头部、粗的或不规则的中段、锐角弯曲、异常细的中段。

3. **主段缺陷** 短尾、多尾、发卡形平滑弯曲、锐角弯曲、尾部断裂、尾部弯曲（>90º）、尾部宽度不规则、卷曲。

4. **过量残留胞质** 通常是精子异常发生过程产生异常精子所伴有的。这类异常精子的特征是含有大量不规则已染色的细胞质，胞质的大小超过精子头部的1/3，常伴有中段缺陷。

尽管WHO手册第5版将正常形态精子百分率由第4版的不低于15%调整为不低于4%，但也提到有生育力男性（使其性伴侣在未采取避孕措施12个月内怀孕的男性）精子正常形态中位数为15%。

五、精子存活率检测

精子存活率检测常用的检测方法包括伊红Y、伊红-苯胺黑法或精子低渗膨胀试验。染料拒染法依据死精子呈现相应染料颜色，活精子不着色来区别。低渗膨胀试验原理是膜完整的精子在低渗溶液中5 min内发生膨胀，并在30 min内尾部形状稳定。

$$精子存活率=\frac{计数精子总数-着色的精子数}{计数精子总数}\times100\%$$

正常精子存活率不低于58%。精子存活率评估可用于核查精子活力评估的准确性，在计数误差范围内，死精子比例不应超过不动精子比例。若活的但不活动的精子占较大比例，常提示精子鞭毛有结构缺陷。临床上将精子不活动或大部分不活动诊断为死精子症是不准确的。不活动的精子不一定是死的，可能处于静止状态，或者虽然存活但其运动功能有缺陷而失去运动能力。

六、精液白细胞检测

精液白细胞可通过膜脂质过氧化反应对精子功能造成损伤，膜脂质过氧化反应可随白细胞的增加而增加。病理情况下，白细胞增多通过丙二醛（malondialdehyde，MDA）导致精子运动能力下降，精子膜完整性受损，从而使精子受精能力下降。

目前，精液白细胞检测方法有正甲苯胺蓝过氧化物酶染色法、联苯胺法、CD45单克隆抗体法和CD4、CD8单克隆抗体染色法等。正甲苯胺蓝过氧化物酶染色法的原理是白细胞含有过氧化物酶，能分解过氧化氢（H_2O_2），从而使氧化正甲苯胺蓝显色。含过氧化物酶的白细胞呈棕色，而过氧化物酶阴性细胞不着色，此方法不能检测已经活化并已释放颗粒的多形核白细胞，以及不含过氧化物酶的其他种类的白细胞，如淋巴细胞，该类细胞可通过免疫细胞化学方法检测。

七、精液分析参考值

目前使用的精液分析参考范围是WHO手册第5版的标准（表1-3-1）。

表 1-3-1　WHO 手册精液分析参考值

项目	WHO 手册第 4 版（1999 年）参考值	WHO 手册第 5 版（2010 年）参考值
精液体积	$\geqslant 2.0$ ml	$\geqslant 1.5$ ml
pH	$\geqslant 7.2$	$\geqslant 7.2$
精子浓度	$\geqslant 20 \times 10^6$/ml	$\geqslant 15 \times 10^6$/ml
精子总数/1 次射精	$\geqslant 40 \times 10^6$/ml	$\geqslant 39 \times 10^6$/ml
精子活动率	$\geqslant 60\%$	$\geqslant 40\%$
PR 精子率	（a＋b）级精子$\geqslant 50\%$或 a 级精子$\geqslant 25\%$	PR 精子$\geqslant 32\%$
精子存活率	存活精子$\geqslant 75\%$	存活精子$\geqslant 58\%$
精液白细胞	$< 1 \times 10^6$/ml	$< 1 \times 10^6$/ml
正常形态率	$\geqslant 15\%$	$\geqslant 4\%$

注：PR. 前向运动（progressive motility）；pH. 酸碱值；WHO 手册第 4 版.《WHO 人类精液及精子－宫颈黏液相互作用实验室检验手册（第四版）》；WHO 手册第 5 版.《世界卫生组织人类检查与处理实验室手册（第 5 版）》。

精液分析结果解释：

1. 精液液化异常　新采集的精液标本，若超过 60 min 仍未液化，则为精液迟缓液化症或精液液化异常。

2. 少精子症　少精子症（oligospermia）是指精液中的精子数目或浓度低于正常生育力男性的参考值。一般认为精子总数 $< 39 \times 10^6$ 个/1 次射精或精子浓度 $< 15 \times 10^6$/ml，可诊断为少精子症。

3. 弱精子症　弱精子症（asthenospermia）是指前向运动精子率 $< 32\%$。精子运动能力的强弱与人类生殖功能直接相关，只有前向运动的精子才能抵达输卵管壶腹部，与卵子结合形成受精卵。精子活力低下导致的男性不育约占 30%。

4. 畸形精子症　畸形精子症（teratospermia）是指正常形

态精子百分率低于4%，可诊断为畸形精子症。

5. 无精子症 无精子症（azoospermia）是指精液中没有精子。临床上通常要排除不射精和完全逆行射精，并经过3次离心沉淀镜检仍未见精子后才可确诊。

6. 死精子症 死精子症（necrozoospermia）是指采用伊红-苯胺黑、伊红Y或台盼蓝染色，活精子比例＜58%时可诊断为死精子症。

7. 隐匿精子症 隐匿精子症（cryptozoospermia）是指新鲜精液涂片中无精子，而离心后沉淀中可找到精子。

8. 白细胞精子症 白细胞精子症（leukospermia）是指精液中白细胞浓度＞1×10^6/ml。

9. 血精症 血精症（haemospermia）是指精液中出现红细胞。

临床上少精子症常与精子活动率低下、前向运动能力差及精子畸形率高同时存在，称为少弱精子症或少弱畸精子症。

八、精浆的生物化学检测

1. 精浆果糖检测 用于判断精囊功能，果糖是精囊的生化标志物，由血液中的葡萄糖在精囊中经酶促转化产生。WHO推荐的精浆果糖定量检测方法为吲哚法，此方法操作简单，无须特殊仪器，易于在临床推广。另外，还可在生化仪上采用酶法进行检测。

精浆中果糖含量降低的原因包括：①睾酮分泌不足，导致精囊不能产生足够的果糖；②老年性功能退化；③不完全射精或射精过频；④精囊萎缩、瘢痕形成，导致不能产生足够的果糖；⑤射精管或精阜阻塞；⑥某些炎症导致精浆中果糖被大量分解、利用等。

测定精浆果糖含量有助于鉴别诊断梗阻性无精子症和非梗阻性无精子症。如果无精子症患者精液量少，刚排出体外时精液就呈液化状态，精液pH＜7，精液果糖趋于0，体检发现睾丸体积正常，而输精管扪不清，应考虑先天性输精管伴精囊缺如。

精囊对雄激素的刺激十分敏感，测定精浆果糖既有助于了解精囊功能，又可作为间接衡量睾丸分泌睾酮的指标，还可作为逆行射精的辅助诊断［射精后取膀胱尿液（含精液）作果糖测定，逆行射精时尿液中果糖含量升高］。

2. 精浆中性α-葡萄糖苷酶检测　精浆中存在2种α-葡萄糖苷酶（alpha-glycosidase）的异构体，其中主要的是中性α-葡萄糖苷酶，以及少量酸性α-葡萄糖苷酶。酸性α-葡萄糖苷酶主要来源于前列腺。中性α-葡萄糖苷酶则几乎完全由附睾分泌，主要在附睾尾部分泌，是定位附睾功能的生化标志物，此酶催化多糖或糖蛋白中糖类分解成葡萄糖，为精子代谢和运动提供能量。精子成熟、获能及受精过程伴有的比较活跃的糖基反应都与此酶活力有关。目前，检测精浆中性α-葡萄糖苷酶的主要方法有WHO推荐的p-硝基苯酚-α-吡喃葡糖苷（p-nitrophenol-α-glucopyranoside，PNPG）、麦芽糖法和酶法。

中性α-葡萄糖苷酶可作为鉴别原发性睾丸生精障碍与输精管梗阻造成的无精子症的无创性精浆生化诊断指标。除用于无精子症病因的分析之外，精浆中性α-葡萄糖苷酶还可用于输精管结扎术效果评价、再通后附睾的功能检测、新型男性节育术效果评价和人工授精结果的预测等。在某些异常情况下，如附睾炎、输精管结扎及其他原因造成的输精管阻塞患者的精浆中，该酶活性明显降低。

3. 酸性磷酸酶检测　前列腺来源的酸性磷酸酶（prostatic acid phosphatase，PAP）是一种相对分子质量为10^8的糖蛋白，由2个相同亚基组成，是一种酸性磷酸酶（acid phosphatase，ACP）同工酶，由前列腺上皮细胞溶酶体产生。正常情况下PAP在血清中的含量较低，当前列腺病变破坏了血-前列腺屏障后，血清中PAP会不同程度地升高。精浆酸性磷酸酶检测方法包括对硝基苯磷酸二钠法和磷酸苯二钠法。

4. 精浆锌检测　精液中的锌是检测前列腺分泌功能的可靠

指标。检测原理为精浆中锌与2-（5-溴-2-吡啶）-5-（N-丙基-N-硫代丙氨基）-酚（5-溴-PAPS）[2-（5-bromo-2-pyridylazo）-5-（N-propyl-N-sulfopropylamino）-phe-nol（5-Br-PAPS）]作用产生颜色变化，其颜色深浅与锌含量相关。

5. 精浆柠檬酸检测 柠檬酸来自前列腺，与K^+和钠离子（Na^+）结合，起维持精液内渗透压平衡的作用，与钙离子（Ca^{2+}）结合影响精液液化，还可起前列腺酸性磷酸酶激活剂的作用，从而影响精子的活力。柠檬酸在细胞外环境的稳定上发挥重要作用。测定精浆中柠檬酸的方法有化学法、酶法、荧光分析法及气相色谱法等。

6. 精浆左卡尼汀检测 左卡尼汀（L-carnitine）是一种天然存在的类维生素物质，参与精子的能量代谢。左卡尼汀作为脂肪酸代谢的重要辅助因子，为精子在附睾内成熟提供必要能量来源。精浆左卡尼汀的检测方法有埃尔曼试剂法、放射性同位素酶法、放射性同位素法及高效液相色谱（high performance liquid chromatography，HPLC）法等。

精浆中左卡尼汀94%来源于附睾，6%来源于精囊。左卡尼汀分布于体内很多种组织，以附睾中浓度最高，但附睾本身不合成左卡尼汀，主要从血液中摄取左卡尼汀，经附睾上皮细胞浓缩并将其转运至附睾中。左卡尼汀的主要功能是以穿梭方式把脂酰辅酶A从线粒体外膜载入线粒体基质进行β-氧化，β-氧化产生的乙酰辅酶A进入三羧酸循环，产生腺苷三磷酸（adenosine triphosphate，ATP）为精子供能，促进精子在附睾中成熟及运动。精浆左卡尼汀检测不仅可作为附睾分泌和吸收功能的指标，还可作为精子在附睾中成熟的功能性指标。输精管结扎后精浆中左卡尼汀明显降低，输精管吻合术后大部分人精浆中左卡尼汀又恢复正常。

九、精子抗体检测

WHO数据表明，男性不育患者中有2.9%是由免疫因素造成。在原发性不育中，免疫性不育约占2.7%；在继发性不育中，免疫性不育约占4.0%。人类精子抗原成分相当复杂，约有100多种，按细胞定位可分为核抗原、胞质抗原、膜固有抗原、包被抗原；按其特异性可分为精子特异性抗原和精子非特异性抗原。精子对于男性虽为自身抗原，但由于直到青春期才出现，因此对自身免疫系统而言，仍然是"异己"。正常生理情况下，精子为隐蔽抗原，与免疫系统处于隔绝状态。在生殖道黏膜、血-睾屏障、血-附睾屏障的保护下，精子无法穿过生殖道黏膜或管腔壁进入血液，精浆中还有免疫抑制物质，因此，免疫系统不会对自身的精子产生免疫应答。一旦屏障破坏（如手术、外伤及感染等），就可能产生抗精子抗体（antisperm antibody，AsAb）。

目前，AsAb的检测方法主要有免疫珠法、混合抗球蛋白法和酶联免疫吸附试验（enzyme linked immunosorbent assay，ELISA）等。

WHO建议采用免疫珠法检查，当＞10%的精子结合有抗体时认为是阳性，10%～50%的精子结合有抗体时被疑为可能不育，当50%或更多的活动精子（前向或非前向）黏附有免疫珠，免疫不育的诊断成立。

引起AsAb的原因主要有输精管结扎术、输精管吻合术、生殖道梗阻、损伤、睾丸扭转、隐睾症、生殖道感染、睾丸活检、精索静脉曲张，以及哮喘、风湿病、亚甲状腺炎等自身免疫性疾病（由于一些其他自身组织和人精子存在共同抗原，由此产生交叉反应）。另外，汞、铁、铝、银等重金属、装饰及油漆类化工品、食品添加剂中的亚硝基化合物和食品着色剂等也可促进产生AsAb。有学者报道，在输精管结扎或行其他阻断术后，50%～60%的受术者产生高滴度的AsAb并可持续数年。输精管阻塞的囊性纤维化（cystic fibrosis，CF）成年男性AsAb（IgM）的发生率为75%，有单侧或双侧输精管缺如的患者AsAb发生率为71%。

十、前列腺液检测

正常的前列腺液（EPS）呈乳白色稀薄液，有蛋白光泽，炎症时分泌物可变得浓厚，颜色变黄或为淡红色，混浊或含絮状物，并可有黏液丝。正常 EPS 量为 0.1 ～ 1.0 ml，pH 为 6.4 ～ 6.7，相对密度 1.027±0.002。显微镜下卵磷脂小体≥（＋＋＋）/高倍视野（high power field，HPF），分布均匀，呈发光圆球状，折光性强，与脂滴相似，体积大小不等，从直径小于红细胞的 1/4 至略小于红细胞不等。白细胞＜10 个/HPF，无或偶见红细胞，可以有少量上皮细胞、精子或淀粉样颗粒。

前列腺是一个外分泌腺，其功能是分泌 EPS，构成精液的主要成分，参与精液的凝固与液化过程，并提供精子生存的一些营养物质。其生物合成作用和一些分泌产物与受精过程密切相关，EPS 还含有一些抗男性泌尿系统感染的物质。

前列腺炎患者 EPS 内的主要炎症细胞为中性粒细胞和巨噬细胞。含脂巨噬细胞在正常男性的 EPS 内极少见到，在非细菌性前列腺炎患者中可升高 8 ～ 10 倍，在细菌性前列腺炎患者中升高更为显著。当发生慢性细菌性前列腺炎时，肉眼观察 EPS 可呈现微黄色或乳黄色，也可呈灰白色，涂片镜检可见大量白细胞、含脂巨噬细胞和红细胞，通常白细胞数量＞10 个/HPF，镜下卵磷脂小体明显减少。慢性非细菌性前列腺炎时，EPS 涂片镜检可见大量成团或聚集的白细胞、颗粒细胞或含脂巨噬细胞增多。真菌性前列腺炎时，EPS 涂片检查可见大量白细胞或红细胞，并可查见真菌病原体。滴虫性前列腺炎的 EPS 涂片可见大量白细胞或红细胞，并可查见阴道毛滴虫。棘球蚴（包虫）、丝虫或阿米巴原虫感染时，也可发现相应的病原体。EPS 中白细胞假性升高多见于尿道疾病，如尿道炎、狭窄和憩室等。非感染性前列腺结石患者的 EPS 内白细胞计数也明显升高。另外，EPS 中白细胞计数较实际水平增高的情形还见于性交和射精后数小时内、酗酒后、进食大量刺激性食物后、天气寒冷局部受凉、长时间骑自行车、久坐等。EPS内白细胞的分布特点对判断炎症具有重要意义，白细胞的成堆或成簇分布常提示前列腺炎症。

正常男性EPS内红细胞极少，常在发生炎症时才出现，按摩过重也可引起出血，此时镜检可见大量红细胞。EPS中的颗粒细胞常在发生前列腺炎症时或在老年人中多见。按摩时若压迫到精囊，EPS内可出现精子。

正常男性EPS的pH一般在6.4～6.7，随年龄增长EPS的pH有增高趋势。发生慢性细菌性前列腺炎时，EPS中的炎症细胞渗出得越多，提示前列腺的炎症反应越重，上皮细胞水肿、坏死越明显。一方面，炎症使前列腺的上皮细胞分泌功能受损，枸橼酸分泌减少，使EPS的pH呈碱性；另一方面，炎症使前列腺的上皮通透性增加，更多的组织液渗透到前列腺腔内，进一步稀释其中的枸橼酸，使EPS的pH更接近于组织液或血浆pH，其碱性程度比正常时增高约10倍，当pH＞7.8时有辅助诊断意义。前列腺炎病情减轻或治愈时，增高的pH可逐渐恢复至正常。EPS的pH常规测定可作为衡量治疗效果的一个指标。

EPS中的卵磷脂小体主要作为精子的营养物质，其分泌减少可以反映前列腺分泌功能的异常。前列腺炎症时，卵磷脂小体减少，且有成堆分布倾向，是由巨噬细胞吞噬大量脂类所致。在炎症治愈后，卵磷脂小体通常可恢复正常，卵磷脂小体的变化也是疗效的参考指标之一。

十一、前列腺按摩液的细菌学分析

1. 四杯法（Meares-Stamey试验）　先洗净、消毒阴茎头和包皮，将无菌试管直接放在尿道口收集尿液。收集最初排出的10 ml尿液（VB1）代表尿道尿液；收集中段尿10 ml（VB2）代表膀胱尿液；然后，做前列腺按摩收集EPS；收集按摩后排出的10 ml尿液（VB3）代表前列腺和后尿道尿液。将收集的4份标本分别进行白细胞计数和细菌培养。

下尿路细菌定位研究已成为诊断和随访前列腺炎的金标准，可对前列腺、膀胱和尿道的感染进行准确的定位分析。VB3菌落数大于VB1菌落数10倍以上才可诊断为细菌性前列腺炎，如果VB3和EPS细菌培养阳性，而VB1和VB2细菌培养阴性，则表明细菌来自前列腺。如果VB2菌落数多，则为膀胱炎。如果VB2无菌，VB1中菌落数明显高于VB3和EPS，则应考虑尿道感染。

2. 两杯法 四杯法操作复杂、耗时、费用高，在实际临床工作中通常推荐两杯法获取前列腺按摩前、后的尿液，进行显微镜检查和细菌培养。暴露尿道外口，清洗、消毒尿道外口。嘱患者排尿100～200 ml，用无菌试管收集中段尿（即按摩前尿液）；进行前列腺按摩，随后再嘱患者排尿，收集最初的10 ml尿液（即按摩后尿液）。将收集的2份标本分别进行白细胞计数和细菌培养。

十二、前列腺特异性抗原检测

前列腺特异性抗原（PSA）是一种雄激素调节的丝氨酸蛋白酶，主要由前列腺腺管上皮细胞产生，分泌进入精液。PSA裂解精囊分泌的胶蛋白（Seminogelin Ⅰ、Seminogelin Ⅱ及Fibronectin等），水解这些蛋白质使精液液化，利于精子运动。研究表明，PSA可在Tyr44-Thy45、Leu84-His85、Tyn36-Ser37等位点将精胶蛋白（semenogelin）水解成多肽小片段，使凝固的精液迅速液化。此外，PSA还可通过与精子头部α-2巨球蛋白受体/低密度脂蛋白受体（α-2MR/LRP）连接，形成α-2 MPSA复合体，阻断α-2巨球蛋白的抑制活性，使精子发挥正常的活动能力。PSA还可释放激肽样物质，水解精囊液中的一种糖蛋白，在受精过程中诱导阴道和子宫平滑肌收缩，从而利于精子上移。PSA分泌量降低或酶的功能受损会造成精液液化时间延长。

正常状态下，PSA存在于前列腺组织、尿液、精液、EPS中，而血中PSA含量极低，只有在疾病状态时，PSA大量入血。目前应用于血清PSA和游离前列腺特异性抗原（f-PSA）检测的方法有化学发光法、ELISA法和放射免疫法等。

十三、前列腺小体外泄蛋白检测

前列腺小体外泄蛋白（prostatic exosomal proteins，PSEP）由前列腺小体分泌。研究表明，慢性前列腺炎患者尿中PSEP水平升高。多中心研究发现，PSEP水平与美国国家卫生研究院慢性前列腺炎症状指数评分表（National Institutes of Health-chronic prostatitis symptom index，NIH-CPSI）的评分相关，同时还与EPS中的白细胞浓度相关。目前检测多采用ELISA双抗夹心法或间接法。检测标本可采集首段尿或中段尿，两者均具有较高的诊断敏感性和特异性。

十四、生殖道病原体检测

1. 淋病奈瑟菌检测　淋病在我国性传播疾病中发病率很高，准确、快速地检测淋病奈瑟菌对淋病防治有着极其重要的意义。目前，淋病奈瑟菌的检测方法有直接涂片法、培养法和分子生物学（如核酸检测法）方法等。

直接涂片法快速、简单，对急性感染阳性率较高，对治疗和慢性感染的检出率较低，同时受其他杂菌的干扰。培养法特异性高，但时间较长，检出率相对较低。核酸检测法敏感性高，简便快速，但需要特定的仪器。

2. 支原体检测　支原体是原核生物中最小、最简单，且无细胞壁的一类微生物。能够从人体分离出的支原体有16种，其中7种对人体有致病性。支原体在泌尿生殖道存在定植现象，人群中存在着相当数量的支原体携带者而没有症状和体征，常见的可导致泌尿生殖道感染的支原体包括解脲支原体（*U.urealyticum*，Uu）

与生殖支原体（*M.genitalium*，Mg）。

1954年Shepard首先在非淋菌性尿道炎（non-gonococcal urethritis，NGU）患者的尿道分泌物中分离出Uu，Uu能产生脲酶分解尿素产生氨，使培养基中的指示剂（如酚红等）变色，同时Uu不分解葡萄糖和精氨酸。Uu共有14个血清型，可分为2个生物型，即T960生物型和parvo生物型。这2种亚型培养形成的菌落外观一致，需使用核酸检测对两者进行区分。Uu是性传播疾病的主要病原体之一，可引起男性NGU、前列腺炎、睾丸炎、男性不育等。

Mg于1981年首次自NGU患者的泌尿生殖道标本培养分离得到。随着检测技术的不断更新，Mg越来越受到关注。一般人群中Mg的感染率为1%～2%，女性略高于男性。Mg可导致男性尿道炎、包皮阴茎头炎、附睾炎等，Mg在男男性接触者（men who have sex with men，MSM），特别是人类免疫缺陷病毒（human immunodeficiency virus，HIV）阳性者直肠样本中的检出率较高。

目前，国内医疗机构对Uu检测的主要方法为支原体培养，其中主要使用液体培养基直接检测，并同时行支原体药敏试验。由于Mg在一般支原体培养基中不生长，在固体培养基上菌落大小极不一致，培养难度大，目前，核酸扩增试验（nucleic acid amplification test，NAAT）是WHO推荐用于Mg检测的唯一可行方法。Uu和Mg均可采用16SrRNA保守区设计引物。在聚合酶链反应（polymerase chain reaction，PCR）中DNA模板质量对PCR的影响很大。RNA检测的敏感性和准确度均较DNA检测高。

3. 沙眼衣原体检测　衣原体为革兰阴性病原体，是一种专性真核细胞内寄生的原核微生物，不能合成高能化合物ATP和GTP，须由宿主细胞提供能量。沙眼衣原体（*chlamydia trachomatis*，CT）是引起泌尿生殖道感染常见的病原体之一，但由于该病缺乏特异的临床症状，易被患者及临床医师忽视而延误诊治。因此，敏感特异、简便快速的沙眼衣原体检测方法对于该病的早期诊断和治疗尤为重要。

诊断沙眼衣原体感染常用实验室方法有以下3种：细胞培养法；抗原检测试验包括直接免疫荧光法、酶联免疫吸附试验（ELISA）；病原体DNA或RNA检测。

（1）细胞培养法：是诊断沙眼衣原体感染的金标准，但由于该法设备要求高，操作复杂，耗时长，对检测过程和结果的质量控制要求严格，故难以在一般实验室开展。

（2）直接免疫荧光法：其操作简便、费用低廉、但需要高质量的荧光显微镜、试剂和经验丰富的操作人员，否则，会发生错判，影响检测结果，且该检测方法在低感染率的人群中敏感性低，适宜用于检测沙眼衣原体高流行率人群。

（3）病原体DNA或RNA检测：具有微量、敏感性高和特异性好等特点。RNA检测敏感性和准确性优于DNA检测。RNA检测可用晨尿或禁尿4 h后的首次尿作为标本。

十五、男性生殖遗传学检测

1. 外周血染色体核型分析　正常男性核型为46，XY，染色体结构无异常。部分无精子症、严重少、弱、畸形精子症患者存在染色体数量和结构异常。

（1）常染色体异常引起的生精障碍：主要包括①唐氏综合征所致的生精障碍，其原因可能是多余的21号染色体干扰联会复合体形成；②3p、9p部分三体和13q、10q部分三体可引起性反转和性腺发育不良，从而引起生精障碍；③1、3、5、6、10号染色体易位或倒位，可引起不同程度的生精障碍。

（2）性染色体数目异常和结构畸变：主要有以下7个方面。

1）Y染色体数目异常：通常是Y多体的男性，核型有47，XYY；48，XYYY；47，XYY/46，XY；49，XXYYY等。其中以

47，XYY较多，在男婴中的发生率为1:9000。48，XYYY和49，XYYYY综合征超常数的Y染色体可使精子发生因遗传不平衡而受损害。另外还存在嵌合体情况，如核型为47，XYY/46，XY患者的体征较47，XYY轻微，精子发生的障碍程度与2种核型的嵌合比有关。

2）克兰费尔特综合征：最常见的染色体核型为47，XXY，可见于80%～90%克兰费尔特综合征患者；其余10%～20%克兰费尔特综合征患者为46，XY/47，XXY嵌合型、48，XXYY、48，XXXY及结构异常的X染色体型47，X，i（Xq），Y。克兰费尔特综合征主要临床表现为睾丸小而坚韧、男性女型乳房、性功能障碍及不育，大部分患者的智力正常，但也有部分患者存在精神心理问题和特殊领域（如语言和执行力）的认知下降。睾丸组织学可见生精小管萎缩或透明变性，有大量的支持细胞和间质细胞，无精子生成，在青春期可观察到FSH升高。47，XXY/46，XY嵌合体的形成可能是由受精卵卵裂时X染色体不分离所致，2种核型的比例取决于X染色体不分离发生的时间，发生得越早，47，XXY核型越多，反之越少。

3）真两性畸形：此类患者的性腺可呈两性分化，一侧为睾丸、另一侧为卵巢的约占40%；一侧为卵巢或睾丸、另一侧为卵睾约占40%；两侧为卵睾的患者约占20%，患者的外生殖器具有两性特征。第二性征可为男性或女性，核型通常为嵌合型，如46，XX/47，XXY；45，X/46，XY；46，XX/46，XY等。此类患者腹腔内一般有发育不良的睾丸组织，应及早采取措施防止恶变发生。

4）XX男性综合征：1964年Chapelle等报道了一类具有女性性染色体而表现为男性的综合征。其原因多为Yp11.23的*SRY*基因易位于X染色体或常染色体，其临床表型取决于Yp11的断裂部位。但也有少数患者未发现*SRY*基因易位。此类患者通常表型为男性，社会心理性别为男性特征，行为正常，临床上有很强的异质性。绝大多数患者青春期前无异常，常在青春期后因不育就诊，仅20%以下患者在青春期前得以确诊。患者体形正常，平均身高较正常人低，80%的患者青春期后存在小睾丸（长径＜3 cm）、小阴茎、阴囊扁浅、不育和男性女性化乳房，阴毛分布多呈女性型。20%的患者出生时就有外生殖器畸形，典型的表现为阴茎阴囊型尿道下裂伴或不伴痛性阴茎勃起。约15%的患者伴有隐睾，10%的患者有尿道下裂或外生殖器两性畸形。患者血清睾酮水平极低或在正常低限，促性腺激素水平显著升高；青春期后精子发生受损，精曲小管数目少、纤维化或玻璃样变，缺少生精细胞，可见睾丸间质细胞增生。

5）X-Y染色体平衡易位：该类易位的无精子症患者有正常的外生殖器，但性腺功能低下。这类异常多出现在减数分裂过程中，因X-Y染色体配对交换出现紊乱导致联会异常，主要表现为精子发生停滞于精母细胞或精子细胞形成的过程中。

6）Y染色体结构异常：因Yp丢失或*SRY*基因易位于常染色体（Y-A易位）。这类染色体异常对精子发生的影响多种多样，可波动于无精子和可生育的男性之间，取决于Y染色体断裂点距精子发生基因的远近程度。距离越远，对精子发生的影响越小。

7）Y染色体大小：Y染色体包括位于Y染色体两端的拟常染区和Y染色体特异区。这2个区域在遗传特性方面有明显不同，X染色体和Y染色体可在拟常染区发生同源重组，而Y染色体特异区在减数分裂过程中不发生特异重组，因此，Y染色体特异区DNA序列的改变由突变引起。临床上以Y≥18号染色体作为大Y染色体的标准，Y≤21号染色体作为小Y染色体的标准。关于大Y染色体的临床效应一直有争议，通常认为大Y染色体属染色体多态变异，无临床意义。小Y染色体引起临床效应的相关报道极少，其临床主要表现为生育方面异常。

2. 无精子症因子分析　Y染色体在精子发生过程中有着极其重要的作用。尤其是位于Y染色体长臂（Yq11）的无精子症因子（azoospermia factor，AZF），是生精过程和维持生精功能必不可少的因子，其缺失或突变均可导致生精障碍。正常男性AZF区域一般没有缺失，但少数AZF c区微缺失者表型正常。

AZF b区缺失睾丸组织病理学表现为精子成熟阻滞，主要停滞在精母细胞阶段。AZF b＋c缺失会导致纯睾丸支持细胞综合征（Sertoli-cell-only syndrome，SCOS）或精子成熟阻滞，患者多为无精子症，故AZF b区完全缺失（含AZF b＋c缺失）的无精子症者，建议供精人工授精（artificial insemination by donor，AID）。AZF b区部分缺失的临床报道较少，但该区域缺失患者有可以自然受孕的报道。

单独AZF c区缺失患者可以表现为正常精子数目、少精子症及无精子症，AZF c微缺失可以遗传给其男性后代。对于AZF c区缺失的无精子症患者，可以行睾丸手术取精以获得精子以行卵胞质内单精子注射（intracytoplasmic sperm injection，ICSI）。对于AZF c区缺失合并严重少精子症患者可直接ICSI，助孕时可考虑行植入前遗传学检测（preimplantation genetic testing，PGT）生育女孩，以避免遗传缺陷的传播。有研究发现，AZF c区域缺失的少精子症患者的精子数目有进行性下降的趋势，最终发展为无精子症。因此，建议此类患者及早生育或冷冻保存精子。

目前，检测AZF微缺失推荐以下6个基础位点检测：sY84和sY86、sY127和sY134、sY254和sY255，分别对应AZF a区，AZF b区及AZF c区。同时由于AZF各区域完全缺失和部分缺失临床结局不同，建议在基础位点检测基础上增加拓展位点检测，以确定缺失的区域。

现行AZF区域筛查位点根据欧美人群缺失模型设置，是否符合中国人群特点尚无定论。目前缺乏相关领域中国人群大样本（包括正常生育人群及严重少精子症、无精子症患者）的研究数据，有条件的医疗机构可通过高通量检测技术进一步深入研究。

3. 基因变异分析　基因变异可引起的与男性生殖相关的疾病主要包括：非梗阻性无精子症、重度少弱精子症、先天性输精管缺如、性发育异常、特发性低促性腺激素性性腺功能减退症、弱/畸形精子症及卵子激活障碍等。由于疾病相关基因一般较多，建议采取全外显子组测序或基因panel用于检测致病变异。绝大多数变异类型以碱基变异为主，部分以拷贝数缺失为主（如圆头精子症致病基因 *DPY19L2*、非梗阻性无精子症致病基因 *SYCE1*）。对于有同源重复序列干扰的基因如 *PKD1*、*CYP21A2* 等需采取特殊检测方法。

非梗阻性无精子症和重度少弱精子症相关致病基因多为精子发生过程中的关键基因，其编码蛋白功能受损将影响精原细胞增殖及分化（*NANOS1*、*SOHLH1* 等）、减数分裂（*SYCE1*、*SYCP2* 等）、精子成熟（*SLC26A8*、*TDRD9* 等）等关键步骤，造成精子发生减少或停滞。另外，常染色体显性多囊肾病（主要为 *PKD1* 和 *PKD2*）也可导致重度少弱精子症。当发现致病变异时，需结合临床信息对患者进行致病原因的诊断，判断是否有必要进行显微取精术，以及采取植入前单基因遗传病检测（preimplantation genetic testing for monogenic disease，PGT-M）遗传阻断。

先天性输精管缺如致病基因包括 *CFTR* 和 *ADGRG2*，当患者存在 *CFTR* 致病变异时，应考虑对配偶进行 *CFTR* 基因筛查，以避免后代发生囊性纤维化风险。*ADGRG2* 为 X 连锁遗传，后代无致病风险。伴有肾发育异常的先天性单侧输精管缺如具有不同发病机制，不建议进行基因诊断。

男性性发育异常与多种遗传性疾病相关，如雄激素不敏感综合征（*AR* 基因）、米勒管永存综合征（*AMH*、*AMHR2* 基因）、21-羟化酶缺乏症（*CYP21A2* 基因）、17α-羟化酶缺乏症（*CYP17A1* 基因）等。明确诊断有利于患者诊疗方案制订，并建议进行 PGT-M 遗传阻断。

特发性低促性腺激素性性腺功能减退症致病机制复杂，致病基因主要影响促性腺激素释放激素（gonadotropin-releasing hormone，GnRH）神经元发育和迁移（*PROK2*、*PROKR2*等），或者神经内分泌调节和GnRH神经元功能（*KISS1*、*KISS1R*等）。有的患者可发现2个或2个以上的基因变异，部分基因变异存在外显不全。对该疾病进行基因诊断，有利于评估后代发病风险并及早进行干预。

由于基因变异导致的弱/畸形精子症包括精子尾部多发形态异常（*DNAH1*、*CFAP43*等）、纤毛不动综合征（*DNAH5*、*DNAAF4*等）、大头多鞭毛精子症（*AURKC*基因）、圆头精子症（*DPY19L2*、*PICK1*等）、无头精子症（*SUN5*、*PMFBP1*等）等类型。如患者确诊为上述疾病，一般认为药物治疗无效，可考虑采取辅助生殖技术生育后代。已有动物实验和个例报道显示，部分类型的尾部畸形精子症可能具有较差辅助生殖结局，如*DNAH6*、*CFAP65*等；*AURKC*基因变异导致的大头多鞭毛精子症因精子倍型异常，故无法生育后代；圆头精子症需借助卵胞质内单精子注射和卵母细胞激活进行辅助生殖。另外，*PLCZ1*、*ACTL7A*、*ACTL9*基因变异，导致精子缺乏激活卵子完成受精的能力，但精子形态、精液常规参数可无明显异常。此类患者也需要借助卵母细胞激活完成辅助生殖。

十六、生殖激素检测

男性生殖激素的检测主要有睾酮（testosterone，T）、雌二醇（estradiol，E_2）、催乳素（prolactin，PRL）、卵泡刺激素（FSH）、黄体生成素（luteinizing hormone，LH）和抑制素B（inhibin B，INHB）等。INHB是由α与βB亚基通过二硫键连接而成的一种糖蛋白激素，属于转化生长因子-β（transforming growth factor-β，TGF-β）超家族成员之一。男性INHB主要由睾丸支持细胞产生，通过负反馈抑制垂体FSH产生，INHB与FSH呈显著负相关。在睾丸生精过程中INHB通过旁分泌方式调节支持细胞。研究表明，INHB与精子总数呈正相关，在反映睾丸生精功能方面优于FSH和LH，是男性精子发生的内分泌标记物之一。血清INHB是一种良好的非侵入性的精子生成预测指标，无精子症患者睾丸取精前可行血清INHB联合FSH检测，以评估其结局。此外，INHB还可用于评估精索静脉曲张患者生精功能的损害程度。

（史轶超　商学军）

第三节　影像学检查

男性生殖系统的影像学检查主要针对阴茎、阴囊及其内容物、前列腺、精囊、输精管及射精管进行，常见检查包括输精管造影术、超声检查、计算机体层成像（computed tomography, CT）和磁共振成像（magnetic resonance imaging, MRI）等。

一、概述

1. 输精管造影术　以往用于诊断精囊和输精管相关疾病，用于了解精道扩张、狭窄、闭锁、破坏等，可动态观察输精管的情况，也可配合药物灌洗、管道复通，具有一定的治疗作用。因输精管造影术为创性操作且可引起术后出血、感染、瘢痕梗阻、精液肉芽肿等并发症，还可能导致生育力低下患者的生育力降低，临床应用限制较大，现已较少采用。

2. B超检查　男性生殖系统的首选和一线检查手段，体表探头的扫查可以完成阴茎、阴囊及其内容物等浅表器官的检查；经直肠B超可对前列腺、精囊结构进行评估。结合现有的多普勒血流成像、B超造影等技术，可完成大部分男科疾病的临床检查。此外，在性功能专项检查中，B超也发挥着重要的作用（参见本章第四节）。但是B超检查具有明显的局限性，如客观影像资料留存欠佳，解剖关系显示不直观，对操作者的技术及诊断水平依赖等；此外，检查时需使用探头反复触及男性外生殖器，会造成患者一定程度上的心理不适感。

3. CT和MRI　均属于计算机断层成像技术，是男性生殖系统检查中的重要检查手段，可对男性生殖系统进行细致的评估，提供更多影像细节信息，是B超检查的重要补充。

二、CT和MRI的技术特点

1. CT　利用X线穿透人体，将人体组织器官的密度差异以黑白灰阶的形式表现出来，根据CT灰阶图像来进行诊断。临床医师尤其应重视以下CT检查的特点：①CT采用螺旋容积扫描的方式获取三维数据信息，得到的图像数据具有各向同性，可以进行多角度、多方位的重建，有利于细微病灶观察和诊断，有利于空间关系的展示；②CT属于有辐射的检查，生殖系统对辐射敏感，临床上一般应避免此类有辐射的检查；如确有需要，则应根据具体情况来选择；③采用CT诊断疾病时，需根据病变的密度差异来观察，选择合适的窗宽和窗位观察非常重要；④CT对钙化或骨化（高密度）、脂肪及气体（低密度）的病变敏感，以上这些病变适合采用CT观察。

2. MRI　利用原子核在磁场内发生共振产生信号成像，从而显示人体断面解剖、病理和生理变化的成像方法。MRI的检查特点：①MRI可以特异性地识别不同组织的信号，如脂肪、出血、积液、黑色素等，有助于病变的成分分析和诊断；②MRI是一种无创伤性检查，无电离辐射危害，适用于对射线敏感的器官或组织；③MRI软组织分辨率高，在场强1.5 T或以上的磁共振扫描系统条件下，应用小表面线圈联合体部线圈（分别应用于阴茎/阴囊及盆腔内生殖器官），可获得更高分辨率的图像，清晰显示阴囊内输精管道的微细结构；还能明确阴囊外及盆腔段输精管道的异常或病变，从而实现对男性输精管道的一站式评估；④MRI功能成像，如氢质子磁共振波谱成像（magnetic resonance spectroscopy，MRS）、弥散加权成像（diffusion-weighted imaging，DWI）等，能在形态学的基础上，进一步提供男性生殖系统器官（如睾丸）的功能信息。如MRS可以对睾丸成熟度、睾丸微环境进行推测；DWI结合表观弥散系数（apparent diffusion coefficient，ADC）值定量分析可对睾丸良恶性疾病、阴囊内睾丸外病变进行鉴别，评估随年龄增长睾丸的变化等；⑤MRI检查时需要制动（不自主运动、不能配合及躁狂者不能完成检查），此外也不适用于有幽闭恐惧症的受检者；⑥体内有金属异物者一般情况下不宜行MRI检查；医用置入性金属异物，需参考说明书，在专业人士指导下完成检查。

三、CT和MRI检查时的注意事项

1. 对比增强检查　无论CT还是磁共振（magnetic resonance，MR）扫描，除了普通扫描（平扫），还可以通过静脉注射对比剂（俗称造影剂）完成增强检查。注射对比剂后使组织器官之间的密度或信号差异对比更明显。一般而言，仅通过平扫可以完成诊断的疾病类型相对较少，所以以增强扫描在大部分情况下非常必要。由于要静脉注射对比剂，需特别注意应用对比剂的相关并发症，如对比剂过敏、对比剂肾病、受检者肾功能等情况。

2. 扫描体位　CT或MRI扫描时，男性外生殖器（包括阴囊及阴茎）的正确摆放及固定是获得高质量影像图像的必要条件，也有利于患者间的对比。受检者取仰卧位，毛巾垫于会阴与大腿之间，托起阴囊；阴茎上翻、阴茎背侧贴近腹中线（适当固定）。MRI检查时无论采用哪种线圈，都应使受检部位尽可能贴近线圈，并固定良好；受检者独自平卧于机房检查床上，覆以被单，身体处于放松状态，受检者对检查的接受度高，得出的影像资料客观性较好。即使是CT急症扫描，也应尽量按照标准体位摆放正确后再扫描。

3. 扫描前准备　非急症男性生殖系统MRI扫描，应按照盆腔MRI检查准备（膀胱适度充盈，排空大便等），检查前禁欲3天或以上。扫描范围自腹主动脉分叉处至阴囊下方，选用体部线圈。常规扫描序列应包括平扫T_1WI、T_2WI、压脂T_2WI及增强扫描。根据情况，可加做腹盆部冠状位大范围扫描（选用T_2WI序列）。

4. 个体化扫描方案 一种CT或MRI扫描方案不能完成全部病变的检查和诊断，因此，必须对患者的情况有一定预判，并熟悉相关疾病的病理生理特点，有针对性地制订检查方案。

四、CT和MRI在男科的临床应用

男性生殖系统疾病的首选影像学检查是B超，其操作便捷，检查方便，价格低廉，开展广泛；也非常适合应用于浅表器官。除B超检查外，临床男科医师可根据患者的情况和疾病的类型来选择CT或MRI检查，分述如下。

1. 阴茎 阴茎病变根据症状、病史及实验室检查等诊断，大部分患者就诊时其诊断已较为明确，而影像学检查的主要目的是进行病因诊断、确定病变范围和细节。

（1）阴茎异常勃起：CT或MRI扫描要重点完成血管成像，即CT血管成像（computed tomography angiography，CTA）或磁共振血管成像（magnetic resonance angiography，MRA）了解血流动力学情况；增强扫描判断局部病灶的性质（图1-3-1）；必要时应加大扫描范围，以了解腹盆腔器官的情况（例如，转移癌造成勃起，应寻找原发病灶；白血病引起的异常勃起，应注意脾大等脏器的改变）。隐匿阴茎主要结合CT或MRI显示的盆腔内生殖系统的情况进行发育情况的综合判断。

（2）阴茎异物嵌顿：应选择CT检查，如阴茎头冠状沟异物植入（"入珠"）（图1-3-2）。尤其要注意不能确定异物性质时（如金属、矿物质等），禁止采用MRI检查，避免造成成像伪影扫描失败，严重者会引发磁场下发热效应（烧灼）、异物移位

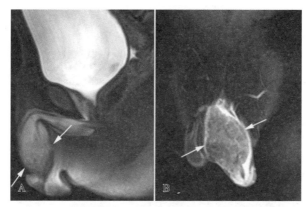

图1-3-1　男童阴茎内胚窦瘤（箭所示）致阴茎异常勃起

A. MR T_2WI矢状位；B. MR T_1WI增强冠状位

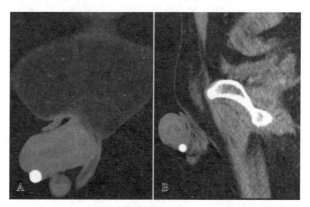

图1-3-2　阴茎冠状沟皮下异物植入（致密小圆球影）

A. CT阴茎冠状位重建；B. CT阴茎横轴位

等造成患者损伤。

（3）阴茎海绵体破裂：建议采用MRI检查，特别是配合小线圈高分辨率成像，能进一步提高软组织分辨率，直观显示白膜破裂位置、破裂口方向、阴茎海绵体及周围血肿情况（图1-3-3），判断是否合并尿道损伤，具有较高的敏感性和特异性。

（4）阴茎硬结症：已经出现明显硬结时，B超和MRI均可见检出（图1-3-4），而对于临床触诊不清的早期（炎症阶段）、中期（纤维化阶段）的病灶而言，MRI的敏感性较高，有利于发现病灶。MRI对阴茎癌的检查优势在于对癌肿浸润深度和范围的判断，有利于癌肿分期；腹盆腔大范围扫描有助于排查淋巴结及腹膜后转移。

2. 阴囊及内容物阴囊　睾丸扭转、阴囊及睾丸损伤等均应

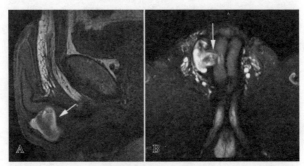

图1-3-3　阴茎右侧海绵体断裂，局部及右侧皮下形成血肿

A. MR T₁WI矢状位，血肿为混杂高信号（箭所示），形态不规则；B. MR T₂WI横轴位清晰显示阴茎海绵体破口（箭所示）

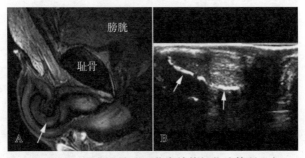

图1-3-4　阴茎硬结症阴茎海绵体钙化（箭所示）

A. MR T₂WI矢状位阴茎海绵体钙化为条状低信号；B. B超示阴茎海绵体钙化灶为条状强回声

行急诊B超检查，后期还可进行MRI检查，检查目的主要是了解并发症及评估睾丸功能（图1-3-5）。坏死性筋膜炎（Fourier坏疽）通常临床根据病史及体表情况可诊断，影像学检查的主要目的是了解病变在盆腔及皮下的范围，以及评价组织的活性和坏死的边缘，采用CT或MR均可，但均需增强扫描。慢性睾丸痛则常需CT或MR断层成像来寻找引起疼痛的器质性病变。

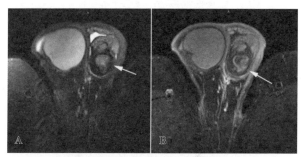

图1-3-5　左侧睾丸梗死并陈旧性出血（箭所示）

A. MR T_2WI横轴位示睾丸萎缩，周围低信号陈旧性出血；
B. MR T_1WI增强冠状位睾丸实质不均匀强化

CT和MRI对阴囊肿物的检查主要价值是对阴囊肿瘤进行准确定位（睾丸来源/非睾丸来源），根据其密度/信号特点确定其性质（实性/囊性、先天性/原发性/继发性、良性/恶性、生殖细胞源性/非生殖细胞源性等），同时了解腹股沟淋巴结及腹膜后淋巴结情况，有助于肿瘤分期。MRI对阴囊肿物局部情况的判断较CT更有优势（图1-3-6）。

引起男性不育的非梗阻性无精子症，除了双侧睾丸炎症、结核等感染性疾病，还可能由多种复杂疾病引起，睾丸及附睾的MR检查尤为重要。首先，MRI可进行睾丸的形态学评估，睾丸位置异常（隐睾）的定位及恶变情况分析；其次，还可借助MRI功能成像进行睾丸生精功能的推断；结合关联器官的扫描（如垂

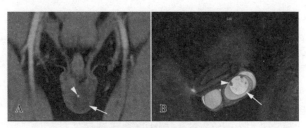

图1-3-6　左侧睾丸畸胎瘤

A．CT状位显示左侧睾丸囊性肿物（箭所示）并钙化（箭头所示）；B．MR T₂WI冠状位睾丸内囊性肿物呈高信号（箭所示）边缘箭低信号钙化（箭头所示），结构显示较CT更细致

体、嗅球、肾、肾上腺等），还能实现对复杂病变及综合征的诊断（图1-3-7）。

3．精囊及输精管　B超检查对输精管近段的显示较好，对

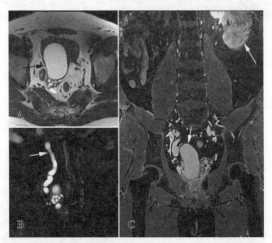

图1-3-7　Zinner综合征（右肾缺如合并右侧精囊囊肿）

A．MR T₂WI横轴位状位示右侧精囊囊肿（黑箭所示）；B．MR T₂WI冠状位显示右侧精囊囊肿与一高信号管状结构相连（残余输尿管，白箭所示）；C．MR T₁WI增强冠状位仅见左肾（长箭所示）和右侧精囊囊肿（短箭所示）

附睾段、阴囊段及腹股沟段的显示，常需要反复探查阴囊及腹股沟区。对于位置更深的腹膜后段、壶腹段输精管及精囊则需要经直肠检查。同时，B超对于输精管的整体显示也不够理想。

MRI诊断梗阻性无精子症（射精管-精囊梗阻），较CT和B超有明显优势，即能通过梗阻的位置、形态及相关表现作出诊断，如精囊-输精管发育不全或不发育、前列腺米勒管囊肿、Zinner综合征（一侧肾脏缺如合并同侧精囊囊肿）、常染色体显性遗传多囊肾病（autosomal dominant polycystic kidney disease，ADPKD）合并双侧精囊囊肿、精囊炎-精囊囊肿及射精管囊肿等多种疾病（图1-3-8）。

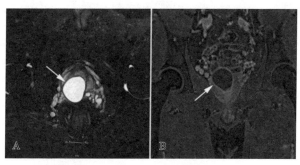

图1-3-8　射精管囊肿

A. MR T$_2$WI横轴位显示右侧射精管囊肿（箭所示）；
B. MR T$_1$WI增强冠状位显示射精管囊肿（箭所示）楔入前列腺内

输精管疾病有时会表现为钙化密度（如结核、结石等），此时采用MRI扫描诊断存在限制；CT扫描对高密度的钙化敏感，可通过多层螺旋CT多期图像多平面重建联合融合成像，可直观、立体地显示输精管盆腔段与邻近血管及输尿管的空间位置关系，有助于对输精管疾病的诊断（图1-3-9）。

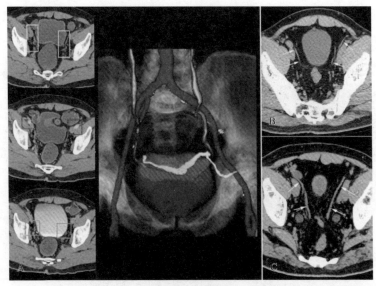

图1-3-9　输精管

A. CT三期扫描成像并融合显示输精管（黄色）、髂动脉（红色）、输尿管及膀胱（蓝色）；B、C. CT平扫横轴位显示输精管盆腔段（箭所示）

4. 前列腺　前列腺的影像检查主要为经直肠B超和MRI，影像学检查可以诊断的疾病谱，包括前列腺炎、前列腺增生、前列腺脓肿及前列腺恶性肿瘤（主要是前列腺癌）等。

（1）经直肠B超：简单易行、应用广泛、费用低，适用于引导活检、引导短距离放射治疗、引导局部消融治疗（冷冻、聚焦超声刀）和局部分期治疗，但对早期癌（原位癌）的诊断价值有限，存在对操作者水平要求高，检查视野小等局限。而CT几乎不用于对前列腺疾病的评估，虽然它可以检出前列腺癌的骨转移，但骨扫描及MRI的诊断价值均优于CT。核素骨扫描主要应用于前列腺癌骨转移的检测。

（2）MRI：MRI是诊断前列腺疾病，尤其是前列腺癌（图1-3-10）最重要的影像学检查，其敏感性高。MRI可直接检出瘤

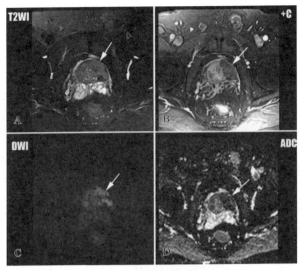

图1-3-10　前列腺癌

A. MR T_2WI横轴位显示左侧前列腺癌呈稍高信号（箭所示）；B. MR T_1WI增强横轴位癌肿强化低于正常前列腺（箭所示）；C. 横轴位DWI左侧前列腺癌肿呈明显高信号（箭所示）；D. 对应横轴位ADC图癌肿为低信号（箭所示）

灶并定位（外周带/移行带），实现局部分期（T分期），判断包膜侵犯、精囊是否受累，协助活检（多参数MRI与B超进行图像融合）；不足之处在于MRI对盆腔小转移灶及原位转移的诊断有限。近年来，新兴的全身MRI扫描及正电子发射断层CT（PET/CT采用前列腺特异性膜抗原示踪剂）可补充这方面的不足。

（关　键）

第四节　性功能专项检查

性功能相关的检查，主要包括实验室检查和性功能专科检查。

一、实验室检查

实验室检查主要针对患者的主诉和通过病史了解风险因素。需评估近3～6个月或1年内患者的空腹血糖、糖化血红蛋白和血脂。生殖激素检查须于清晨取血测定，包括总睾酮、催乳素。由于游离睾酮和生物利用睾酮测定相对困难（需要计算获得），故一般用总睾酮水平评价睾酮水平。维持勃起所需的睾酮水平较低，以及较严重的性腺功能减退症可能直接导致勃起功能障碍（ED）。通常，总睾酮水平 > 8 nmol/L（或2.3 ng/ml），即提示睾酮水平对勃起功能无明显影响。催乳素、黄体生成素、雌二醇均可能影响血液中睾酮的功能，或者是导致血液中总睾酮水平异常的原因。卵泡刺激素的测定主要用于睾丸生精功能的评估，但可对睾酮缺乏患者应用睾酮补充前，评估生精功能受影响的风险。因此，生殖激素检查包括总睾酮、雌二醇、催乳素、卵泡刺激素、黄体生成素五项。

对于有前列腺疾病、甲状腺疾病病史的患者，可根据每位患者的具体情况，进行前列腺特异性抗原、血清甲状腺功能激素的测定，以上指标异常可能提示存在勃起功能障碍的致病因素，也可能提示共病因素，以便我们在诊断治疗过程中，综合分析患者的病情，制订更佳的治疗方案。

二、性功能专科检查

多数ED患者可以根据病史，并结合实验室检查结果制订治疗方案。对于那些前期治疗效果不佳或病情比较复杂的患者，需特定的性功能专科检查帮助判断病情，以排除器质性疾病或致病因素。

1. 夜间阴茎勃起测试　应在至少2个单独的夜晚进行夜间阴茎勃起测试，包括硬度和维持时间。如阴茎头硬度≥60%，且持续时间≥10 min，可视为勃起功能正常。

2. 海绵体注射试验　海绵体内注射试验主要靠实施操作的医师现场观察和主观判断，其对血管状态评估价值有限。阳性测试标准如下，海绵体内注射药物后 10 min 内出现勃起，其硬度为阴茎不可弯曲，持续时间 ≥ 30 min。此项检查应结合多普勒超声进行，可获得较充分的阴茎血管功能参数。

3. 阴茎多普勒超声　在阴茎海绵体检查的基础上，通过阴茎多普勒 B 超获取动脉血管参数，要求收缩期血流峰值 > 30 cm/s、舒张末期血流速度 < 3 cm/s 和阻力指数 > 0.8，可认为阴茎血管功能正常。如果阴茎多普勒超声结果正常，则无须其他的血管检查，包括阴茎海绵体造影。

4. 阴茎动脉造影和阴茎海绵体造影　对于拟行血管重建手术的 ED 患者，须在术前行阴茎动脉造影或阴茎海绵体造影，造影检查不用于血管性 ED 的诊断，而用于血管性 ED 诊断后的定位。近期研究表明，对于单一病灶阴茎动脉狭窄所致 ED 的患者，应在逆行阴茎动脉成形术前行 CT 血管造影。

5. 精神心理学评估　应将性功能障碍合并精神心理疾病的患者转诊给熟悉性健康的精神心理专科医师评估。原发性 ED 的年轻患者（年龄 < 40 岁），且病程较长，应在进行上述勃起功能专科检查前行精神心理学评估。

6. 治疗阴茎异常　应在治疗 ED 前先行治疗阴茎的结构异常（如尿道下裂、先天性阴茎弯曲畸形或阴茎硬结症）。

三、性功能专科检查的适应证

1. 原发性 ED，如非器质性疾病或心理性疾病引起。

2. 有骨盆或会阴创伤史的年轻患者，血管重建手术或血管成形术中可能有助于 ED 治疗。

3. 可能需要手术矫正的阴茎畸形患者，如阴茎硬结症、先天性阴茎弯曲畸形。

4. 有复杂精神或性心理障碍的患者。

5．有复杂内分泌紊乱的患者。

6．应患者或其伴侣的要求，可进行特定的检查。

7．医疗法律因素，如阴茎假体植入术前的必要文字材料，性虐待。

（袁亦铭）

第五节　男科穿刺与活检术

穿刺或活体组织检查术是疾病诊断的重要方法。男科学活体组织检查涵盖范围很广，如阴茎肿块、腹股沟淋巴结、生殖器溃疡等活检。体表肿物或溃疡的活检相对直接，完整或部分切取病变部位组织送病理，局部缝合、包扎即可；前列腺、睾丸的活体组织检查相对复杂。

一、前列腺活体组织检查

前列腺癌的确诊依赖于组织的病理检查，前列腺穿刺活检是前列腺癌诊断的金标准，穿刺途径多采用经会阴或经直肠前列腺穿刺法。因活检针道较长，易发生穿刺针偏离，常需反复调整穿刺针位置，操作时间长，故经会阴前列腺穿刺活检患者的疼痛程度较高；经直肠超声检查（transrectal ultrasonography，TRUS）引导的经直肠前列腺穿刺活检术，具有定位准确、快捷、取材满意、患者易耐受的优点，目前 TRUS 穿刺活检法为临床主要穿刺方式。

1. 适应证

（1）经直肠指检（digital rectal examination，DRE）发现前列腺可疑结节，任何 PSA 值。

（2）经 TRUS 或 MRI 发现可疑病灶，任何 PSA 值。

（3）PSA > 10 μg/L。

（4）PSA为4～10 µg/L，f/t PSA可疑或前列腺特异性抗原密度（prostate-specific antigen density，PSAD）值可疑。

（5）当初次穿刺结果为阴性，但行DRE、复查PSA或其他衍生物水平提示可疑前列腺癌时，或者穿刺病理发现非典型性增生或高级别前列腺上皮内瘤（prostatic intraepithelial neoplasia，PIN）时，可考虑再行穿刺。

2．禁忌证

（1）处于急性感染期、发热期。

（2）高血压危象。

（3）处于心功能不全失代偿期。

（4）有严重出血倾向的疾病。

（5）处于糖尿病血糖不稳定期。

（6）有严重的内、外痔，肛周或直肠病变。

3．术前准备

（1）常规行血、尿、粪常规及凝血功能检查，有肝、肾功能异常病史者需复查肝、肾功能。

（2）如需通过MRI评估临床分期，建议在前列腺穿刺活检前进行。

（3）在行经直肠前列腺穿刺活检术前，常规应用抗生素1～3天。在经会阴前列腺穿刺活检术前无须预防性应用抗生素。

（4）常规清洁肠道，穿刺前络合碘清洁肠道。

（5）停用抗凝及抗血小板药物。

4．麻醉及体位　直肠内采用利多卡因凝胶浸润麻醉。根据不同方法和患者情况采用截石位、胸膝位及左侧屈曲位。

5．操作方法

（1）经会阴前列腺穿刺法：患者取截石位，常规消毒会阴、铺巾。给予静脉全身麻醉，直肠探头涂耦合剂并外套避孕套，缓慢插入直肠，在直肠B超定位下，从会阴部进针，行前列腺穿刺活检。

（2）经直肠前列腺穿刺法：患者取胸膝位或左侧屈曲卧位，肛门周围皮肤常规消毒、铺巾，直肠内络合碘消毒2遍。采用局部麻醉或非麻醉。直肠探头尖部涂一层耦合剂并外套避孕套。将无菌活检针固定装置安装在探头上，探头缓慢插入直肠，用矢状面扫描定位可疑病灶区或穿刺部位。穿刺部位移至穿刺线上活检枪射程范围之内，把已装好无菌Tru-cut活检针的活检枪沿活检枪固定装置推进，至紧贴直肠黏膜时，按动发射钮，枪击后拔出活检枪。取出活检组织，轻轻刮下并置于活检瓶中。

6. **穿刺针数和部位**　推荐10～12针系统穿刺作为初次前列腺穿刺，调整B超探头位置，在前列腺左侧叶的尖部、中部和基底部各穿刺1针。在左侧叶外周带外侧穿刺2～3针，同法对右侧叶进行穿刺，穿刺总针数为10～12针。

7. **术后处理**　活检当天卧床休息，勿进食刺激性饮食。术后给予抗生素3天，注意观察血尿和便血的情况，严重时给止血药物。

8. **并发症的防治**

（1）血尿和大便带血：穿刺后1～2天可能出现血尿和大便带血，一般不严重，无须特殊处理。如血尿严重时，可留置三腔导尿管牵引压迫止血。

（2）发热：少数患者可有发热，多为菌血症所致，术后常规给予抗生素。经直肠前列腺穿刺法较经会阴前列腺穿刺法易发生感染，故术前、术后给予抗生素。感染严重时，应及时行细菌培养并调整抗生素的治疗方案。

（3）迷走神经反射：主要表现为呕吐、心动过缓和血压下降，可将患者体位调整为头低足高位并给予静脉输液，以缓解相关症状。

二、睾丸活体组织检查

睾丸活检是评估睾丸生精功能和生精障碍最直接的方式，对无精子症的诊断、选择治疗措施和判断预后必不可少。睾丸活检前应收集足够的活检前资料，包括体格检查结果、至少3次精液检查、生殖系统B超、内分泌、遗传学等检查。睾丸活检通常只作一侧，必要时行双侧活检。

1. 适应证 鉴别生殖道阻塞或睾丸生精障碍的无精子症。至少2次精液分析均提示无精子症并排除逆行射精。

2. 禁忌证 睾丸肿瘤、全身出血性疾病、阴囊皮肤及内容物急性炎症。

3. 术前准备 清洁外阴，备皮。

4. 麻醉及体位 局部麻醉，平卧位。

5. 操作方法

（1）经阴囊皮肤穿刺活检：络合碘消毒皮肤，铺孔巾。应用1%利多卡因局部麻醉及精索内神经阻滞。左手固定睾丸，右手用粗的组织穿刺针抽取睾丸组织条，或者用带倒钩的细针钩取生精小管组织送检。

（2）手术方法：络合碘消毒皮肤，铺孔巾。应用1%利多卡因局部麻醉及精索内神经阻滞。阴囊前壁作1 cm小切口，逐层切开达睾丸白膜，白膜上做小切口，可见睾丸组织从小切口内凸出，用锐剪刀剪取米粒大小组织块，置于固定液小瓶内，白膜用4-0或5-0可吸收线缝合，严密止血，逐层缝合鞘膜、肉膜、皮肤。固定液不用甲醛，因其会破坏睾丸管道结构，通常选用Bouin固定液或Zenker固定液固定。若用电子显微镜观察则用戊二醛液固定。

6. 术后处理 托起阴囊，卧床休息24 h，注意观察阴囊切口渗血情况，术后应用抗生素3～5天。

7. 术后并发症的防治

（1）阴囊皮肤出血及皮下血肿：仔细缝合阴囊皮肤，局部加压包扎。

（2）感染：术后应用抗生素。

（袁亦铭）

第六节　内镜技术

医用内镜泛指经各种管道进入人体，以观察人体内部状况的医疗仪器，其特点为无切口或切口较小，创伤微小。早期的内镜技术多用于诊断。如今，应用于男科疾病的内镜技术兼具治疗功能，包括尿道膀胱镜、输尿管镜、精囊镜、肾镜、阴囊镜、腹腔镜等。

1795年，内镜技术起源于德国，从人体自然腔道进入的内镜技术，如泌尿科膀胱检查、妇科宫腔镜检查、五官科检查等。20世纪初，内镜技术在用于探测腹腔后逐步应用于胸腔等人体腔隙。1960年，Karl Storz发明了医用冷光源，为内镜技术带来光明。1964年，HOPKINS柱状晶体镜的发明，大大促进了内镜显像技术的进步。20世纪80年代，随着内镜影像系统应用于临床，人类完成了第一例腹腔镜胆囊切除术，1991年，中国内地完成第一例腹腔镜胆囊切除手术。之后腹腔镜技术在全国各地逐步普及。目前，内镜技术几乎应用于外科各个专业，内科多个专业亦广泛涉及。

内镜由可弯曲部分、光源及一组镜头组成。经人体的自然腔道，或者经手术做的小切口进入人体。使用时将内镜导入预检查的器官，可直接窥视有关部位的变化。图像质量的好坏直接影响内镜的使用效果，也标志着内镜技术的发展水平。

内镜分为3大类：硬管式内镜、光学纤维（软管式）内镜和电子内镜。内镜可应用于消化道、呼吸系统、腹膜腔、胆道、泌尿系统、妇科、血管、关节等腔隙检查和治疗。

纤维内镜系统由内镜镜体和冷光源两部分组成，镜体内有2条光导纤维束，一条为光束，另一条为像束。

电子内镜系统以光敏集成电路摄像系统传像，影像图像大且质量好，光亮度强，便于细小病变的观察。同时电子内镜镜体外径更细，操作更方便，有时还能对组织器官的各种生理功能进行测定。电子内镜与纤维内镜最大的区别在于，电子内镜的微型图像传感器的CCD器件取代了纤维内镜的光导纤维传像束。

一、腹腔镜技术

腹腔镜系统主要包含腹腔镜摄录像监视系统、CO_2气腹系统及腹腔镜手术器械。

1. 腹腔镜摄录像监视系统　包括腹腔镜、光源和光路、微型摄像头、摄像转换器、监视器、自动冷光源、录像机，负责内镜图像照明、采集、处理、传输、显示等。腹腔镜的主要作用是将体内物像经复杂的光学系统成像于体外，可分为光学镜、电子镜，光学镜清晰度最高，电子腹腔镜由电子软镜发展而来。腹腔镜的直径有10 mm、5 mm等，工作长度：31 cm、42 cm、50 cm等，其中直径10 mm、工作长度31 cm的腹腔镜最常用。镜头可见范围为视野角，镜体轴方向与视野角中分线所成角度称为视角，腹腔镜的视角有0°、30°、45°、70°等，其中最常用的是0°及30°视角的腹腔镜，特别是30°视角的腹腔镜可根据手术旋转镜体以便观察术野。

2. CO_2气腹系统　由弹簧气腹针（Veness针）、充气导管、气腹机和CO_2钢瓶组成。其目的是为手术提供宽广的空间和视野，预定手术所需的腹腔内压12 ～ 15 mmHg。

3. 腹腔镜手术器械　种类繁多，常见的有分离钳、抓钳、剪刀、持针器、穿刺器、电钩等，可根据手术需要及操作习惯进行选择。腹腔镜手术器械根据所用能量的不同分为双极、单极器械、超声刀及非能量器械等。

二、手术显微镜技术

1. 手术放大镜　1876年，眼科医师Edwin Seamisch制作了世界上第一副头部佩戴式手术放大镜（Loupes），放大倍数为

2～8倍，这种技术一直沿用至今，很多外科医师会根据自身情况和手术要求定制眼镜。

医用手术放大镜根据结构分为额戴式和眼镜式。由于手术过程中，术者头部位置无法完全固定，所以术者需随时调整位置使放大镜成像更清晰，视物更舒适。一般而言，放大倍数越大，手术精细度越高，调节适应越困难，术者连续放大镜下手术操作时间越短。初学者多从放大2.5倍开始使用，随着使用经验的积累，逐步使用更高的放大倍率，使显微外科手术更加精细。

2. 手术显微镜　手术显微镜的放大倍数为2～20倍，工作距离20～40 cm。1921年，第一台手术显微镜由瑞典耳科医师Carl Nylén设计发明。1953年，Hans Littman通过解决不改变物距就可改变放大倍数的问题，设计了OPMI 1（Operating Microscope Number One）手术显微镜，开启了通用型手术显微镜时代。

1955年，J.J.Barraquer和Hans Littman合作研制出第一台天花板悬挂式显微镜，同年，研制出第一台配有电视显示的显微镜。1960年，Theodore Kurze设计出了无菌显微镜套。1960年，Julius Jacobson和Hans Littman研发出第一台双人双目显微镜。同年，Richard Troutman将电动和液压控制引入手术显微镜，20世纪70年代，Yasargil团队将电磁闸技术引入手术显微镜，使镜体活动灵活性大大提高。此后，对手术显微镜的改进多是针对已有性能，操作也逐渐变得更简单。

手术显微镜最开始应用于耳科、眼科，后来拓展到神经外科、血管外科、泌尿外科等外科专业。手术显微镜使手术野显示更精细、更清晰，手术操作更精准，同时也使得手术的创伤更小，并发症更少。

显微外科技术应用于泌尿外科开始于20世纪40年代，1946—1965年欧美医师应用手术放大镜进行泌尿外科手术——输精管吻合术；1962年，Gouzales首次应用手术显微镜建立肾移植动物模型；1964年，Ota在肾移植手术中首次应用手术显微镜成功实施工作台肾血管分支修复术。1976年，首次报道了显微镜下输精管分层吻合技术，1978年，报道了同种睾丸移植术。这些技术至今仍在临床中应用。

我国泌尿外科专家应用显微外科技术始于20世纪80年代。目前，显微外科技术在肾脏、输尿管、尿道、男生殖系统疾病的相关手术中均有应用，且在男性生殖系统疾病应用最广泛，包括显微镜下精索静脉结扎术、输精管端端吻合术、输精管附睾吻合术、睾丸取精术、睾丸自体移植等，尤其自2012年以来，男科显微手术在临床得到了广泛应用。

手术显微镜基本配置包括机械系统、光学系统、电子控制系统及摄录系统，具备前3个系统即可用于临床手术操作。

（1）机械系统：保证显微镜工作时绝对稳定，机械系统包括①底座部分。底座、行走轮和制动闸（落地式），吊顶盘和安装臂（吊顶式）；②机身部分。主要有立柱、控制器、安装臂、旋转臂和显微镜安装臂等。

（2）光学系统：包括光学系统载体、分光器、各种双目镜筒、目镜、物镜、单筒示教镜等。物镜是最接近物体的成像光组，是手术显微镜中最主要的部分，它对于成像清晰与否起决定性作用。男性生殖系统显微手术物镜焦距通常为200 mm，即在距离物镜200 mm的手术区域聚焦。目镜是直接靠近观察者/操作者眼睛的光组，一般由一块或数块透镜组成，放大倍率常用10倍（×10）和12.5倍（×12.5）。手术显微镜照明系统由主灯、副灯及光缆等组成，大多使用内光源，从物体的旁边或上面照明物体，靠进入物镜的反射光成像。手术显微镜一般采用氙灯作为光源。

（3）电子控制系统：包括电子控制电路、X、Y方向调节电路、电动调焦装置、电动变倍、手动和脚踏控制电路及连接线路。使用者用手或脚操纵开关，使手术显微镜能灵活、准确地调焦、变倍、控制光源。

（4）摄录系统：是单独配置系统，由摄像头、录像模块，监视器组成。用于术中观察、示教、留取资料。

显微外科手术除要求具备手术显微镜，还应该配备比较合适的显微手术器械。男科显微外科手术需要的手术器械相对较为简单，基本器械均是眼科常用显微器械，长度10～14 cm，包括显微直形平台镊、显微弯形头角膜剪/小梁剪、显微弯形头持针钳，要求显微剪刀头端尖细光滑、不能有钩或卷刃。行精索静脉手术时，需要准备显微血管夹，以备血管破损时修补控制出血所用；行输精管附睾吻合手术，附睾管切开时需使用10°～15°的眼科尖刀；行输精管吻合术时，最好能准备输精管吻合器，以减少输精管吻合过程中的张力；行睾丸显微取精手术时，术中止血需要使用短直型双极尖头电凝镊，尽量减少睾丸组织热损伤。显微手术中还需要准备各类缝线，包括4-0和5-0丝线编织非吸收性缝线（慕丝®），6-0普理灵™（PROLENE®）带针缝线、显微带线缝合针（圆针，双针或单针，8-0、9-0、10-0、11-0尼龙线）。

（袁亦铭）

参 考 文 献

［1］国家人口和计划生育委员会科学技术委员会，中华医学会男科学分会，中华医学会生殖医学分会精子库管理学组. 世界卫生组织人类精液检查与处理实验室手册. 北京：人民卫生出版社，2010：5-118.

［2］李宏军，黄宇烽. 实用男科学. 北京：科学出版社，2015：18-23.

［3］中华医学会内分泌学分会性腺学组. 克莱恩费尔特综合征诊断治疗的专家共识. 中华内分泌代谢杂志，2021，37（2）：94-99.

［4］《男性生殖遗传学检查专家共识》编写组. 男性生殖遗传学检查专家共识. 中华男科学杂志，2015，21（12）：1138-1142.

［5］闫泽晨，李凯强，李奕泽，等. 前列腺小体外泄蛋白与EPS常规指标和NIH-CPSI的相关性分析. 中华男科学杂志，2019，25（6）：500-503.

第四章

电生理适宜技术及其在男科中的应用

第一节　电生理技术基础理论

一、概念

电生理学是一门研究生物细胞或组织电学特性的科学。电生理技术以多种形式的能量（电、声等）刺激生物体，测量、记录和分析生物体发生的电现象（生物电）和生物体的电特性，由电生理测量技术、刺激技术、信号处理和分析技术组成。电生理诊断与治疗是基于电生理技术，通过采集、处理、分析人体电信号，利用电刺激（electrical stimulation，ES）对疾病进行诊断、治疗的一种技术方法。医学上频率在 1000 Hz 以下的脉冲电流称作低频电流或低频脉冲电流，低频电生理技术在临床上得到了广泛应用。

电生理适宜技术作为一种融合中医共振理论和现代电生理学的治疗技术，通过在远红外可视化状态下实现电生理的精准诊断，确定并匹配精准电生理治疗参数，有促进全身血液循环、局部血液循环、兴奋神经肌肉组织、缓解疼痛、改善经络不通等的作用。相较于其他的疗法，电生理适宜技术简单有效、安全可靠、使用方便且适应证广泛，已广泛应用于妇产科、康复科、中医科、神经科、心血管科、围手术期加速康复等。

近年来，电生理技术开始应用于男科并对男科疾病的防治取得初步成效。2020 年 9 月，国家卫生健康委医药卫生科技发展研究中心批准立项"电生理适宜技术真实世界研究和推广应用"项目，旨在借鉴10余年来在女性盆底功能障碍疾病防治及女性盆底学科建设中取得良好效果的电生理适宜技术，以学科建设、规范诊疗和人才培养为目标，规范电生理适宜技术在男科疾病防治中的应用，推动专业、有效、普惠的电生理适宜技术应用于医疗机构和家庭。

二、电生理治疗的作用机制

电生理治疗是基于电生理技术，是利用电刺激治疗装置输出特定的脉冲电流治疗疾病的一种物理方法。特定的脉冲电流通过神经-体液作用，引起体内的理化反应、影响组织和器官的功能，达到消除病因、调节功能、提高代谢、增强免疫、促进病损组织修复和再生等目的。

电生理治疗的具体作用机制具体如下。

1. 兴奋神经肌肉组织　电刺激可以改变膜极化状态，引起神经肌肉的兴奋，1000 Hz以下低频脉冲电流的每个脉冲都可能引起一次运动反应。电刺激可作用于骨骼肌产生"肌肉泵"效应，改善肢体循环，加强或放松盆底、腹部肌肉，可治疗常见盆底功能障碍。脉管平滑肌电刺激技术使动脉、静脉及淋巴管、内脏及括约肌的平滑肌进行选择性、规律性的收缩，并调节自身的搏动频率，改善人体微循环。

2. 镇痛　电刺激镇痛（电镇痛）是一种神经调节疗法，电刺激可使机体释放内源性镇痛物质，达到镇痛效应。常用的电刺激包括电针（electro-axupuncture，EA）、经皮穴位电刺激（transcutaneous electrical acupoint stimulation，TEAS）、经皮神经电刺激（transcutaneous electrical nerve stimulation，TENS）、神经肌肉电刺激（neuromuscular electrical stimulation，NMES）和周围神经电刺激（peripheral nervous stimulation，PNS）。

3. 促进局部血液循环　低频电流有促进局部血液和淋巴循

环作用，使小动脉舒张、毛细血管开放数目增多、皮肤温度上升。其作用机制包括：轴突反射、调节自主神经（如抑制交感神经）、血管活性物质及肌肉活动代谢产物的作用等。

4. 抗炎　电刺激可通过诱导多巴胺表达，抑制炎性细胞因子的产生等机制发挥抗炎作用。

5. 促进神经、血管、骨骼等多种组织的修复　电刺激可诱导轴突神经元活动，加速损伤轴突的再生和目标组织的神经再生。电刺激通过激活血管内皮生长因子（vascular endothelial growth factor，VEGF）受体上调血管生成因子，促进血管内皮细胞增殖、定向迁移和定向排列，从而诱导新生血管生成。电刺激对成骨的诱导机制包括：改善局部微循环、调节生长因子、促进细胞外钙离子内流、细胞骨架重排、调节骨细胞迁移等。

综合多项研究结果，电生理技术促进伤口愈合的机制为：①增加血管通透性，促进损伤愈合过程所需的中性粒细胞、巨噬细胞、成纤维细胞和表皮细胞等向伤口部位定向迁移，防治感染、促进愈合；②促进转化生长因子TGF-β1的生成；③提高局部皮肤温度，增加该区域的微循环；④电场诱导干细胞分化、增殖。

6. 其他　电生理适宜技术在围手术期加速康复领域的作用机制，包括改善循环、预防下肢静脉血栓形成，镇痛，预防术后恶心、呕吐，预防术后高血糖的发生，促进肠蠕动，缩短胃肠功能恢复时间等。此外，基于中医经络理论，电刺激可以通过能量共振疏通经络，起到改善体质、缓解病证的功效。

（邓春华　商学军）

第二节　电生理适宜技术的中医经络理论

遵循"精准电生理诊断＋中医经络（共振中医）理论"的思路，电生理可以结合中医学，协同发挥作用。具体体现在以下两个方面。

一、电刺激与经络、穴位相结合

通过刺激身体特定的部位（穴位）来远程调节机体功能是中医学的核心理念，而经络被认为是达到这种远程效应的重要传输载体。目前，关于针灸作用的电生理机制、神经生物学机制研究已经比较成熟、完善和系统。

刺激穴位既有"近治"作用，也有广泛的"远治"作用，其中"远治"作用包括：①躯体－躯体相关：可治疗穴位附近或远部躯体组织疾病，如炎症、疼痛等；②躯体－内脏相关：可调节内脏功能，具有一定的靶向选择性。很多研究表明，刺激穴位可对胃肠功能产生有益影响。例如，足三里是足阳明胃经的合穴和胃之下合穴，是补虚要穴，能增强、促进机体的抗炎和免疫调节功能。刺激足三里还可调节胃肠道运动节律和频率、推动结肠的运动节律等；③局部－整体相关：局部刺激可调节机体整体功能，如体温、血压、内分泌、免疫等。

刺激穴位与靶器官、组织、系统的关联性和相互作用表现为，①局部效应：触发局部组织炎性反应，使大量活性物质释放，免疫细胞聚集，启动组织自我修复机制；②轴突反射：通过经典"轴突反射"引起某些活性物质释放，可致微血管扩张；通过"长轴突反射"刺激敏化穴位进而影响内脏功能；③脊髓阶段性反射：借助脊髓同近节段支配机制（大部分敏化现象是通过同节段联系实现的），通过脊髓整合和反射可实现刺激穴位对同节段躯体靶器官/组织功能的调节作用。临床研究表明，适当刺激三阴交穴位可间接增加盆腔神经的兴奋性。膀胱俞和次髎穴位沿 $S_{2\sim4}$ 皮节分布，反射排尿中心也位于骶脊髓的 $S_{2\sim4}$ 水平，刺激这 2 个穴位可直接增加骨盆神经的兴奋性，从而支配逼尿肌；④脑内效应和脑输出效应：针刺信号可上达脑内广泛区域，对多种功能环路产生影响，并进而通过神经输出、神经－内分泌及神经－免疫输出对全身各系统功能产生影响，即泛调节效应。

穴位可感受的适宜刺激不只是一种能量形式，除针刺、按摩的机械刺激和艾灸的热刺激外，电、磁、激光等能直接或间接激活神经传入的能量形式均可作为穴位的适宜刺激。经皮穴位电刺激（TEAS）是电刺激与经络、穴位相结合的典型使用方法，产生类针刺的作用，同时可以避免针刺透皮造成的疼痛、出血等不适，治疗效果并不亚于传统针刺及电针治疗，接受度更高。众多临床研究表明，在充分发挥电刺激对人体调节的基础上，又结合了传统医学的经络、穴位，两者相得益彰。临床上可直接采用TEAS、神经肌肉电刺激（NMES）技术，或者联合经皮神经电刺激（TENS）与手法穴位按摩，联合TENS与穴位贴敷，均取得了满意疗效。

二、电生理适宜技术与中医相结合

在电生理治疗过程中，借鉴中医的宝贵实践经验，充分考虑患者不同体质对疾病与证候的内在联系，使临床医师更好地实施个体化诊疗，获得良好的临床疗效。

中华中医药学会于2009年4月9日正式发布《中医体质分类与判定》标准。该标准将体质分为九种类型，是临床实践、判定规范及质量评定的重要参考依据。体质既禀成于先天，亦关系于后天。体质具有相对的稳定性，同时具有动态可变性，这种特征是体质可调的基础。药物及有关治疗方法可纠正机体阴阳、气血、津液失衡，是体质可调的实践基础。根据不同体质类型或状态，调整机体的阴阳动静、失衡倾向，体现了"以人为本""治病求本"的治疗原则，及早发现、干预体质的偏颇状态，积极进行临床预防，以实现调质防病和治病的目的。

借助PRISM 640A、PRISM 384A等医用红外热像仪，通过观察督脉、任脉、神阙、上焦、中焦、下焦、胸膺、虚里、左胁、右胁、胃脘、大腹、小腹、左右少腹、左右腰等区域的相对温差，能够客观检测人群脏腑能量代谢状态，结合人的九种体质，辅助病症诊断和评估疗效。

（商学军　王晓光）

第三节　可视化电生理精准诊断与治疗系统

一、可视化精准电生理诊断系统设备

可视化精准电生理诊断系统由医用红外热像仪和智能化电生理诊断系统组成，包括医用红外热像仪软、硬件系统和电刺激设备软、硬件系统。医用红外热像仪是可视化辅助诊断工具，电刺激设备是疾病诊断及精准参数输出系统。

1. 医用红外热像仪　医学研究表明，病变就是温变，温变早于病变。细胞学认为，人体由无数个细胞构成。各种疾病形成初期，人体病灶局部的单个细胞或细胞群开始发生温度变化，这种变化表现为单个细胞或细胞群的温度升高或温度降低。随着异常细胞增多，异常温度蔓延，疾病也在不同程度地发展。然而，在温度变化早期，人体对这些细胞温度变化毫无知觉。只有异常细胞温度达到一定量变后，才形成了人体可以察觉的自我症状。

医用红外热像技术是医学技术和红外摄像技术、计算机多媒体技术结合的产物，是一种记录人体热场的影像装置。医用红外热像仪通过光学电子系统将人体辐射的远红外光波经滤波聚集、调制及光电转换变为电信号，并经A/D转换为数字量，然后经多媒体图像处理技术，以伪彩色热图形式显示人体的温度场。正常机体状态有正常热图，异常机体状态有异常热图。比较两者的异同，结合临床就可以诊断、推论疾病的性质和程度。医用红外热成像技术已成为现代临床医学极佳的补充检测手段。

医用热成像技术对祖国传统医学的研究很有价值，它是研究中医原理和经络现象的有效手段。在对患者进行电生理治疗过程中，可以记录治疗前、治疗过程及后续各阶段的热图，比较温度改变幅度、温度改变区域范围和温度改变特点，并用配套计算机医用红外热像软件进行实际观察和研究。通过对热图资料进行计算机统计、分析和特殊图像显示，获得低频电刺激治疗前、后体温分布及其变化。在使用电生理适宜技术进行中医经络治疗时，可以对治疗前、后的经络和病灶区域特殊温度值、均匀、渐变和对称特性等有深入了解。

2. 智能化电生理诊断系统　智能化电生理诊断系统由电刺激设备的软、硬件组成。其工作原理如下。

（1）检查前：根据患者主诉判断检查部位或全身检查，通过经皮输出不同组织的电刺激参数并结合医用红外热像仪观察记录电诊断参数，进行电诊断参数的确认。智能化电生理诊断系统已预置电刺激参数治疗方案数据库，通过粘贴在患者检查部位的皮肤电极，输出预置的多参数进行电刺激和诊断。在对患者的电刺激过程中，医用红外热像仪实时观测并记录所有电刺激参数对应的靶器官区域和全身的温度数据及差异变化。

（2）检查完成后：借助诊断软件进行阅片，通过智能化电生理诊断系统对靶器官区域及其他存在明显问题的区域进行比对，记录所有数据，找到有效的精准电刺激参数，输出检查报告。通过对比采用该治疗参数实施治疗前后靶器官区域温度的变化，找到适合患者的精准电刺激参数及参数组合。

二、低频神经肌肉治疗仪

低频神经肌肉治疗仪是一种通过与人体直接接触的电极输出特定低频脉冲电流（图1-4-1）用于治疗神经肌肉等功能性疾病的设备。

主机的电源电路将输入电源升压、稳压，输出系统工作电流、电刺激。通过主机按键和显示屏组成用户界面操控主机，如选择治疗程序，设置输出电流强度，控制电刺激发生器电路输出

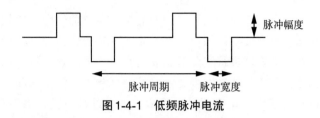

图1-4-1 低频脉冲电流

相应低频脉冲电流，然后通过连接线、与人体直接接触的电极，传递低频电流至人体局部神经肌肉等组织。

对于治疗程序可编程的低频神经肌肉治疗仪，可使用计算机软件或移动端应用程序（application，APP）对设备进行控制。支持患者个人信息管理，支持在线编辑治疗处方参数，并推送相应的处方参数供用户下载使用。当患者使用配套计算机或控制软件APP与电生理治疗仪主机连接后，可将医师为其定制的治疗程序下载至当前连接的治疗仪主机中运行使用。

低频神经肌肉治疗仪适用于大多数男科病证，包括前列腺疾病、男性下尿路症状（lower urinary tract symptoms，LUTS）、慢性盆腔疼痛综合征、慢性睾丸疼痛、阴茎痛性勃起、性功能障碍、少弱精子症及精子DNA损伤等男性生殖与优生问题。低频神经肌肉治疗仪的作用机制，包括兴奋神经肌肉组织、促进局部血液循环、镇痛、经络共振，疏通各种因经络堵塞导致的病证等。

（王晓光　孙祥宙）

第四节　开展电生理适宜技术的基本条件

参考国家卫生健康委医药卫生科技发展研究中心"电生理适宜技术真实世界研究和推广应用"项目管理办法等相关文件，开展电生理适宜技术的基本条件有以下3个。

一、设置要求

1.《医疗机构执业许可证》在有效期内，执业行为在许可范围内，配置有相关科室或部门。

2. 人员配备要求：①中心负责人需有中级（含）以上专业技术职称；②持有国家卫生健康委医药卫生科技发展研究中心"电生理适宜技术真实世界研究和推广应用"项目培训合格授予的《师资证书》和《技术证书》。

二、场地配备要求

1. 电生理医师诊室1间或以上。

2. 可视化电生理精准诊断室、治疗室1～2间或以上。

三、设备配备要求

1. 诊断系统要求　可视化电生理精准诊断系统。可开展经络不通、血液循环障碍等可视化电生理精准诊断。

2. 治疗系统要求　电生理精准治疗系统。可开展神经肌肉功能障碍、疼痛、血液循环功能障碍、平滑肌功能障碍等电生理治疗。

（王晓光　商学军）

第五节　电生理适宜技术在男科中的应用

在国家卫生健康委医药卫生科技发展研究中心"电生理适宜技术真实世界研究和推广应用"项目助力下，借鉴女性盆底疾病应用中的经验，电生理适宜技术应用于男科疾病逐渐展开，并陆续有相关文献报道，仅2021年中华医学会男科学分会全国学术年会就收到男科疾病电生理治疗的论文摘要400余篇。目前，应用于男科疾病诊疗的电生理适宜技术发展虽然迅速，但仍属于起步阶段，亟待规范。为此，我们依据国内外最新研究成果，并结合国内临床实践经验，就电生理适宜技术推动男科学科建设、应用于男科疾病的研究现状、未来发展方向等做简单梳理，供广大从业人员参考。

一、电生理适宜技术应用于男科疾病推动男科学科建设的意义

1. 丰富男科学诊断与治疗方法　将长期应用于女性盆底、康复等学科并取得良好效果的电生理适宜技术应用于男科疾病，有助于拓宽疾病认识的视角，加深对发病机制的认识，丰富男科学诊疗方法，强化男科疾病"综合治疗"的理念。

2. 借鉴融合，协同创新　随着电生理技术在男科的普及与推广，借鉴既有的电生理知识、技术、方法和经验，有助于促进学科间的相互融合、相互协作、拓宽视野；同时，面对普遍有着复杂病因与发病机制的男科病证，要取得良好效果，需要不断地探索、规范、完善和创新。

3. 促进学科结构化、规范化发展　为了推动专业、有效、普惠的电生理适宜技术在男科疾病防治中的应用，需要推进男科学科建设、规范诊疗、培养人才，积极开展男科疾病防治的真实世界研究，以此整合资源，构建男科疾病三级防治网络，探索区域医疗中心多学科、多机构、多维度联合管理体制和运行创新机制。

二、电生理适宜技术在男科疾病诊治中的应用

1. 适应证　结合文献及男科学临床实践经验表明，电生理适宜技术适用于大多数男科疾病，如男性下尿路症状群（LUTS）、前列腺术后尿失禁、慢性前列腺炎/慢性盆腔疼痛综合征（chronic prostatitis, CP/chronic pelvic pain syndrome, CPPS）、男性勃起功能障碍、早泄、性欲异常、阴茎痛性勃起、射精无

力、男性生殖功能障碍（如少、弱、畸形精子症，精子DNA损伤）、精索静脉曲张、慢性睾丸痛及泌尿男科围手术期加速康复等。

2. 禁忌证　安装有心脏起搏器者；皮肤对电极片材料过敏者。

3. 临床应用

（1）男性排尿功能障碍、慢性盆腔疼痛综合征及前列腺疾病。

1）男性下尿路症状：LUTS是指一组与下尿路有关的症状，其原因可能来源于前列腺、膀胱、尿道和/或邻近的盆腔器官病变，也可能与盆底循环障碍、神经肌肉功能障碍及相关调节中枢异常有关，还可能与代谢、内分泌及肠道菌群异常及精神心理因素有关。电生理适宜技术基于中西医结合、整体观念辨证施治，正好发挥"多机制、多靶点"特点，应对LUTS的复杂病因及发病机制，其疗效逐渐被临床实践所证实，可以作为应对男性LUTS的一种补充手段。

2）尿失禁：尿失禁是LUTS的一种严重症状，前列腺癌根治术、冷冻消融术、放射治疗及尿道重建手术均为男性获得性尿失禁的常见原因；前列腺电切、剜除术后尿失禁也时有发生，与尿道括约肌损伤、前列腺/后尿道创面炎症、腺体残留、膀胱逼尿肌无抑制性收缩等因素有关，下尿路手术中耻骨前列腺韧带、骨盆内筋膜、肛提肌等支撑系统及控尿神经损伤也是造成术后尿失禁的重要原因。男性尿失禁的治疗方法包括生活方式调整、药物、盆底肌训练、生物反馈及电生理技术等。现有证据表明，电刺激单独或联合应用对前列腺术后早期尿失禁的疗效明显，其远期效果也令人满意，其作用机制包括电刺激调节盆底神经功能，改善血液循环，抗炎，抑制膀胱逼尿肌不稳定收缩、降低其敏感性等；此外，电刺激可使盆底肌肉收缩，产生类似于凯格尔（Kegel）训练的效果，增加尿道控尿能力。近期国内开展的基于可视化电诊断和中医经络的电生理适宜技术治疗各种尿失禁的真实世界研究也获得良好效果。

3）膀胱活动过度症：膀胱活动过度症（overactive bladder，OAB）是引起中老年LUTS的重要原因之一，目前，治疗方法包括药物治疗、手术治疗和电生理等物理治疗。电刺激发挥作用有两种主要机制，①神经刺激形式的电刺激，刺激阴部神经的运动传出神经纤维，引起效应器官的直接反应，如盆底肌肉的收缩；②神经调节形式的电刺激，通过刺激阴部神经的传入神经纤维，通过脊髓影响反射环路，从而重塑反射环路，如逼尿肌抑制反射。目前，已被临床证实有效的电刺激治疗方法，包括骶神经、阴部神经、阴茎背神经、经皮胫神经刺激（PTNS）等。电刺激治疗 OAB 的途径可分为3种，①侵入性电刺激（膀胱内和骶神经电刺激），需要通过外科手术在体内植入电极，其费用昂贵且并发症较多，使得这种治疗方法在临床中的应用局限化；②半侵入性电刺激（肛门探头），利用放置在坐骨直肠区域的电极传递电流，以获得与阴部神经的大量传入神经纤维的直接接触；③非侵入性电刺激（经皮电刺激）借助皮肤表面电极片，利用通过膀胱肌肉、神经的电流或插入足踝周围胫神经的细针来工作（PTNS，通过针电极向骶神经丛提供逆行刺激，头向内踝，该解剖区域被认为是膀胱中心）。电刺激可单独使用或与盆底肌肉训练结合应用，联合生物反馈治疗能够取得更好的疗效。

4）慢性前列腺炎/慢性盆腔疼痛综合征（CP/CPPS）：CP/CPPS是一种常见的男科病证，其主要症状是间歇或持续性盆腔区域疼痛、LUTS、男性性功能障碍等。前列腺本身的病理改变不一定是疼痛等症状的直接原因，CP/CPPS的症状还可能与盆底肌肉功能障碍、循环功能障碍甚至调控其功能的神经-内分泌-免疫和精神心理因素相关。有研究报道发现，电生理技术单独或联合使用能有效改善CP/CPPS症状。电流可以通过刺激前列腺神经丛（包括来自$S_2 \sim S_4$的副交感神经分支和来自

$T_{10}\sim S_2$ 的盆腔自主神经丛分支），一方面恢复、强化肛提肌群和海绵体血管舒缩功能，另一方面缓解盆底肌紧张、痉挛，增加逼尿肌括约肌协同，降低排尿阻力，改善盆腔疼痛和 LUTS。微观上，电刺激可减少促炎性细胞因子（IL-8、TNF-α）并增加抗炎细胞因子（IL-10）水平，增加环氧合酶-2 表达，降低前列腺素 E_2 水平和增加 β- 内啡肽分泌。此外，有研究采用经皮穴位电刺激（TEAS），选取曲骨、中极、肾俞、膀胱俞、足三里等穴配合连续波，腹部、腰骶部和前后组穴配合疏密波，或者采用阴部神经低频电针治疗 CP/CPPS，均取得满意疗效。

（2）男性性功能障碍

1）男性性功能障碍：勃起功能障碍（erectile dysfunction，ED）是一种常见的性功能障碍。功能性电刺激（FES）刺激阴茎海绵体的平滑肌细胞，可促进平滑肌再生，增强平滑肌的反应能力和反应速度，临床随机对照研究结果显示，电生理治疗可改善 ED 患者的勃起功能和生活质量。

2）早泄（PE）：是另一种常见的性功能障碍，PE 是由众多心理和生物学因素相互作用导致的一类心身疾病。研究表明，LUTS、CP/CPPS、甲状腺功能亢进患者中 PE 的患病率高。电刺激是一种非药物治疗 PE 的方式。Uribe 等直接使用经皮胫后神经刺激（TPTNS）治疗 PE，患者第 12 周阴道内射精潜伏期（intravaginal ejaculation latency time，IELT）增加了 3 倍。Shechter 等应用经皮电刺激治疗 PE 也取得了满意疗效，85% 的 PE 患者将射精潜伏时间延长了 3.5 倍。电刺激治疗 PE 的另外一个途径是结合中医穴位与物理器械、药物联合治疗。庄炫等使用低频电脉冲刺激联合真空负压水动按摩 PE 患者关元等穴，其有效率为 71.88%。李韬等使用中频穴位电刺激联合帕罗西汀治疗 PE，其疗效比单独药物治疗更佳，且能达到减少帕罗西汀用量及药物反应的效果。

此外，在相关学术交流中，有学者报告基于可视化电诊断和中医体质、经络穴位的电生理适宜技术治疗阴茎痛性勃起、射精困难、性欲低下等难治性性功能障碍的经验，值得今后深入探讨。

（3）男性生殖功能障碍：少弱精子症是引起男性不育的重要原因。金滋润等报道2 Hz或100 Hz的经皮穴位电刺激（TEAS）电生理治疗均可显著提高弱精子症患者的精子活动率和运动能力。张元宝等发现通过TEAS刺激相应穴位能显著提高弱精子症患者附属性腺的分泌水平，即增加附睾的精浆中性α-葡萄糖苷酶、精囊的精浆果糖及前列腺的精浆锌的分泌量，改善精浆微环境，提高精子的运动能力。

精子DNA损伤是影响男性生殖与优生的重要因素，引起精子DNA损伤的因素较多，损伤机制可能与氧化应激、精子染色质组装缺陷、异常凋亡有关。单中心随机对照研究证实，TEAS治疗精子DNA损伤效果好。

（4）其他男科疾病（精索静脉曲张、睾丸疼痛等）：精索静脉曲张是男科常见疾病之一，损害睾丸功能、影响精子质量，部分患者需要手术治疗。有学者利用低频神经肌肉电刺激治疗精索静脉曲张可以显著缩小曲张静脉的内径，减轻静脉血反流，缓解疼痛，不良反应少，是精索静脉曲张治疗的新手段。

睾丸疼痛是男科门诊常见的一种临床症状，其病因与机制复杂，常涉及睾丸之外的其他脏器。慢性睾丸疼痛是指单侧或双侧的间断或持续性睾丸疼痛达3个月或以上，且严重影响患者生活质量，促使其寻求医学关注。引起慢性睾丸疼痛的原因很多，如感染、外伤、肿瘤。除睾丸本身病变外，阴囊内的附睾，精索病变和炎症也是常见原因。其他如膀胱，前列腺等部位的病变也可引起阴囊、睾丸的放射痛。通过电刺激调节神经肌肉、促进血液循环、疏通经络，可以达到改善睾丸疼痛效果。

（5）泌尿男科围手术期加速康复：泌尿男科手术涉及前列腺、膀胱、尿道、生殖器等部位，在较小区域内的组织器官、肌肉、血管、皮肤、黏膜和感觉、运动神经分布密集，血供丰富，汗腺分泌旺盛。控制并处理好疼痛、组织损伤、肿胀、血栓、伤口渗出和炎性反应等问题非常重要也很具挑战。随着加速康复外科（enhanced recovery after surgery，ERAS）理念应用于泌尿男科手术领域，电生理技术从以下4个方面辅助和促进术后康复。

1）镇痛：大量研究表明经皮神经电刺激（TENS）和经皮穴位电刺激（TEAS）可产生镇痛作用，减少患者对镇痛药的需求。美国术后疼痛管理指南特别推荐TENS和TEAS，其对泌尿男科手术后镇痛具有应用价值。

2）抗炎、促进伤口愈合：Sundaram等研究证明，电刺激会增加血管的通透性，使血源性细胞能更快、更有效地到达伤口部位，帮助伤口愈合并有助于控制感染。

3）加速循环，调节静脉、淋巴回流，促进水肿、血肿的消退。

4）促进血管、神经等组织再生。手术可能造成神经损伤。电刺激可人工诱导轴突神经元活动。Willand回顾了多个短暂低频（20 Hz或更低）电刺激对轴突再生影响的生物学基础。临床和直接的实验证据表明，术后对横断和手术修复部位近端神经的短暂低频电刺激，可在轴突穿过手术接合部位时增强轴突的再生，最大限度地恢复各种类型周围神经损伤的功能。

4. 男科疾病防治中电生理技术发展方向与展望　男科疾病防治中电生理技术的发展方向：紧贴国情、基于中西医结合和多学科交叉融合的思想，开展真实世界研究及推广应用，不断积累诊疗经验，凝练科学问题，加强临床、基础及转化研究，提升临床疗效的同时，探索治疗模式、阐明作用机制，形成男科疾病预防、诊治、康复中电生理适宜技术的新方法、新技术、新理念，促进具有自主知识产权的电生理诊疗设备、管理平台的研发与转化；提升男科疾病的诊断、治疗、健康管理水平和专科服务能力，推动临床男科学的纵深发展、促进中国特色男科学科的健康可持续发展。

（1）男科疾病防治中电生理技术的发展，主要有以下3个方向。

1）中西医结合：将电生理医学与中医知识和辨证论治方法结合，在提高临床疗效的基础上阐明机制，进而获得新的医学认知。

2）采用多学科交叉融合的临床与基础研究：男科学科与电生理技术的深度交叉和融合，开展临床、基础和转化研究，探索男科疾病诊治的新方法、新技术、新理念。

3）注重新技术新设备的研发与转化：电生理适用技术应用于男科疾病的防治，为了获得准确的诊断结果和良好疗效，需要持续进行电生理医学相关新技术、新设备的研发与转化。

（2）展望电生理技术在男科疾病预防、诊治、康复中的应用和发展。

1）电生理适宜技术将在治未病，预防男科疾病，阻止疾病发展方面发挥积极作用。电生理适宜技术通过借助：①融合中医穴位、经络和体质分型（融合传统中医视角看待疾病，综合治疗）；②红外可视化状态下的诊断方法和流程（全新的诊断视角）；③长期临床检验的安全、便捷和有效性（临床应用和实践视角），对男科疾病的早期发现和预防保健具有独特的优势。

2）电生理适宜技术将促进男科疾病诊治水平的提升，丰富男科学科既有诊疗策略和方法，提升诊疗水平，促进患者脏器的功能康复，降低并发症，缩短治疗时间，节省医疗费用。

3）电生理适宜技术将促进泌尿男科手术后快速康复，围手术期对患者施行经皮穴位电刺激，可有效抑制患者应激反应，且有辅助镇静作用，缓解术后恶心、呕吐等不良反应，促进术后肠道功能恢复，改善术后镇痛效果，促进静脉、淋巴回流防治术后水肿，促进新生血管再生、减少血栓形成，加快患者术后康复。

4）电生理适宜技术将促进男科学科综合治疗的实施，与药物不同，电生理适宜技术是物理的、非侵入式的治疗方法。它既可以独立用于治疗男科疾病，也可以联合其他多种治疗方法共同施治，获得疗效叠加效应，大大丰富了男科综合治疗方法的选择范围。

展望未来，电生理适宜技术与男科的相互融合与借鉴将满足男性健康的全方位诊治需求，丰富和提高男科诊疗效果，有力促进男科学科的建设和发展。电生理适宜技术的临床引入将对男科疾病预防、诊治、康复产生广泛而积极的影响，拥有广阔的发展前景。

（邓春华　刘贵华）

参 考 文 献

[1] Zhao S，Mehta AS，Zhao M. Biomedical applications of electrical stimulation. Cell Mol Life Sci，2020，77（14）：2681-2699.

[2] 张翼，燕铁斌，庄甲举，等. 译. 临床电生理治疗学. 3版. 北京：人民军医出版社，2011.

[3] Han JS. Acupuncture：neuropeptide release produced by electrical stimulation of different frequencies. Trends Neurosci，2003，26（1）：17-22.

[4] 迟戈，马艳彬，李非，等. 中低频电疗法的临床应用. 中国医疗器械信息，2010，16（11）：3.

[5] Torres-Rosas R，Yehia G，Peña G，et al. Dopamine mediates vagal modulation of the immune system by electroacupuncture. Nat Med，2014，20（3）：291-295.

[6] Willand MP，Nguyen MA，Borschel GH，et al. Electrical stimulation to promote peripheral nerve regeneration. Neurorehabil Neural Repair，2016，30（5）：490-496.

[7] Gordon T. Electrical stimulation to enhance axon regeneration after peripheral nerve injuries in animal models and humans. Neurotherapeutics，2016，13（2）：295-310.

[8] Leppik LP，Froemel D，Slavici A，et al. Effects of electrical stimulation on

rat limb regeneration, a new look at an old model. Scientific Reports, 2015, 5: 18353-18362.

[9] Bai H, Forrester JV, Zhao, M. DC electric stimulation upregulates angiogenic factors in endothelial cells through activation of VEGF receptors. Cytokine, 2011, 55 (1): 110–115.

[10] Shuai C, Yang W, Peng S, et al. Physical stimulations and their osteogenesis-inducing mechanisms. Int J Bioprint, 2018, 4 (2): 138.

[11] Hammerick KE, James AW, Huang Z, et al. Pulsed direct current electric fields enhance osteogenesis in adipose-derived stromal cells. Tissue Eng Part A, 2010, 16 (3): 917-931.

[12] 董晓蒙, 高晶, 孙沁, 等. 内源性电场及其生物学意义. 生物化学与生物物理进展, 2016, 43 (8): 731-738.

[13] 刘永玲, 高润池, 赵三军, 等. 外源性电场对组织修复过程中细胞行为的影响. 中国细胞生物学学报, 2014, 36 (4): 552-556.

[14] Tai G, Tai M, Zhao M. Electrically stimulated cell migration and its contribution to wound healing. Burns Trauma, 2018, 6: 20.

[15] Grech D, Li Z, Morcillo P, et al. Intraoperative low-frequency electroacupuncture under general anesthesia improves postoperative recovery in a randomized trial. J Acupunct Meridian Stud, 2016, 9 (5): 234-241.

[16] 柏书博, 王国栋, 吴洋. 细胞因子对创伤愈合的影响. 现代生物医学进展, 2011, 11 (17): 3351-3351, 3370, 3371, 3372.

[17] Sundaram PM, Rangharajan KK, Akbari E, et al. Direct current electric field regulates endothelial permeability under physiologically relevant fluid forces in a microfluidic vessel bifurcation model. Lab Chip, 2021, 21 (2) 319-330.

[18] Ferrigno B, Bordett R, Duraisamy N, et al. Bioactive polymeric materials and electrical stimulation strategies for musculoskeletal tissue repair and regeneration. Bioact Mater, 2020, 5 (3): 468-485.

[19] Lee S, Lee MS, Choi DH, et al. Electroacupuncture on PC6 prevents opioid-induced nausea and vomiting after laparoscopic surgery. Chin J Integr Med, 2013, 19 (4): 277-281.

[20] 麦思聪, 孟尽海, 王文娟, 等. 电针预处理对结直肠癌手术患者肠功能

的影响. 中国针灸, 2017, 37（5）: 483-487.

[21] Cox J, Varatharajan S, Côté P, et al. Effectiveness of acupuncture therapies to manage musculoskeletal disorders of the extremities: a systematic review. J Orthop Sports Phys Ther, 2016, 46（6）: 409-429.

[22] Liu AJ, Li JH, Li HQ, et al. Electroacupuncture for acute ischemic stroke: a Meta-analysis of randomized controlled trials. Am J Chin Med, 2015, 43（8）: 1541-1566.

[23] Scheffold BE, Hsieh CL, Litscher G. Neuroimaging and neuromonitoring effects of electro and manual acupuncture on the central nervous system: a literature review and analysis. Evid Based Complement Alternat Med, 2015, 2015: 641742.

[24] 潘卫星. 针灸的神经生物学机理. 中华中医药杂志, 2018, 33（10）: 17.

[25] 穆丽, 高辉, 赵麦良, 等. 经皮穴位电刺激对剖宫产术后胃肠道功能恢复的影响. 中国针灸, 2019, 39（3）: 259-262.

[26] Yu KW, Lin CL, Hung CC, et al. Effects of electroacupuncture on recent stroke inpatients with incomplete bladder emptying: a preliminary study. Clin Interv Aging, 2012, 7: 469-474.

[27] 刘慧华, 王颖敏, 何晓阔, 等. 单次电针与经皮穴位电刺激治疗前后体感诱发电位的比较. 中国康复理论与实践, 2017, 23（2）: 4.

[28] 王琦. 中医体质三论. 北京中医药大学学报, 2008, 31（10）: 3.

[29] 张惠敏, 倪诚, 李英帅, 等. 中医体质干预研究的方法学探讨. 上海中医药大学学报, 2012, 26（4）: 4.

[30] Liu S, Wang Z, Su Y, et al. A neuroanatomical basis for electroacupuncture to drive the vagal-adrenal axis. Nature, 2021, 598（7882）: 641-645.

[31] D'Ancona C, Haylen B, Oelke M, et al. The International Continence Society（ICS）report on the terminology for adult male lower urinary tract and pelvic floor symptoms and dysfunction. Neurourol Urodyn, 2019, 38（2）: 433-477.

[32] Nickel JC, Aaron L, Barkin J, et al. Canadian Urological Association guideline on male lower urinary tract symptoms/benign prostatic hyperplasia

（MLUTS/BPH）：2018 update. CUAJ, 2018, 12（10）：303-312.

［33］Abrams P, Cardozo L, Fall M, et al. The standardisation of terminology in lower urinary tract function：report from the standardisation sub-committee of the International Continence Society. Urology, 2003, 61：37-49.

［34］Shamliyan TA, Wyman JF, Ping R, et al. Male urinary incontinence：prevalence, risk factors, and preventive interventions. Rev Urol, 2009, 11（3）：145-165.

［35］unskaar S, Burgio K, Diokno AC, et al. Epidemiology and natural history of urinary incontinence, 2nd Edition. Plymouth：Health Publication Ltd, 2002：165-201.

［36］佘在霞. 电刺激联合盆底肌训练治疗前列腺电切术后尿失禁的护理. 全科护理, 2012, 10（8）：704-705.

［37］Marchiori D, Bertaccini A, Manferrari F, et al. Pelvic floor rehabilitation for continence recovery after radical prostatectomy：role of a personal training re-educational program. Anticancer Res, 2010, 30（2）：553–556.

［38］Yamanishi T, Mizuno T, Watanabe M, et al. Randomized, placebo controlled study of electrical stimulation with pelvic floor muscle training for severe urinary incontinence after radical prostatectomy. J Urol, 2010, 184（5）：2007-2012.

［39］Mariotti G, Sciarra A, Gentilucci A, et al. Early recovery of urinary continence after radical prostatectomy using early pelvic floor electrical stimulation and biofeedback associated treatment. J Urol, 2009, 181（4）：1788–1793.

［40］Ribeiro LH, Prota C, Gomes CM, et al. Long-term effect of early postoperative pelvic floor biofeedback on continence in men undergoing radical prostatectomy：a prospective, randomized, controlled trial. J Urol, 2010, 184（3）：1034-1039.

［41］陈欢, 董自强, 董传江, 等. 膀胱过度活动症神经电刺激研究进展. 海南医学, 2018, 29（14）：91-95.

［42］Cornel EB, van Haarst EP, Schaarsberg RW, et al. The effect of biofeedback physical therapy in men with Chronic Pelvic Pain Syndrome Type Ⅲ. Eur Urol, 2005, 47（5）：607-611.

［43］陈思达，李静，李深情，等. 生物反馈治疗慢性前列腺炎的应用与思考. 中华男科学杂志，2016（1）：57-62.

［44］王凤艳，高琳，刘岩，等. 电针治疗慢性前列腺炎的临床观察. 中医药学报，2009，37（1）：35-36.

［45］傅御麟. 电针治疗慢性无菌性前列腺炎的穴位特异性及其抗炎机制研究［D］. 上海中医药大学，2015，73.

［46］王建华，董鑫园，丁益群，等. 阴部神经低频电针疗法治疗Ⅲ型前列腺炎慢性盆腔疼痛的临床疗效. 临床医药文献电子杂志，2019，351（34）：63-64.

［47］Gratzke C，Angulo J，Chitaley K，et al. Anatomy，physiology，and pathophysiology of erectile dysfunction. J Sex Med，2010，7（1Pt2）：445-475.

［48］Carboni C，Fornari A，Bragante KC，et al. An initial study on the effect of functional electrical stimulation in erectile dysfunction：a randomized controlled trial. Int J Impot Res，2018，30（3）：97-101.

［49］Gowrishankar P，Krishna R，Anjali A. Effect of functional electrical stimulation on erectile dysfunction in post –stroke survivors- a randomized cinical control trail. Archives of Physiotherapy and Rehabilitation，2020，3：9-17.

［50］Carson C，Gunn K. Premature ejaculation：definition and prevalence. Int J Impot Res，2006，Suppl 1：S5-S13.

［51］Mas M. An update on ejaculation physiology and premature ejaculation definition，prevalence data，and etiology. Semergen/Sociedad Espanola de Medicina Rural y Generalista，2014，40（1，Supplementary 3）：3-10.

［52］Zhu D，Dou X，Tang L，et al. Prevalence of prostatitis-like symptoms and outcomes of NIH-CPSI in outpatients with lifelong and acquired PE：Based on a large cross-sectional study in China. Biomed Res Int，2017，2017：3473796.

［53］Uribe，OL，Sandoval-Salinas，C，Corredor HA，et al. Transcutaneous electric nerve stimulation to treat patients with premature ejaculation：phase Ⅱ clinical trial. Int J Impot Res，2020，32：434-439.

［54］Shechter A，Serefoglu EC，Gollan T，et al. Transcutaneous functional electrical stimulation-a novel therapy for premature ejaculation: results of a proof of concept study. International journal of impotence research, 2020, 4（32）: 440-445.

［55］庄炫，邢金春，陈实新，等. 真空负压水动按摩联合低频电脉冲治疗早泄的对照研究. 现代泌尿外科杂志，2012，17（1）: 73-75.

［56］李韬，谭艳，谢子平，等. 帕罗西汀联合中频穴位电刺激治疗早泄的临床疗效. 中华男科学杂志，2015，21（10）: 921-924.

［57］金滋润，柳博珩，唐文豪，等. 经皮穴位电刺激治疗弱精子症患者的临床研究. 中华男科学杂志，2017，23（1）: 73-77.

［58］张元宝，梁明，张斌，等. 经皮穴位电刺激对弱精子症患者精子活力的影响. 山东医药，2012，52（36）: 58-60.

［59］陆金春. 精子DNA损伤的相关因素研究进展. 中华男科学杂志，2015，21（8）: 6.

［60］孙健，谭志国. 男性精子DNA碎片研究的相关进展. 现代医学，2019，47（6）: 6.

［61］戴汝琳，刘睿智. 影响精子DNA损伤因素研究进展. 生殖与避孕，2009（6）: 5.

［62］朱同常. 经皮穴位电刺激治疗慢性非细菌性前列腺炎合并精液不液化学治疗效观察. 安徽中医药大学，2015.

［63］郭泽信，孙祥宙，邓春华. ERAS理念在男科手术中的应用前景及实施方案. 中华医学信息导报，2021，36（7）: 13.

［64］Blum K, Ho CK, Chen AL, et al. The H-Wave Device Induces NO Dependent Augmented Microcirculation and Angiogenesis, Providing Both Analgesia and Tissue Healing in Sports Injuries. Physician and Sportsmedicine, 2008, 36: 103-114.

［65］Yuan CS, Attele AS, Dey L, et al. Transcutaneous electrical acupoint stimulation potentiates analgesic effect of morphine. The Journal of Clinical Pharmacology, 2002, 42: 899–903.

［66］Smith A, Anders M, Auffenberg G, et al. New – Optimizing outcomes in urologic surgery: Postoperative. American Urological Association, 2018.

［67］Sundaram PM, Rangharajan KK, Akbari E, et al. Direct current electric field regulates endothelial permeability under physiologically relevant fluid forces in a microfluidic vessel bifurcation model. Lab Chip, 2021, 21: 319-330.

[68] Willand MP, Nguyen MA, Borschel GH, et al. Electrical stimulation to promote peripheral nerve regeneration. Neurorehabil Neural Repair, 2016, 30 (5): 490-496.

第五章

男科疾病管理理念

第一节　健康管理理念

健康管理是一种对个人及人群的健康危险因素进行全面管理的过程。健康管理理念可理解为对个体、群体的生理、心理社会适应等多方面进行监测、评估以及干预，同时对卫生资源进行有效的组织、协调并合理应用。在协调个体、群体甚至整个社会积极性的同时，应用有限资源最大程度地提高整个环境的健康质量。当前健康管理理念的应用主要是在于慢性非传染性疾病的防控及管理方面，国外已经延伸至慢性疾病的健康管理。随着生态环境和人们生活方式的不断发展，健康管理理念的应用必然会显得愈加重要。对此，探讨健康管理理念在男科疾病中的应用具有显著的现实意义。

健康管理理念突出前期管理与危机管理意识，借助健康管理理念做好对个体，团体的行为、意识及对思想的指导，促使健康管理的科学信息能够有效地调动国民的意识，明确健康危险因素。对于男科疾病而言，健康管理理念的应用主要是将基础与临床科研创新内容，结合男科疾病的科普知识传播给广大男科疾病患者，采取广播、报刊、电视及深入社区等形式进行科普教育，达到提高群体健康的作用。

男科疾病与许多慢性疾病有很强的相关性，如勃起功能障碍和心血管疾病的危险因素（肥胖、糖尿病、血脂异常、代谢综合征、缺乏锻炼、吸烟，内皮功能障碍）相同；轻度 ED 是发现潜在心血管疾病的一个重要指标。糖尿病和心血管疾病是除年龄因素外引起ED的常见危险因素。因此，慢性病健康管理是当前健康管理服务体系的主要内容，其防治工作针对的人群既包括健康成年人，也包括慢性病患者。从慢性病健康管理的角度出发，健康管理就是更加积极主动地筛查疾病并及时诊治。

从健康管理理念的角度提高人们对男科疾病的防控意识，可以最大程度地优化与提升防控工作的实效性，同时科学的防控措施对男科疾病的预防、发展具有较大的意义和较高的价值。

（孙祥宙）

第二节　患者健康教育

随着医学模式的转变和患者对健康需求的变化，对患者进行健康教育已成为临床诊疗中不可缺少的部分，而如何进行有效的健康教育也是每个临床工作者应该掌握的基本技能之一。常规的患者教育通常分以下3类。

一、门诊健康教育

门诊健康教育重点在于获取患者对健康的需求或诉求，普及相关疾病的基本知识，了解患者的治疗期望。充分与患者及其家属沟通，使其了解该疾病的治疗选择，以及各种治疗方案的优、缺点。患者在充分接受医师的健康教育后，根据自身的期望和需求做出反馈，以便临床医师更好地为患者提供合理的个性化治疗。

二、住院健康教育

住院健康教育的目的是让住院患者了解治疗的具体过程和注意事项，使其能更好地配合治疗，解除他们的疑虑和不必要的担心。住院手术患者应该由医师和护士共同进行术前宣教，告知其手术的时间、手术的安全性、手术采取的麻醉方式，手术后伤口是否疼痛、疼痛时采用的镇痛方法、术后进食时间及术后下床活动的时间等。

三、院后疾病管理与康复的健康宣教

院后健康管理是让患者在离开医院后能加快疾病康复，对疾病的预后与治疗转归有充分的准备。院后管理和康复教育对一些慢性病患者尤为重要，如糖尿病性勃起功能障碍患者，应通过宣教使患者对所患慢性疾病的基础医学知识，如病理生理改变、临床症状体征、常用检查方法、主要的治疗和预防措施等有初步了解，防止疾病恶化或复杂化，减少反复就诊的压力。

在健康教育的实施过程中，应该充分评估患者的知识水平和学习能力。患者的知识水平和学习能力直接影响健康教育信息的提供方式、途径和患者接受信息的程度和效果。对低知识水平的患者，应该尽量用通俗的语言讲解，并配上图文并茂的知识手册。对高知识水平及学习能力较强的患者进行健康教育时，应强调内容的针对性及深度，引导患者利用网络、医学书籍、报纸杂志等媒介获得有关疾病的防治信息。

（黄燕平）

第三节　围手术期加速康复理念

加速康复外科（ERAS）是指通过全面优化的围手术期处理和治疗方法，采取一系列经循证医学证据证实有效的优化处理措施，以实现外科手术的少疼痛和低风险，让患者平稳地度过围手术期，并促进其正常功能的早期恢复，减轻患者围手术期的不适，缩短术后恢复期。术后提前下床、术后舒适度提高、病愈提前出院、减少经济压力等均是患者对实施ERAS后最直观的体验。ERSA最先是由丹麦外科医师Bardram教授和Kehelt教授

于1990年提出的外科手术患者的康复理念。ERAS最早应用于胃肠外科，尤其是结直肠癌手术，随着ERAS理念的不断完善和发展，现已应用于多个领域，包括骨科、妇产科、心胸外科等，且从丹麦逐渐推广到欧洲、美洲。ERSA通过在围手术期对患者采用不同的技术，减少手术应激反应、器官功能障碍及术后并发症。增强患者对手术应激的耐受，从而达到促进身体器官功能恢复的目的。外科医师、麻醉师、护士、患者及家属等共同参与和协作是ERAS重要的一环。ERAS的实质主要是最大限度降低手术对患者引起的应激反应，缩短患者的康复时间。

一、术前准备

1. 术前宣教　多数患者在术前存在不同程度的恐慌与焦虑情绪，担心手术的成功率与安全性，害怕术中、术后的疼痛及并发症，个别患者还会产生严重紧张、恐惧、悲观等负面情绪，以上均会造成不良应激反应，妨碍手术的顺利进行和术后的康复。个体化的宣教是ERAS成功与否的独立预后因素，医护人员应在术前通过口头或书面形式，向患者及其家属介绍围手术期治疗的相关知识及给予促进康复的建议，缓解患者紧张焦虑情绪，使患者理解和配合，促进术后快速康复。

2. 术前胃肠道准备　术前行机械性灌肠使结直肠黏膜受到损伤，破坏了肠道屏障，可引起患者不适；诸多报道已证实术前机械性肠道准备弊大于利，尤其是高龄患者易出现并发症，严重者造成手术延期。ERAS不主张术前行机械性灌肠。输尿管镜、电切镜手术术前灌肠的目的是防止术中排便，从而影响手术操作。术前鼓励患者自行排便，可酌情使用开塞露，便秘患者使用导泻药物无效后，再行术前机械性灌肠。以往术前长时间禁食、禁水易造成患者口渴、饥饿和焦虑，引起术后胰岛素抵抗，导致并发症，不利于术后康复。现临床资料证实，择期手术前禁食固体食物6 h，液体2 h安全可行。理论依据是正常情况下胃排空清亮液体只需 2 h，胃内容物反流误吸至少需要 200 ml。此举应和手术室充分沟通，尤其是接台患者，避免台序错乱，同时应避免禁饮时间不够造成反流误吸导致并发症。

二、术中保温

术中监测体温，可采用预加温、提高手术室室温、使用液体加温装置、加温毯、暖风机等措施维持患者术中中心体温 > 36 ℃。术中、术后需行冲洗的患者，由于常温冲洗液带走大量热能，导致氧消耗加剧和机体缺氧；刺激周围血管收缩，增加循环阻力，造成组织缺氧；导致凝血功能障碍；增加心律失常、感染等不良反应的发生率，阻碍患者的康复。特别是经尿道前列腺电切术患者，由于手术时间长，患者普遍年龄大，易出现并发症，采用加温冲洗液进行手术，可有效减少患者术中、术后寒战和低体温的发生，减轻患者的痛苦，减少手术并发症的发生，有助于患者术后康复。

三、术后管理

1. 术后饮食管理　传统观点认为术后应禁饮食，待肛门排气后才能进食，故导致补液量增加。对于老年和心脏功能不佳患者，补液量过多易出现心脏并发症和电解质紊乱。ERAS 主张术后早期进食，一方面可为患者提供了足够的营养，另一方面促进肠蠕动、保护肠黏膜功能。有临床报道发现，术后 2 h 给予精索静脉曲张高位结扎患者能量饮料 200 ml，利于患者肠道功能恢复和术后康复。术后恶心、呕吐严重，应用止吐药物仍不能有效缓解的患者，可适当延缓进食时机。

2. 早期下床活动　长期卧床不仅增加下肢静脉血栓形成的风险，还会产生其他不良影响，如胰岛素抵抗、肌蛋白丢失、肺功能损害及组织氧合不全等。研究结果显示，早期（术后 1 ～ 3 天）下床活动与 ERAS 成功与否明显相关。应积极鼓励患者从术后第1天开始下床活动，并完成每天制定的活动目标。术后第1天下床活动1～2 h，循序渐进至出院时每天下床活动4～6 h。术后充分镇痛是促进患者早期下床活动的重要保障。

3. **优化镇痛方案**　疼痛是患者术后主要的应激因素之一，可导致患者术后早期下床活动或出院时间延迟，阻碍患者术后康复、影响患者术后生活质量。因此，疼痛治疗是ERAS非常重要的环节，其目标包括：良好的镇痛效果；较小的不良反应和并发症；维护良好的器官功能；有利于患者术后康复；具有较高的性价比。提倡建立由麻醉医师、外科医师、护理与药剂人员组成的术后急性疼痛管理团队，提高术后疼痛治疗的质量，提高患者的舒适度和满意度，减少术后并发症。

ERAS理念的实施是一项系统工程，涉及诊疗活动的各个环节，提倡建立由外科医师、麻醉师、护士、理疗师及心理专家共同参与的规范化的管理团队，制订明确、标准化的目标。既要遵循循证医学证据，也要尊重医院及患者的客观实际。特别应强调，临床实践中不可一概而论，更不可机械、教条地简单化理解ERAS理念及各种优化措施。践行ERAS仍需坚持个体化原则，以使患者获益。

（孙祥宙）

第四节　中西医结合诊治理念

男科学是研究男性生殖系统功能性疾病为主的学科，涵盖了泌尿外科学、生殖医学、性医学、性病学、内分泌学、中医学、心理学、手术学等多个领域。男科疾病很多病因暂不明确，诊治方案也逐步更新和完善。诊治过程中，中医整体辨证与西医微观病因相结合，尤为重要。但也有学者提出，中西医基础理论差异较大，在根本上难以结合，因此提出中西医融合、中西医交叉、中西医整合等新的概念。但就学科体系而言，中西医结合专业目前仍未更名，中西医之间的交叉、结合、融合，尽管名称不一样，但本质上，仍在寻求多种治疗途径，来共同解决男科疾病。西医与中医在临床疾病的处理中各有所长，临床工作如能结合各家所长，则事半功倍。

一、西医男科学的特点

21世纪以来，尤其是阴茎勃起功能与一氧化氮（NO）关系被发现以后，男科学的发展速度迅速。5型磷酸二酯酶抑制剂（phosphodiesterase type 5 inhibitor，PDE5i）的使用，给勃起功能障碍（ED）的诊断和治疗带了翻天覆地的变化，人类对于勃起功能本身的认识也发生了本质性改变。精液显微镜检查、无精子症基因检测（如Y染色体微缺失等）的研究，改善了男性因素引起的不育症的治疗方法及预后，使临床医师和患者切实地感受到现代医学的发展所带来的巨大影响。

近年来，以辅助生育技术（assisted reproductive technology，ART）为核心的生殖医学也得到了长足的发展。1978年Steptoe和Edwards成功的通过体外受精–胚胎移植（*in vitro* fertilization embryo transfer，IVF-ET）获得第一例试管婴儿，1992年，Palermo通过卵胞质内单精子注射（intracellular sperm injection，ICSI）的方法为严重少、弱精子症的不育夫妻带来了希望，随后植入前遗传学诊断（preimplantation genetic diagnosis，PGD）、无精子症因子（AZF）等与生育相关的遗传因素研究也逐渐增多。ART帮助许多不育夫妇解决了生育问题，正因为如此，ART构成目前西医生殖医学的核心内容，也是当今医学的研究重点之一。同时，男性不育的研究也得到蓬勃发展。

此外，随着新技术的应用，男科学在手术方面的进展也十分显眼。显微技术应用于精索静脉曲张的治疗，输精管吻合和显微取精术已是临床常见的手术，男性阴茎假体植入、阴茎矫形手术等在临床上已是成熟的手术。

从宽泛的角度来分析，西医男科学对于男性勃起障碍，射精功能障碍，不育症的病因学、病理学、诊断学、治疗学的研究深入而规范；改善血管功能、内分泌调节、手术治疗及 ART 是西医男科学的重要治疗手段，也是西医男科学的优势所在。

二、中医男科学的特点

我国古代对男性的性和生育问题也十分重视。在历史的发展过程中，"房中术"也曾成为一门独立的学科分支。但中医男科学却并未同妇科学一样，成为独立的临床学科，这在一定程度与社会文化传统等多种因素有关，因而阻碍了中医男科学的发展。近年来，得益于社会的进步，人们生活水平的提高及对生活质量要求的提高，近现代医学在古籍中的不断挖掘并推陈出新，逐步形成现代中医男科学体系。

中医在男科疾病诊断及治疗方面其理论核心是中医的辨证论治，如不育症的诊断讲究"父精母血"，强调男女双方的共同作用。男性从精入手；女性以血为先。精则从无精、少精、弱精、精子及精浆的免疫性改变等诸途论治；血则以月经周期性改变为主线，从期、色、量、质及阴阳变化规律加以调理。男性治精虚则多从益肾填精、健运脾胃、滋补气血等而施；实邪相扰，或虚实夹杂者则或清利、祛瘀、化痰，或滋阴降火、健脾利湿、益肺祛邪，临床治疗效果显著。女性调经则以补肾为基础，施以中药人工周期的治疗方法。主张经后期补肾滋阴以充实其物质基础；经间期补肾通络，推动阴阳转化；经前期温阳补肾；行经期活血通经。近 20 年的临床实践表明，中药人工周期疗法对于排卵障碍、黄体功能不足等引起的不孕症效果明显。而对于输卵管性、子宫内膜类疾病则兼从湿热、瘀滞诸途析而论之。总之，中医在不孕症的论治方面重系统调节，男性志在精足、精康；女性志在期常。很少也很难在具体器官上处理，即使局部问题突出也多仅作为阶段性目标加以处置。其不足之处在于面对较难判断的绝对不育症束手无策，或者仍按照辨证论治原则长期进行而无终结。

而对于男性性功能障碍的诊治方面，虽性以"肾"为中心，但与肝、心等脏腑的作用亦较为重视。一般来说，肝与性功能尤其是勃起功能关系密切，所以阳痿多为肝郁肾虚证型，治疗手段上除辨证论治外，比较重视对患者的情志调节和生活起居方面的指导。

中医学在心因性与器质性并重的认知方法及有效的综合治疗手段较西医早，在补肾治疗改善睾丸性腺轴功能、疏肝理气治疗心理性疾病、采用活血化瘀、清热利湿等多角度治疗根本体质性疾病，而非表面问题，先进性不言而喻；但在基因检测、手术治疗等方面较落后。

三、男科学中西医结合的必要性

从临床的角度来看西医的优势在于对临床适应证的确切把握和较好疗效。西医在解决男科学问题上，注重使用科技手段来解决实际问题，其效率高。但随之而带来伦理问题、潜在的风险、并发症等亦值得人们重视。中医学的优势在于从宏观角度看待不孕不育，注重多方的调节，将性和生育的各个环节及患者夫妻本身当作一个有机的整体来对待，倡导性和生育的自然本性；其缺点主要表现在对某些特定病因缺乏确认手段。故中西医结合治疗用于临床，一直是临床医师提高疗效，解决实际问题的一个重要手段。

四、男科学中西医结合或融合理念

中医与西医的理论体系、思维方式存在明显的不同。中医学建立在中国古代哲学的基础之上，中医认为人之本，本乎于阴阳。阴阳五行理论是中医哲学理念的基础。中医临床最主要的特点可以归纳为两个方面，一是整体观念，二是辨证论治。而近代医学的理念是建立在经典物理学的绝对时空观的哲学理念上，机械还原论的世界观符合人们对世界的常识认识，也被认为当时对世界最完美的解释。这种世界观也正是近代医学发展的哲学理论基础，它促使医学研究者得出结论，认为现代医学可将人体解构为精密的仪器，且现代医学与宗教、玄学完全不相关，甚至相互冲突。不过现代医学也在悄悄地发生着改变，吸纳更多的人文、社会、心理的内容，也吸纳更多的各种传统医学的内容，而且有可能对临床产生巨大影响。

男科学的中西医结合有以下的主要表现。

首先，应用西医方法分析单味药及复方药的有效成分指导或应用于临床诊疗，这也是最常见的方式。如目前研究较为确切的淫羊藿苷有提高大鼠阴茎海绵体内压的作用，且有剂量依赖性，其机制与增强阴茎海绵体NO-cGMP通路活性有关。再比如，中成药疏肝益阳胶囊可以增加动脉性ED大鼠阴茎海绵体组织中eNOS和cGMP表达，抑制PDE5表达，与西地那非抑制PDE5有相同的作用路径。

其次，将现代医学检测手段运用于中医的临床辨证，其中较为典型的是精液检查的微观辨证。中医学认为"阳化气，阴成形"，结合精液分析的理念，认为精子数量属阴，活力属阳。精液活力较低时，可用温阳补气的药物，如淫羊藿、黄芪等。精子数量较少时，可以加用补肾填精药，如熟地黄、黄精、菟丝子、枸杞子等。如果精液中白细胞较多，则辨证为湿热，可以加用清热利湿药，如蒲公英、红藤、黄柏等。精液抗精子抗体阳性，则多辨证为血热、湿热，可以加生地黄、牡丹皮、泽泻、麦冬等。当然，具体用药还得在中医辨证论治及整体观念的框架下进行。

此外，目前还有一种新兴的观点，运用中医的取象比类的认识事物的方法来分析运用西药，如把西地那非、他达拉非等PDE5i看成中药当中的引经药，结合中药治疗勃起功能障碍，协同增效，这是勃起功能障碍治疗的一个新的思路，可使难治型勃起功能障碍患者获益。

　　张敏建教授曾专门撰文指出：中西医结合男科疗效机制研究的着眼点要求我们不仅要说明中药复方专方对男科疾病的疗效机制，更重要的是能阐明中医辨证论治的本质。近年来，蛋白质组学、基因组学、转录组学和代谢组学为中西医结合男科病证结合疗效机制研究提供了重要线索，通过对"证"的把握，从宏观整体归纳分析，发展到微观基因、蛋白、代谢、元基因组等角度分析，从而寻求中西医男科病证结合研究的突破口，创新中国特色男科。

　　总之，西医与中医在男科方面各有所长。西医更侧重从基础研究、新技术的应用等方面不断创新，提高临床疗效；而中医学则多运用整体观念，从根本体质上治疗，同时也逐步将现代技术的更新纳入自身的体系中来，提高精准度。两者相互借鉴、相互学习，共同提高诊疗水平，更好地解决男科疾病，是中西医结合或融合发展的目标所在。在实际工作中我们应并举中西医，能西则西，能中则中，使中医思维与西医手段相结合，贯穿在整个诊疗体系和过程中，从而提高疗效，解决临床难题。

（周玉春　陈　赟）

参 考 文 献

［1］陈京立，辛超英. 在实施患者健康教育过程中应注意的几个问题. 中华护理杂志，2001，36（6）：77-78.

［2］江志伟，黎介寿. 快速康复外科——优化的临床路径. 中华胃肠外科杂志，2012，15（1）：12-13.

［3］Smith I, Kranke P, Murat I, et al. Perioperative fasting in adults and children: guidelines from the European Society of Anaesthesiology. Eur J Anaesthesiol, 2011, 28（8）: 556-569.

［4］Nygren J, Thacker J, Carli F, et al. Guidelines for perioperative care in elective rectal/pelvic surgery: Enhanced Recovery After Surgery（ERAS®）Society recommendations. Clin Nutr, 2012, 31: 801-816.

［5］Zhang J, Wang YB, Ma CG, et al. Icarisid Ⅱ, a PDE5 inhibitor from

Epimedium wanshanense，increases cellular cGMP by enhancing NOS in diabetic ED rats corpus cavernosum tissue．Andrologia，2012，44 Suppl 1：87-93．

［6］王济，王琦，李东桓，等．疏肝益阳胶囊对动脉性勃起功能障碍大鼠一氧化氮合酶通路及5型磷酸二酯酶表达的影响．北京中医药大学学报，2011，34（5）：318-321．

［7］陈赟，张坚．PDE5抑制剂也是勃起功能障碍治疗的引经良药．中华男科学杂志，2019，25（11）：1040-1044．

［8］张敏建．中西医结合男科病证结合疗效机制研究的困惑与对策．中华男科学杂志，2017，23（7）：579-582．

第二篇

男科疾病诊疗常规

第一章

男科急症

男科急症相对少见，但有些急症可能对器官功能造成严重影响，甚至危及生命，如睾丸扭转治疗不及时引起睾丸缺血、坏死，甚至须手术切除睾丸；阴茎缺血型异常勃起不及时治疗，可导致阴茎永久性勃起功能障碍；坏死性肌筋膜炎治疗不及时可造成脓毒败血症，严重时可危及生命。

急症患者首次就诊多在基层医院，此时常为最佳治疗时机，及时、准确的治疗可最大限度地挽救器官功能。如首诊医师未能准确诊断或治疗，长时间、远距离的转诊使患者错过最佳治疗时间，即使到达上级医院也无法挽救器官功能。因此，基层医师准确地诊断并处理急症，对挽救器官功能至关重要。

本章选取介绍了男科常见的急症：睾丸扭转、阴茎异常勃起、生殖器外伤、坏死性肌筋膜炎、包皮嵌顿等，通过症状和体征的描述，力求让基层医师在最短的时间内对急症做出准确地判断，并采取必要的治疗措施，就地治疗而不是转诊至上级医院，贻误治疗时机。

（彭　靖）

第一节　睾　丸　扭　转

睾丸扭转是指由于精索扭转导致睾丸动脉血供停止的过程，除非及时治疗，否则将导致睾丸缺血、坏死。按解剖学划分，扭转分为鞘膜外型和鞘膜内型。

一、病因

1. 鞘膜外型睾丸扭转　可发生于子宫内或新生儿。此型中没有将引带和睾丸膜结构固定于阴囊壁，致使整个睾丸、精索和鞘膜扭转，常达腹股沟内环水平。发生鞘膜外型扭转的一个危险因素是隐睾。此型抢救成功率一般较低。

2. 鞘膜内型睾丸扭转　精索在鞘膜内扭转，由于精索在睾丸内附着异常、精索较长，造成睾丸在阴囊内易旋转。睾丸处于水平横位是发生扭转的危险因素。此型多发生于青年。

二、病理生理

静脉受阻导致睾丸迅速肿胀，进而损伤动脉血供，引起睾丸缺血、坏死，造成急性疼痛。6 h内复位成功，可挽救睾丸；若睾丸扭转超过12 h则几乎没有成功的机会。

三、临床表现

1. 症状　患者通常有睾丸疼痛，可从睡眠中痛醒。典型的睾丸扭转常有恶心、呕吐，甚至牵涉性腹痛。若患者可随意走动而睾丸无疼痛，睾丸扭转的可能性较低。

2. 体征　双侧睾丸位置不对称，扭转一侧睾丸位置偏高。触诊扭转睾丸呈横位，体积明显增大，触痛明显，抬起睾丸时疼痛可加重。

四、辅助检查

首选B超检查，典型睾丸扭转可见睾丸增大，回声不均匀，血流消失。

五、诊断要点

1．突然起病，甚至睡眠中发生睾丸剧烈疼痛。

2．体检睾丸位置偏高，呈横位，触痛严重，抬高睾丸疼痛加重。

3．B超检查可见睾丸的血流消失。

六、鉴别诊断

1．附睾睾丸炎　起病急，睾丸疼痛并牵涉腹股沟及后腰；触诊睾丸附睾增大，触痛明显；B超发现睾丸血流丰富，这是与睾丸扭转最关键的鉴别点。

2．睾丸附件扭转　临床表现与睾丸扭转相似，可在睾丸上极触及触痛肿块；B超检查可以明确诊断。

七、治疗

睾丸扭转患者疼痛剧烈，手法复位常不易成功，一旦确诊需立即手术探查。将睾丸复位后置于温盐水纱布上，观察睾丸颜色变化，如果睾丸颜色恢复，可以保留睾丸，并行睾丸固定术；如果睾丸完全变黑，经观察颜色没有变化，说明睾丸已经缺血、坏死，应予以切除。

常规应对健侧睾丸进行睾丸固定术。在睾丸两侧和下极将睾丸白膜与肉膜组织缝合固定。

八、注意事项

在处理睾丸急症时，应将睾丸扭转放在所有鉴别诊断的第一位。依据典型临床表现、体检和B超可以确诊。对于病程短的睾丸扭转患者，一经确诊，立即手术探查，恢复睾丸血供并行睾丸固定术。如睾丸已坏死，应予以切除，建议对健侧睾丸同期行睾丸固定术。

（彭　靖）

第二节　阴茎异常勃起

阴茎异常勃起是指与性欲和性刺激无关的持续4 h以上的阴茎持续勃起状态。阴茎异常勃起是一种较少见的病理性勃起状态，可发生于任何年龄段。阴茎异常勃起分为低流量型（静脉型、缺血性）和高流量型（动脉型、非缺血性），其中以低流量型阴茎异常勃起较常见。缺血性阴茎异常勃起可引起严重后果，包括勃起功能障碍、阴茎海绵体纤维化和阴茎畸形等，甚至导致阴茎海绵体坏死，已成为男科急症之一。

一、病因

低流量型阴茎异常勃起的病因主要包括阴茎海绵体注射血管活性药物者（罂粟碱、前列腺素 E_1 等）、白血病、输注藻酸双酯钠、肿瘤、镰状细胞性贫血、药物等。青少年低流量型阴茎异常勃起的常见原因为白血病等血液系统疾病。治疗勃起功能障碍的PED5i通常不认为是异常勃起发生的危险因素。

大多数高流量型阴茎异常勃起患者有会阴部、阴茎外伤史，如骑跨伤。

二、病理生理

缺血性异常勃起的持续时间与海绵体纤维化程度及日后阴茎勃起功能障碍密切相关。随着缺血时间的延长，阴茎海绵体组织病理改变逐渐加重，若缺血时间超过6 h，局部进行性缺血、酸中毒将诱发海绵体组织的纤维化甚至坏死；持续勃起12～24 h，则出现间质细胞和小梁水肿，较轻的内皮损害，平滑肌细胞变性；持续勃起24～48 h，表现为内皮细胞破坏，血小板凝集，平滑肌细胞变性、坏死；持续勃起超过48 h，表现为明显的血栓形成，白细胞浸润，平滑肌组织坏死纤维化，继而出现永久性ED。因此，早期明确阴茎异常勃起的病因，迅速而有效地缓解阴茎异常勃起状态，是预防并发症发生、保持患者阴茎勃起功能的关键。

而高流量型阴茎异常勃起是由于阴茎海绵体动脉与海绵体窦形成血管通道，使动脉灌流和静脉回流功能失衡造成，海绵体内充满动脉血液，故不会出现平滑肌坏死、纤维化。

三、临床表现

低流量型阴茎异常勃起患者的阴茎勃起硬度为4级，皮温较低、颜色暗紫，疼痛明显，很少能触及海绵体搏动。高流量型异常勃起患者阴茎勃起硬度多为2～3级，皮温稍高，阴茎上可触及海绵体搏动，疼痛不明显。

四、实验室检查

1.血液学检查　白细胞计数和分类、血小板计数检查可发现血液病患者，同时帮助判断是否存在急性感染；镰状细胞性贫血患者的网织红细胞计数升高；血红蛋白电泳有助于诊断镰状细胞性贫血或其他血红蛋白病。

2.阴茎海绵体内血气分析　是区分低流量型和高流量型阴茎异常勃起的可靠诊断方法之一，应尽早检查。低流量型阴茎异常勃起患者阴茎海绵体内的血液黏稠，缺氧呈黑紫色，血量少，甚至难以抽出，血气分析的典型表现为氧分压（partial pressure of oxygen，PO_2）＜30 mmHg，二氧化碳分压（partial pressure of carbon dioxide，PCO_2）＞60 mmHg；高流量型阴茎异常勃起患者阴茎海绵体内的血液充足，鲜红色，血气分析结果与正常动脉血相似，$PO_2 > 90$ mmHg，$PCO_2 < 40$ mmHg，pH=7.4。

五、影像学检查

1.*彩色多普勒超声*　阴茎彩色多普勒超声是鉴别低流量型和高流量型阴茎异常勃起的可靠诊断方法。低流量型阴茎异常勃起患者的海绵体动脉和海绵窦血流速度缓慢或消失；而高流量型阴茎异常勃起患者的海绵体动脉和海绵窦有正常或高流速血流，有时可显示海绵体动脉周围高速的动脉血湍流现象和动脉－海绵体瘘。彩色多普勒超声可以评估阴茎海绵体结构状态，发现阴茎海绵体动静脉瘘或假性动脉瘤，有助于确定损伤部位，为进一步血管造影和栓塞做准备。

2.*动脉造影*　动脉造影是一项有创检查，主要用于高流量型阴茎异常勃起。目前多采用高选择性阴部内动脉造影术，用于阴茎海绵体动脉瘘和假性动脉瘤的确定和定位诊断，还可同时为需要介入治疗的患者施行动脉栓塞术。

3. *其他检查*　如果怀疑肿瘤压迫，可行盆腔CT或MRI。

六、诊断要点

1. *详细询问病史*　有助于寻找病因，既往疾病史如有血液病史，用药史如降压、抗凝、抗抑郁药物，藻酸双酯钠及阴茎海绵体注射的血管活性药物等，考虑低流量型异常勃起；有会阴部外伤史考虑高流量型异常勃起。

2. *局部体格检查*　阴茎勃起为4级、皮温低、疼痛剧烈，考虑为低流量型异常勃起，阴茎2～3级勃起、皮温偏高、疼痛不明显、可触及搏动则考虑为高流量异常勃起。

3. *血常规*　怀疑低流量型异常勃起者在治疗前必须检查血常规，排除血液系统疾病可能。

4. *阴茎海绵体血气分析*　低流量型异常勃起阴茎海绵体内

的血液为暗红色，甚至抽吸不出，血气分析结果静脉血接近；高流量型异常勃起者阴茎海绵体内的血液颜色鲜艳，血气分析结果与动脉血接近。

5. 阴茎彩色多普勒超声　了解海绵体内血流情况，低流量型异常勃起的阴茎海绵体内血流稀少，甚至没有血流；高流量型异常勃起的阴茎海绵体内可见动静脉瘘（表2-1-1）。

表 2-1-1　低流量型和高流量型阴茎异常勃起的临床特征

项目	低流量型阴茎异常勃起	高流量型阴茎异常勃起
海绵体硬度	通常4级	通常2～3级
阴茎疼痛	常见	少见
血气分析	低氧血症、酸中毒	接近动脉血
血液系统疾病	常见（24.5%）	罕见
海绵体注射血管活性药物	很常见（34.5%）	罕见
相关药物	常见（10.9%）	罕见
会阴、阴茎外伤	罕见	几乎都有（91.1%）
发生ED的风险	高	低
非手术治疗	不推荐	推荐

注：ED. 勃起功能障碍。

七、治疗

1. 治疗原则　阴茎异常勃起患者的治疗目的是消除持续勃起状态、恢复阴茎海绵体正常血流和挽救阴茎勃起功能。一般推荐采取阶梯式的治疗方式，从简单、无创到有创。在有创治疗前，建议检测凝血功能。

（1）低流量型阴茎异常勃起：一旦确诊立即治疗。最初的治疗方式应为阴茎海绵体减压和阴茎海绵体内注射拟交感神经药物，并可重复进行；当以上治疗无效时，可选择手术治疗。

（2）高流量型阴茎异常勃起：首先推荐非手术治疗，并密切观察病情变化。当非手术治疗无效，且明确有阴茎海绵体动脉病变者，可行高选择性阴部内动脉栓塞术或行开放性手术治疗。

2. 治疗方法

（1）低流量型阴茎异常勃起

1）病因治疗：对有基础疾病，如镰状细胞性贫血或其他血液系统疾病的患者，应积极处理原发疾病，视病情决定是否进行阴茎海绵体局部对症处理。

2）一般治疗：给予镇静、镇痛及阴茎局部冷敷等对症治疗，患者的病情可得到缓解或完全解除，同时视病情需要进行全身治疗和专科治疗。

3）阴茎海绵体注射药物治疗：阴茎海绵体注射拟交感神经药物能显著提高低流量型阴茎异常勃起的缓解率。常用的拟交感神经药物有去氧肾上腺素（新福林）、间羟胺（阿拉明）即肾上腺素等。去氧肾上腺素是一种选择性肾上腺素能受体激动剂，无间接的神经递质释放作用，对阴茎异常勃起具有较好的治疗作用，且心血管不良反应也较小。间羟胺（阿拉明）、肾上腺素、麻黄碱及去甲肾上腺素也有类似效果。

阴茎海绵体注射药物时，嘱患者平卧，可在注射前预防性应用抗高血压药物（如舌下含服硝苯地平缓释片 12.5 mg）；将去氧肾上腺素用生理盐水稀释至浓度 100 ~ 500 μg/ml，每次海绵体内注射 2 ml，而后按压注射点；若无效，每间隔 5 ~ 10 min 重复一次，一般去氧肾上腺素总剂量不超过 1000 μg。应用肾上腺素每次 10 ~ 20 μg、麻黄碱每次 50 ~ 100 μg 或去甲肾上腺素每次 10 ~ 20 μg，也可取得类似效果。该法对早期阴茎异常勃起效果较好，与阴茎海绵体减压同时应用疗效更佳。

阴茎海绵体内药物注射治疗期间，建议密切观察病情，其主要不良反应包括急性血压升高、头痛、面色苍白、反射性心动过速、心律失常；心血管风险较高的患者应慎用，并同时进行心血管监护。

阴茎海绵体内药物注射 1 h 后，如果阴茎异常勃起仍未缓解，则需进一步治疗。

4）阴茎海绵体减压治疗：应在局部麻醉和无菌条件下进行。会阴部消毒后，阴茎根部阻滞麻醉，用粗注射针头（9 号）穿刺阴茎海绵体或者阴茎头，吸出积血，直至流出的血液颜色变红、阴茎变软，以使阴茎海绵体血流恢复正常，注意挤压阴茎海绵体脚，并冲洗至阴茎海绵体变软；此后，定期挤压阴茎海绵体以促进血液回流。此法可重复进行，疗效为 30% ～ 50%。海绵体注射或减压处理后，阴茎呈半勃起状态即可；一般很少发生自发性再勃起，一旦发生可重复处理。

5）阴茎海绵体分流术：何时决定终止非手术治疗取决于异常勃起持续的时间及已实施治疗的效果。当异常勃起时间超过24 h，由于缺血和酸中毒损害海绵体内平滑肌细胞对拟交感神经药物的反应性，可能使拟交感神经药物的效果明显降低。在上述治疗无效后，可考虑行海绵体分流术。

手术方法分为远端分流（Winter 法和 Al-Ghorab 法）、近端分流（Quackles 法和 Grayhack 法）。远端分流术操作简单，建议首先选用远端分流术。Winter 方法就是用 Tru-cut 穿刺针于阴茎头部穿通至阴茎海绵体尖。而 Al-Ghorab 法是经阴茎头背侧冠状沟切口切至阴茎海绵体尖端。Al-Ghorab 法的治疗效果优于Winter 法。

6）阴茎假体植入术：当异常勃起时间较长、预期无法挽救阴茎勃起功能，患者身体和经济条件许可，可一期行阴茎假体植入术，术中、术后注意预防感染。

（2）高流量型异常勃起

1）非手术治疗：包括阴茎局部冰敷、加压包扎和特定位置的压迫等。部分高流量型阴茎异常勃起可自行缓解。

2）选择性动脉栓塞：对于持续不能缓解的高流量型阴茎异常勃起患者，推荐应用高选择性海绵体动脉栓塞术。高选择性血管造影及栓塞术是目前诊断和治疗高流量型阴茎异常勃起较为常用、效果明确、安全迅速、预后良好的方法。动脉栓塞应用可吸收性材料，如吸收性明胶海绵、自体血凝块等，可降低ED和其他并发症的风险。使用可吸收材料进行栓塞可使74%的高流量型异常勃起缓解，术后ED的发生率仅为5%；使用不可吸收材料，如钢圈等进行栓塞，可使78%的患者缓解，但术后ED的发生率则高达39%。

3）手术治疗：当其他治疗方法均无效后，可选择手术治疗。手术治疗对医师技术要求高，术后ED的发生率相对较高，可达50%以上。

八、注意事项

鉴别诊断异常勃起的类型，不同类型异常勃起的治疗方法不同。低流量型阴茎异常勃起须尽早治疗，重视原发病的治疗，尤其血液系统疾病。当低流量型阴茎异常勃起的非手术治疗效果不佳时，尽早手术治疗，挽救阴茎勃起功能。高流量型阴茎异常勃起非手术治疗无效时，可选择海绵体动脉栓塞术，栓塞材料尽量选择可吸收材料。治疗后应随访患者勃起功能，如果出现ED，则进行相应治疗。

（彭 靖）

第三节 包皮嵌顿

包皮嵌顿是一种常见男科急症，多见于伴有包茎或包皮外口狭小的包皮过长者，如将包皮强行上翻又不及时复位，狭小的包皮口勒紧在冠状沟等部位，形成紧束的狭窄环，阻碍包皮远端和阴茎头的血液回流，致使这些部位发生过度肿胀。

一、病因

包皮嵌顿多因性交或自慰引起，偶尔见于青少年或男性阴茎自发勃起致使包皮上翻而未及时复位。有时医源性操作，如导尿、膀胱尿道镜检等经尿道操作亦需要上翻包皮，如果未能及时复位，亦可导致医源性包皮嵌顿。

二、临床表现

包皮嵌顿后，嵌顿部位可见明显狭窄环，其远端包皮明显肿胀，阴茎头可明显红肿，若包皮嵌顿时间过长，甚至可出现溃烂、缺血、坏死等严重表现。

阴茎局部可出现剧烈疼痛，小儿可表现为哭闹不安，亦可出现排尿困难、发热等不适症状。

三、诊断要点

结合既往病史，曾有包茎或包皮过长，在性生活或自慰后，出现阴茎局部剧烈疼痛，体格检查可见包皮狭窄环，远端包皮及阴茎头肿胀明显，通常可作出明确诊断。

四、治疗

发生包皮嵌顿，应尽早到医院就诊，并及时复位。建议首先采取手法复位：用两手示指和中指托住包皮肿胀部位，将阴茎皮肤向阴茎根部展平，两大拇指顶住阴茎头，轻柔用力将其推向包皮内，即可将嵌顿包皮复位，必要时可适当涂抹润滑油辅助复位。如果手法复位困难，亦可先用弹力绷带包扎或用手紧握包皮肿胀部位5～10 min，待局部消肿后即刻尝试手法复位。

若手法复位不成功，建议积极手术治疗，可考虑先行Ⅰ期手术，切断嵌顿的狭窄环，待局部炎症消退后，再行Ⅱ期手术切除过长包皮。

（荆　涛）

第四节　坏死性筋膜炎

坏死性筋膜炎是一种发病部位和范围广泛、病情进展迅速，以皮肤、皮下组织和筋膜坏死为特征的软组织严重感染，常见于阴囊、肛周等会阴区域，是一种由多种细菌混合感染导致的急性感染，发生在阴囊部位又称为阴囊坏疽。该类感染临床相对少见，其特征为发病急骤，发展迅速，病情凶险，一旦处置不及时，患者常因严重感染导致脓毒血症、感染性休克而死亡。

一、病因

较常见的病原菌主要为金黄色葡萄球菌、大肠埃希菌等（需氧菌）和各种拟杆菌（厌氧菌）。病原菌感染途径主要有3种：肛周脓肿继发阴囊坏疽、阴囊皮肤损伤或感染、尿道感染继发阴茎阴囊感染，其中以肛周脓肿继发阴囊坏疽最常见。糖尿病、营养不良等是本病的易感因素。

二、临床表现

1. 局部表现　初期可表现为阴囊等会阴区域突发红肿、疼痛，数小时至数日内出现皮肤及皮下组织破坏，可有局部破溃、流脓，脓液呈黄白色，伴有恶臭。病变区域可有皮下捻发音。随着病情进展，局部皮肤可呈紫黑色等坏死表现。因有白膜阻隔，本病一般不累及睾丸。

2. 全身表现　主要表现为高热、寒战等，体温常高达40 ℃以上，严重者可出现感染性休克表现，如不及时治疗可导致死亡。

三、辅助检查

1. 实验室检查　外周血检查可见白细胞计数、中性粒细胞比例升高，创面分泌物培养可见2种以上致病菌。

2. 影像学检查　X线片或CT检查可见病变区域皮下与筋膜组织之间多发小气泡影。

四、诊断要点

1. 病史特点　本病可发生于任何年龄，多起病急骤，常继发于肛周脓肿，患者多合并糖尿病等易感因素。

2. 症状　患者常有明显的全身感染症状（发热等），甚至出现感染性休克征象。

3. 体征　阴囊可有明显的红肿，皮下捻发音，会阴区或邻近区域可有广泛皮肤和皮下组织坏死表现，并向周围组织扩散。

4. 实验室检查　白细胞计数、中性粒细胞比例均明显升高，创面分泌物培养发现革兰阴性杆菌和/或革兰阳性球菌。

5. 影像学检查　病变区域广泛皮下组织小气泡影。

6. 其他　在诊断过程中注意寻找原发感染灶。

五、治疗

1. 治疗原则　早期诊断，及时治疗，彻底清创，充分引流。积极应用大剂量广谱抗生素，全身支持治疗。

2. 全身治疗　积极给予大剂量广谱抗生素，待细菌培养结果出来后，可根据病原学检查结果调整敏感抗生素。及时纠正和保持水、电解质和酸碱平衡，给予降温、镇静等对症治疗。有条件的单位可给予高压氧治疗。

3. 局部处理　一旦脓肿形成，应尽早给予会阴区多处切开引流，彻底清创坏死组织，局部可给予1∶5000高锰酸钾溶液湿敷或坐浴。创面或皮损面积较大时，待感染完全控制、创面清洁后，再行 Ⅱ 期手术缝合或植皮。

六、注意事项

坏死性筋膜炎是外科急危重症，尽早清创引流和积极抗感染是治疗的关键，注意早期寻找原发感染灶，联合普外科、感染科等多学科会诊治疗，如处理不及时可危及生命，建议有条件时及早转运至具备相应诊疗技术的医疗单位。

（李彦锋 荆 涛）

第五节 阴茎海绵体破裂

阴茎海绵体破裂是男科少见的外科急症，系当阴茎充分勃起时，包绕阴茎海绵体的白膜处于高度紧张状态，若此时阴茎受到强烈的外力作用而产生较大的折压力，即可导致白膜的破裂，从而导致阴茎局部血肿形成，出现疼痛等症状。

一、病因

直接病因系阴茎在充分勃起的状态时，阴茎发生强力弯曲而导致阴茎海绵体白膜破裂，常发生于粗暴性交、不恰当的自慰或阴茎碰撞到硬物等情况。

二、临床表现

本病可发生于阴茎任何部位，取决于弯曲的方向，白膜破裂部位多位于弯曲角度最大处，常位于弯曲方向的对侧。

阴茎海绵体破裂时，可听到清脆的响声，白膜破裂后，伤处可有剧烈疼痛，阴茎迅速疲软，随即出现局部肿胀、淤血，如果阴茎筋膜亦破损，局部血肿可逐渐扩散至阴囊、会阴区。

如果同时合并尿道损伤，可出现肉眼血尿或尿道外口滴血的现象。

三、诊断要点

通过详细询问病史，结合阴茎局部血肿、疼痛等临床症状，诊断并不困难。最关键是要明确白膜破裂位置，有条件的医疗单位可通过彩色多普勒超声辅助诊断，并定位阴茎海绵体白膜破裂的位置。尿常规检查可辅助诊断尿道损伤情况。

四、治疗

1. 治疗原则　主张早期手术治疗。寻找到白膜破裂处，清除血肿，推荐应用不可吸收线缝合破裂白膜，术后常规加压包扎。如果同时合并尿道损伤，推荐应用可吸收线缝合尿道海绵体，并留置导尿管。术后常规加压包扎，预防性应用抗生素，并可口服雌激素预防勃起等。

2. 非手术治疗　仅适合白膜破裂较小且无明显血肿患者，主要措施包括加压包扎、局部冷敷、止血、预防性应用抗生素、抗雄激素治疗预防阴茎勃起等。非手术治疗后，有局部硬结形成导致阴茎勃起疼痛或弯曲的可能。如果患者非手术治疗期间血肿控制不佳，仍建议改为手术治疗。

（荆　涛）

第六节　阴囊、阴茎及睾丸损伤

阴囊、阴茎及睾丸损伤并不常见，可由锐器割伤、枪伤、运动或劳动中的撞伤、踢伤等造成。主要分为闭合性损伤和开放性损伤两大类。

一、临床表现

1. 闭合性损伤　会阴区域可见局部皮下淤血、血肿形成，患侧阴囊、阴茎可有明显的触痛或压痛；如果睾丸白膜破裂，则无法扪及正常形态的睾丸及附睾。

2. 开放性损伤　阴囊或阴茎部位可见明显皮肤破损，包括裂伤、撕脱伤、阴茎离断等，可伴有大量出血或血肿；如果睾丸白膜破裂，则肉眼常无法辨清局部组织结构。

二、诊断要点

通过详细询问外伤史，结合会阴区域局部的肿胀、疼痛、淤血或血肿等，阴囊查体透光试验阴性，可明确诊断。

对于闭合性损伤时，需做彩色多普勒超声，进一步明确阴囊内容物损伤情况，包括睾丸、附睾是否破裂、出血，精索是否合并损伤，睾丸、附睾的血供情况等。

三、治疗

1. 开放性损伤　推荐及早清创缝合，注意预防感染，清创需彻底，彻底去除失活组织，阴囊皮肤缺损较多而修复困难者，可采用转移皮瓣或将睾丸暂时埋藏于邻近会阴区皮下组织内，Ⅱ期手术再还纳睾丸。

2. 阴囊闭合性损伤　如果阴囊血肿较大且进行性加重，或者已明确合并阴囊内容物（如睾丸）损伤，则应积极手术探查并修复损伤；如果阴囊血肿较小或阴囊内容物无明显损伤，可采用非手术治疗，主要措施包括卧床休息、阴囊托高，局部冷敷，口服抗生素预防感染。

3. 阴茎部分或完全离断　此类特殊损伤可考虑在具备显微外科诊疗技术的医疗单位，实施器官残端血管、神经等组织的显微吻合手术治疗，建议基层医疗单位接诊此类急诊患者时，在给予清创、止血的同时，应积极保护好离体的残端组织，将离体组织用无菌生理盐水彻底清洗后，用纱布保护好，置于有冰块的低温无菌生理盐水中保存，确保冰块不要直接接触皮肤组织，并尽早将患者和离体组织转运至具备相应诊疗条件的医疗单位进一步救治，一般认为完全离断后的阴茎缺血时间不超过6 h进行再植手术的成功率较高。

（荆　涛）

第七节　阴茎异物嵌顿

阴茎异物嵌顿属于少见的男科急症，常因恶作剧或不恰当的性行为致使坚硬的环状异物套入阴茎，如未及时去除，可导致阴茎局部嵌顿卡压。阴茎远端明显肿胀，甚至局部溃疡、缺血、坏死。

一、临床表现

阴茎局部可见质硬的环状异物嵌顿，其远端阴茎及阴茎头明显肿胀，甚至局部呈溃疡、缺血、坏死的表现。

二、诊断要点

通过仔细询问异物套入史，结合阴茎局部检查，可明确诊断。

三、治疗

1. 治疗原则　及早去除嵌顿异物，预防感染。

2. 手法去除异物　弹力绷带或手握持阴茎远端肿胀部位，待肿胀缓解后，局部涂抹润滑油，尝试取下异物。

3. 穿刺抽吸法　穿刺阴茎海绵体，抽吸积血、积液，或者在阴茎肿胀部位多点切开，尽可能缓解阴茎远端肿胀后，再尝试取下异物。

4. 套线法　在阴茎远端肿胀部位从嵌顿处向阴茎头方向逐渐缠绕丝线，通过此方法缓解阴茎肿胀，套线同时将嵌顿异物逐渐推向阴茎头，此法结合阴茎远端肿胀部位多点切开方法，常可取得较好疗效。

5. 破拆器材辅助去除异物　如果上述方法均无法取下坚硬的异物（金属螺帽、金属环等），必要时可借助破拆器材辅助切断并取下异物，注意需保护好会阴区皮肤组织，预防感染。

（荆　涛）

参 考 文 献

［1］郭应禄. 郭应禄男科学. 2版. 北京：人民卫生出版社，2019：1192-1198.

［2］Ta A，Darcy FT，Hoag N，et al. Testicular torsion and the acute scrotum：current emergency management. Eur J Emerg Med，2016，23（3）：160-165.

［3］Sharp VJ，Kieran K，Arlen AM. Testicular torsion：diagnosis，evaluation，and management. Am Fam Physician，2013，88（12）：835-840.

［4］Broderick GA，Kadioglu A，Bivalacqua TJ，et al. Priapism：pathogenesis，epidemiology，and management.. J Sex Med，2010，7（1Pt2）：476-500.

［5］Ingram AR，Stillings SA，Jenkins LC，et al. An Update on Non-Ischemic Priapism. Sex Med Rev，2020，8（1）：140-149.

第二章

男性性功能障碍

男性性功能障碍是常见的男科疾病，总体患病率约占成年男性的10%。性功能障碍严重影响男性及其性伴侣的身心健康，同时对双方人际关系、家庭乃至社会和谐构成影响。勃起功能障碍可能是心血管疾病的早期表现，如未得到有效处理，不仅损害健康，还可能导致双方关系破裂。早泄可导致男方的精神压力及女方的性心理异常。因此，男性性功能障碍的准确诊断和有效治疗的意义重大。

男性性功能障碍在基层医院门诊占比较高，分析病史给出诊断、指导患者接受规范化治疗及建立后期有效随访机制是基层医师需要掌握的方法。有效的首诊处理对患者性功能的恢复和改善、提升患者治疗信心，以及缓解精神压力至关重要，也为后期转诊上级医院提供便利和支持。

本章节重点介绍了4种常见的男性性能障碍：阴茎勃起功能障碍、早泄、性欲减退或缺失及其他性功能障碍，通过规范化诊断和治疗流程的介绍，旨在让基层医师能对男性性功能障碍在整体上有基本的概念，力求做到诊断准确、处理规范合理，避免加重患者的病情及精神心理症状。

（孙祥宙）

第一节 阴茎勃起功能障碍

阴茎勃起是一个由神经、内分泌、血管和阴茎海绵体组织精密调节、协调完成的复杂生理现象，包括阴茎动脉充盈、小梁平滑肌舒张、白膜下静脉被压迫关闭等环节，精神、心理因素在勃起过程中也起重要作用。阴茎勃起功能障碍（ED）是指男性不能持续获得和/或维持足够的阴茎勃起，以完成满意的性生活。

一、病因

ED常见的病因包括血管性、神经性、解剖或结构性、内分泌性、药物诱导性、精神心理性及创伤性等（表2-2-1）。根据以上病因，ED又被分为器质性、心理性和混合性3种，其中大多数病因为混合性。

表2-2-1 阴茎勃起功能障碍的病因

血管性
心血管疾病（高血压、冠状动脉疾病、周围血管疾病等）
糖尿病
高脂血症
吸烟
大手术（前列腺癌根治术）或放射治疗（骨盆或者腹膜后）
神经性
中枢神经
退行性变（多发性硬化症、帕金森病、多发性萎缩等）
脊柱创伤或疾病
卒中
中枢神经系统肿瘤

续　表

周围神经

 1型或2型糖尿病

 慢性肾衰竭

 多发性神经病变

 手术（骨盆或者腹膜后大手术、前列腺癌根治术、结直肠手术等）

 创伤（骨盆骨折尿道损伤等）

 尿道手术（尿道狭窄成形术等）

解剖或结构性

 尿道下裂、上裂

 小阴茎

 阴茎硬结症

内分泌性

 性腺功能减退症

 高催乳素血症

 甲状腺功能亢进或甲状腺功能减退

 肾上腺皮质功能亢进或减退（Cushing病等）

 全垂体功能减退、多发性内分泌功能障碍

药物诱导性

 抗高血压药（噻嗪利尿药等）

 抗抑郁药（选择性5-羟色胺再摄取抑制剂、三环类抗抑郁药）

 抗精神病药（地西泮等）

 抗雄激素药（GnRH类似物或拮抗剂）

 消遣性药物（酒精饮料、海洛因、可卡因、大麻、美沙酮及合成药物，合成类
  固醇等）

精神心理性

 普通型（如性唤起能力的缺失和性亲密紊乱）

境遇型（如性伴侣相关的，性表现相关问题或情绪低落）

精神疾病（精神分裂症等）

创伤性

阴茎折断

骨盆外伤

脊柱外伤

盆腔脏器的根治性切除手术（如前列腺癌根治术、结直肠癌根治术）

腹膜后淋巴结清扫术

注：GnRH. 促性腺激素释放激素。

二、病理生理

阴茎勃起受到下丘脑性中枢和骶髓低级中枢的调控，阴茎勃起的基础是阴茎动脉的扩张和阴茎海绵体小梁的舒张，继而压迫白膜下的静脉，使静脉流出道关闭，从而产生和维持阴茎勃起；反之，当动脉和小梁平滑肌收缩时，阴茎处于疲软状态。研究表明，一氧化氮（NO）-环磷酸鸟苷（cGMP）信号通路在阴茎的勃起过程中起主要作用。

三、诊断

1. 病史采集　详细而准确的病史采集在ED的诊断和评估中具有重要意义，不仅要详细询问患者的阴茎勃起功能情况，还应询问患者是否存在导致ED的可能病因和相关危险因素。

（1）性生活史

1）发病与病程：ED是在什么情况下发生的，是突发还是逐渐发生的；起病后是每次性生活都存在ED，还是仅在某些特殊的情况下发生，ED的发生是否与环境、性伴侣等情况有关；ED的程度是否逐渐加重；有无经过规范检查及治疗，疗效如何。

2）阴茎勃起状况：①性交时阴茎勃起状况：性欲有无异常；性刺激下阴茎是否能够勃起，勃起的硬度是否足够插入阴道，是否能够维持足够的勃起硬度直到性交完成；有无早泄、不射精、射精痛等射精功能障碍；有无性幻想；有无性高潮异常等；②非性交时阴茎勃起状况：有无夜间勃起和晨间勃起，勃起的频率如何，勃起的硬度情况如何等；有无自慰，自慰方式及频率如何，自慰时阴茎勃起硬度、维持时间等情况如何；性幻想或视、听、嗅、触等刺激下阴茎能否勃起，勃起硬度如何。

3）婚姻、性伴侣及性交频率：患者的婚姻或者性生活状况如何，已婚者还需要询问夫妻关系如何等；是否有性交，有无固定的性伴侣，性伴侣的情况（如性伴侣的性别、性伴侣对患者的求医态度如何）；患者性生活的频率、状态等。

4）精神、心理、社会及家庭等因素：是否有不良的性经历或精神创伤；是否存在因工作和（或）生活压力增大导致的焦虑、抑郁、紧张等不良情绪，是否存在因ED导致的抑郁、焦虑情绪等。

（2）伴发疾病史

1）全身性疾病：高血压、高脂血症、糖尿病、代谢综合征、肝肾功能不全等。

2）神经系统疾病：多发性硬化症、重症肌无力、脑萎缩、睡眠障碍等。

3）生殖系统疾病：阴茎畸形、阴茎硬结症、前列腺疾病等。

4）内分泌性疾病：性腺功能减退症、甲状腺疾病、高催乳素血症（还是垂体疾病）等。

5）精神心理性疾病：抑郁、焦虑、恐惧和罪恶感等。

（3）手术、外伤史

1）盆腔外伤或手术史。

2）中枢神经系统、腰椎和（或）脊髓外伤或手术史。

3）其他。

（4）药物史：是否服用可导致ED的药物，如降压药、抗抑郁药、抗精神病药等（表2-2-1）。

（5）不良生活习惯或嗜好史：吸烟史、嗜酒史、吸毒史、不洁性生活史，饮食习惯、运动等。

2. 勃起功能量表评估与分级　国际勃起功能指数量表（international index of erectile function-5，IIEF-5）和勃起硬度评估（erection hardness score，EHS）是ED诊断的重要工具之一。根据评估结果，ED的严重程度可分为轻度、中度和重度。

（1）国际勃起功能指数量表（IIEF-5）：请根据您过去3个月性生活实际情况回答以下问题，选择适当评分（表2-2-2）。

表2-2-2　国际勃起功能指数量表（IIEF-5）

问题	0	1	2	3	4	5	得分
1.对阴茎勃起及维持勃起有多少信心？		很低	低	中等	高	很高	
2.受到性刺激后有多少次阴茎能够坚挺地插入阴道？	无性活动	几乎没有或完全没有	只有几次	有时或大约一半时候	大多数时候	几乎每次或每次	
3.性交时有多少次能在进入阴道后维持阴茎勃起？	没有尝试性交	几乎没有或完全没有	只有几次	有时或大约一半时候	大多数时候	几乎每次或每次	
4.性交时保持勃起至性交完毕有多大的困难？	没有尝试性交	非常困难	很困难	有困难	有点困难	不困难	

续　表

问题	0	1	2	3	4	5	得分
5.尝试性交时是否感到满足?	没有尝试性交	几乎没有或完全没有	只有几次	有时或大约一半时候	大多数时候	几乎每次或每次	
IIEF-5评分:							

评分标准：一般而言,IIEF-5评分小于7分为重度ED,8～11分为中度ED，12～21分为轻度ED，22～25分为无ED。

（2）勃起硬度评估（EHS）：见表2-2-3。

表2-2-3　勃起硬度评估（EHS）

Ⅰ级	Ⅱ级	Ⅲ级	Ⅳ级
阴茎充血增大，但不能勃起，无法插入	阴茎有轻微勃起，但还未能达到足以插入的程度	阴茎达到足以插入的硬度，但不够坚挺或持久	完全勃起而且很坚挺，也够持久

3. 体格检查　除一般体格检查外，常规测量血压、心率及体重。体格检查的重点为第二性征、生殖系统及局部神经系统检查。50岁以上男性建议行直肠指检。

（1）第二性征检查：注意患者皮肤、体型、脂肪分布、骨骼及肌肉发育情况，有无喉结，胡须和体毛分布及疏密程度，有无男性乳腺发育等。

（2）生殖系统检查：注意阴茎发育情况，有无畸形和硬结，睾丸数量、大小、位置、质地等是否正常。

（3）局部神经系统检查：注意患者下腹部、会阴、阴茎及下肢的痛觉、触觉、温度觉；球海绵体反射、提睾肌反射等。

4. 心血管系统评估与分级　ED是心血管疾病的早期表现，ED患者发生严重心血管疾病的风险明显高于无ED病史的患者。ED患者即使无心血管疾病症状，也应将其作为潜在心血管疾病患者对待。

5. 精神心理评估　研究表明，应对长期原发性ED的年轻患者（＜40岁）进行精神心理评估。建议ED患者接受性健康相关的精神心理专家咨询，通过专业量表评估对疾病的诊断和治疗具有重要意义。

6. 实验室检查　实验室检查必须根据ED的危险因素和患者的主诉进行个体化选择。对于一般患者，建议行空腹血糖、血脂、总睾酮等检查；必要时可行黄体生成素、卵泡刺激素、催乳素、游离睾酮及血常规、血生化、糖化血红蛋白、同型半胱氨酸、甲状腺功能等检查。

7. 特殊检查与评估　具体操作方法及参考值范围详见第一篇第三章第四节。在下述情况下，可根据具体病情选择特殊检查：①常规检查原因不明者；②盆腔或会阴部外伤病史；③伴有阴茎畸形、阴茎硬结症等，可能需要手术矫正；④严重的精神性障碍；⑤内分泌疾病；⑥神经系统疾病；⑦医学伦理及司法鉴定需要者；⑧拟行阴茎假体植入者。

（1）阴茎勃起监测：夜间勃起功能监测和视听刺激勃起监测。

（2）阴茎海绵体血管功能检测：阴茎海绵体注射血管活性药物试验，阴茎彩色多普勒超声检查。

（3）海绵体血管造影检查：①阴茎海绵体造影，主要用于静脉性ED的鉴别诊断；②选择性阴部内动脉造影，主要适用于考虑行血管重建手术动脉性ED的患者。

（4）神经检查：ED患者的神经检查主要包括阴茎感觉阈值测定、球海绵体反射潜伏时间、阴茎海绵体肌电图、躯体感觉诱发电位及括约肌肌电图等。

四、治疗

1. 治疗原则与目标 ED的治疗需要综合考虑患者的社会背景、受教育程度、家庭情况等因素，通过个体化的综合治疗，使患者达到和维持勃起硬度，并恢复满意的性生活。

2. 基础治疗 改变不良生活方式（在治疗ED前或同时进行），部分ED患者经过有效的基础治疗可恢复正常勃起功能。

（1）生活方式的调整：是ED治疗的首要任务，包括适度的体育运动、控制体重及合理的营养摄入。但单纯依靠调整生活方式来改善阴茎勃起功能，常需要较长的时间（2年以上），而在改善生活方式的基础上，联合口服PDE5i，在治疗3个月后阴茎勃起功能可获得明显的改善。

（2）基础疾病的控制：对于有明确基础疾病的患者，应明确病因，并积极治疗。

（3）心理疏导。

（4）性生活指导：应该鼓励患者与其伴侣共同面对，并鼓励其在治疗过程中适当增加性生活频率。

3. 口服药物治疗

（1）PDE5i：目前，口服PDE5i已成为ED治疗的首选方式。阴茎海绵体中PDE5能水解环磷酸鸟苷（cGMP），使其浓度降低，抑制阴茎海绵体平滑肌松弛。抑制PDE5可减少cGMP的降解，从而提高其浓度，促使海绵体平滑肌舒张而增加阴茎动脉血流，阴茎海绵窦充血、膨胀，促进阴茎勃起。在治疗前应让患者了解PDE5i的各种药物特点及可能出现的不良反应，并依据患者性交的频率、个人期望及医师个人的经验来选择药物。

1）按需治疗：根据疗效与不良反应调整剂量。西地那非推荐的剂量为50 mg和100 mg，他达拉非的推荐剂量为10 mg和20 mg，伐地那非的推荐剂量为10 mg和20 mg。

2）规律治疗：他达拉非半衰期长（17.5 h），有效浓度可维持36 h，小剂量每天服用（Once daily，OAD）已广泛应用于临床，推荐剂量为5 mg，1次/天。

3）PDE5i的常见不良反应：见表2-2-4。

表2-2-4　PDE5i常见的不良反应及其发生率

不良反应	西地那非	他达拉非	伐地那非
头痛	12.8%	14.5%	16%
面部潮红	10.4%	4.1%	12%
消化不良	4.6%	12.3%	4%
鼻塞	1.1%	4.3%	10%
头晕	1.2%	2.3%	2%
视觉异常	1.9%	—	＜2%
背痛	—	6.5%	—
肌痛	—	5.7%	—

注：PDE5i.5型磷酸二酯酶抑制剂；—.无数据。

4）使用禁忌：PDE5i与硝酸盐类合用是绝对禁忌，因为有机硝酸盐类制剂（如硝酸甘油，单硝酸异山梨酯，硝酸异山梨酯等）与PDE5i合用可导致cGMP蓄积，引起顽固性低血压。此外，伐地那非可引起轻度QT间期延长，禁忌与Ⅰa类（奎尼丁、普鲁卡因胺）或Ⅲ类（胺碘酮）抗心律失常药合用。

5）PED5i无效者的处理：①指导患者正确使用PDE5i；②针对原发器质性病因的治疗；③更换其他PDE5i或连续应用PDE5i；④联合治疗，如改善雄激素水平；⑤性心理治疗；⑥改用其他治疗，如海绵体注射、负压吸引或手术等。

（2）雄激素：主要用于内分泌性勃起功能障碍的治疗，各种原因所致的原发性或继发性性腺功能减退症患者常合并ED，对此类患者给予雄激素治疗除可增强性欲，亦可改善勃起功能，但对于前列腺癌患者，雄激素补充疗法为禁忌。因此，在补充雄激素前，应常规进行前列腺直肠指检（DRE）、PSA测定及肝功能检测。常用的药物为十一酸睾酮。

（3）其他药物：阿扑吗啡、育亨宾、曲唑酮，目前临床上已较少使用。

4. 物理治疗

（1）真空负压装置（vacuum erection device，VED）：利用真空负压吸引血流进入阴茎海绵体，从而促使阴茎勃起的一种安全、有效的物理治疗方法，适用于动脉性、静脉性、糖尿病、前列腺癌术后、骨盆骨折尿道断裂术后及脊髓损伤所致的ED患者，也可用于不能耐受PDE5i及PDE5i治疗失败的患者。VED的不良反应包括阴茎疼痛、瘀斑、青紫、麻木及射精困难等，该疗法不适合于凝血功能障碍及正在进行抗凝治疗的患者，阴茎皮肤有溃烂者亦不适用。

（2）电生理适宜技术：临床上有医师使用基于精准电生理诊断的经皮电刺激治疗ED，取得一定效果，值得进一步探索。

（3）微能量（低能冲击波、B超波）治疗：有研究提示，对PDE5i效果不佳的ED患者，加用微能量（低能冲击波、B超波）治疗，对部分患者有效。

5. 海绵体内血管活性药物

（1）前列地尔：是第一个也是唯一获批可以应用于海绵体内注射治疗ED的药物，常用剂量为5～40 μg。海绵体内注射前列地尔的并发症主要为阴茎疼痛，少见并发症为持续性勃起，阴茎异常勃起，阴茎海绵体纤维化。全身性的不良反应较为少见，其中最常见的是轻微的低血压。海绵体内注射疗法的禁忌人群包括前列地尔过敏人群，阴茎异常勃起高风险人群及凝血功能异常人群。

（2）罂粟碱：因其单独使用并发症发生率较高，最常用于联合用药，但暂未获得批准应用于治疗ED。

（3）酚妥拉明：应用于联合治疗以提高效果，单独用药效果较差。

（4）联合用药：罂粟碱（7.5～45 mg）联合酚妥拉明（0.25～1.5 mg），或者罂粟碱（8～16 mg）联合酚妥拉明（0.2～0.4 mg）、前列地尔（10～20 μg），已被广泛使用，但是以上2种组合也暂未获得批准用于治疗ED。

6. 经尿道给药 MUSE（medicated urethral system for erection）是一种前列地尔的特殊剂型，使用方法：性交前30 min，排尿后通过使用器把固体的栓剂（3 mm×1 mm）经尿道口送入尿道远端3 cm处，用手揉搓阴茎10 s使药栓融化。

7. 外科治疗 ED的外科治疗手段主要包括血管手术和阴茎假体植入术。其中，阴茎血管手术有一定的失败率，远期效果不佳，术前需要和患者充分交谈，以避免产生过高的期望。

（1）阴茎静脉漏的手术治疗

1）手术适应证：①单纯静脉瘘，海绵体平滑肌及白膜结构及功能正常；②阴茎海绵体动脉供血正常。

2）手术方式：目前国内采用最多的术式是阴茎背深静脉结扎术，其他术式包括，阴茎背浅静脉结扎术，阴茎背深静脉白膜下包埋术，阴茎脚白膜折叠＋静脉结扎术，阴茎脚捆扎术，阴茎背深静脉动脉化手术，阴茎海绵体静脉动脉化，尿道海绵体松解术，选择性静脉栓塞术，腹腔镜下腹膜外阴茎静脉结扎术等。

3）手术并发症：阴茎头麻木，皮肤坏死，伤口感染，阴茎弯曲，阴茎短缩，腹股沟疝，阴茎水肿，栓塞后静脉性疼痛。

（2）动脉性ED的手术治疗

1）手术适应证：孤立的动脉狭窄，同时符合以下情形：①年龄＜55岁；②不吸烟或已戒烟；③未合并糖尿病；④无静脉瘘存在；⑤无广泛血管病变。

2）手术方式：腹壁下动脉-阴茎背动脉吻合术（血管成

形），腹壁下动脉–阴茎背深静脉吻合术（静脉动脉化），腹壁下动脉–阴茎背深静脉吻合＋静脉结扎术。

3）手术并发症：①阴茎水肿，建议术后24 h内使用弹性绷带包扎阴茎，有助于预防和控制水肿；②阴茎麻木或感觉异常；③瘢痕收缩引起阴茎缩短。

（3）阴茎假体植入术

1）适应证：①口服药物及其他治疗无效者；②不能接受或不能耐受已有治疗方法的患者。

2）禁忌证：①绝对禁忌：存在全身、皮肤或尿道感染者；②相对禁忌证：存在阴茎严重畸形、尿道狭窄、阴茎发育不良、阴茎血管瘤患者；未有效治疗的精神心理障碍患者。

3）并发症：感染、机械故障、三件套支撑体自发性充盈、阴茎头膨胀感差、勃起短缩、液泵体或储液囊移位、侵蚀穿入尿道或者阴茎、阴囊等，其中最主要的并发症为感染和机械故障。

8. 中医药的治疗　阴茎勃起功能障碍在中医学中被描述为阴茎萎软不举，举而不坚或坚而不久，不能达到满意的性生活，称之为阳痿。中医学对此病进行了大量的论述，并积累了丰富的临床经验。中药能够通过多靶点、多系统、多部位作用于全身，温和、缓慢而持久，改善全身症状，且许多中药具有雄激素样作用，在治疗ED的同时可以提高性欲。目前，市场上治疗阳痿的中成药种类繁多，主要适用于心理性ED及轻、中度器质性ED，在具体治疗时需辨证论治。

（孙祥宙）

第二节　早　　泄

早泄（premature ejaculation，PE）是一种常见的男性性功能障碍，但患者常不愿意提及，而某些非专科医师也不知道有效的治疗方法，因此导致很多患者可能被误诊或误治。

PE患病率流行病学研究很多，但是差异明显，其原因可能是迄今为止尚缺乏一个公认的准确定义。一项美国国家健康及社会生活调查（national health and social life survey，NHSLS）研究发现，18～59岁男性人群PE患病率为31%，其中18～29岁的男性占30%、30～39岁的男性占32%、40～49岁的男性占28%和50～59岁的男性占55%。Waldinger等的一项研究将PE分为4种亚型，终身PE的患病率2.3%、获得性PE的患病率3.9%、自然变异性PE的患病率8.5%及早泄样射精功能障碍的患病率5.1%。获得性PE和终身PE这两种亚型患病率合计约6%，其射精潜伏期小于2 min。

一、分类

目前有两种比较正式的PE定义。《精神障碍诊断与统计手册》第Ⅴ版（DSM-Ⅴ-TR）中将PE定义为：在性刺激很小的情况下，持续或反复的过快射精，通常发生在插入阴道前、插入时、插入后或插入后不久。临床医师必须考虑到影响兴奋期持续时间的因素，如年龄、性伴侣新鲜度或身体状况及最近的性活动频率。

国际性医学学会（International Society of Sexual Medicine，ISSM）采用了一个全新的PE定义，这是第一个基于循证医学研究结果的定义，即早泄（终身性和获得性）是一种男性性功能障碍，其特征如下：①射精通常或几乎总是发生在插入阴道（终身PE）之前或约1 min之内，或者明显的潜伏期过短且令人烦恼，通常小于3 min（获得性PE）；②无法控制插入阴道后射精过程；③消极的个人情绪，如痛苦、烦恼、沮丧和/或逃避性亲密。

另有2种PE类型，即自然变异性PE和早泄样射精功能障碍，其特征如下，①自然变异性PE：其特征是不规律发生的快速射精，且程度不一，其多认为是性行为的正常变化；②早泄样射精功能障碍：其特征是在性交过程中对快速射精的主观感觉，而射精潜伏期在正常范围内，甚至更长时间，其不应视为医学意义上的早泄。

上述4种类型的临床应用有助于对PE患者分层、诊断和治疗，但其确切作用尚待确定。

二、病因及病理生理

PE病因尚不清楚，尽管有生理学和心理学假说，包括焦虑、阴茎高敏感性、和5-羟色胺（5-hydroxytryptamine，5-HT）受体功能障碍，但相关研究数据很少。PE病理生理学机制亦不明确，整个射精通路并无实质性受损的证据。实际临床中，很多ED患者有PE的经历，与ED相关的严重焦虑也可加重PE，此时可能漏诊PE。PE的患病率不受年龄影响，此项特点不同于ED。ED常随着患者年龄的增长患病率升高。PE不受婚姻或收入状况的影响。早泄在黑种人、西班牙裔和伊斯兰背景的男性中患病率更高，在文化程度较低的男性中患病率也更高。其他危险因素还包括遗传因素、总体健康状况差、肥胖、前列腺炎、甲状腺激素紊乱、糖尿病、疲乏、情绪问题和精神压力及创伤性性经历。研究发现，合并慢性前列腺炎的PE患者，如能有效治疗致病微生物，可显著改善阴道内射精潜伏期（intra-vaginal ejaculation latency time，IELT）和射精控制能力。

PE患者的性关系满意度和性满意度低，性交过程中更难以放松，以致性交次数减少。同时，PE还可能影响到性功能以外的很多方面，如PE会降低患者自信心，影响伴侣关系，引起精神痛苦、焦虑、尴尬和抑郁。PE对于性冲动和性兴趣影响不明显，但PE患者伴侣对性关系的满意度会随着患者病情的加重而降低。尽管早泄影响心理和生活质量的诸多方面，但患者就医的比例较低，有研究发现，78%的自述性功能障碍的男性不会前往医院就诊，相对于ED，男性对于ED的治疗更迫切。在早泄患病率和态度调查研究中，仅9%的PE男性向医师咨询，其原因包括患者觉得尴尬且对于治疗缺乏信心，以及医师觉得尴尬和PE诊疗技能的欠缺。因此，对于一个主诉性功能障碍的男性，医师应该主动询问患者的射精功能问题。

三、诊断评估

PE的诊断基于患者的病史和具体的性生活史，以归类PE为终身PE或是获得性PE，并确定PE是情境性（在特定情况下或与特定性伙伴）还是一致性，同时需要注意射精持续时间、性刺激程度、对性活动和生活质量的影响及药物的使用或滥用。评价PE是需要同时鉴别ED，许多ED患者由于勃起困难导致焦虑，进而引起继发性PE。一些ED患者主诉勃起时间过短，但其实是射精后阴茎转为疲软状态，此时是PE的问题而非ED。PE的定义包含4个主要方面，所以其诊断具有多维属性：①以IELT评价射精时间；②感知的控制能力；③苦恼程度；④与射精功能障碍相关的人际交往困难。

1. 阴道内射精潜伏期　IELT在患有PE和未患PE的男性之间存在着明显的重叠，IELT对射精控制能力有显著的直接影响，但对与射精相关的个人痛苦或性交满意度无显著的直接影响。射精控制能力对与射精相关的个人痛苦和性交满意度均有显著的直接影响（二者都对射精相关的人际交往困难有直接影响）。自我估计的IELT即可达到评估IELT的目的，文献报道指出自我估计IELT和秒表测量IELT可互换，分辨PE的敏感性和特异性均可达到80%。例如，将自我估计IELT与4项PRO问题相结合，即评价"射精控制能力""性交满意度"（从0分为非常差到4分为非常好）、个人痛苦和人际困难方面（0=一点也不，到4=非常），总体特异性可进一步提高至96%。然而，自我估计IELT常被过高估计，时间常＞1 min，因此在针对终身PE的临床试验研究里，IELT必须用秒表测量。虽然IELT是一种客观的PE评估工具，但是实际研究发现，与自我估计IELT相比，性满足程度和性苦恼程度与射精控制能力更相关。

2. 早泄评估问卷　评估问卷是客观评估PE的有效工具，也是患者自我报告（patient reported outcomes，PROs）类型的问卷。目前，有2种评估PE的问卷应用较广，可以帮助判断是否存在PE。

（1）早泄诊断工具问卷（premature ejaculation diagnostic tool，PEDT）：由美国、德国和西班牙的医学专家联合开发，问卷包含5项问题，评估控制能力、频率、最小刺激强度、苦恼程度和人际困难。总分＞11分提示PE；总分9或10分，提示PE有可能；总分＜8分，提示PE可能性较低。

（2）阿拉伯早泄问卷（Arabic index of premature ejaculation，AIPE）：此问卷基于中国早泄患者性功能问卷（Chinese index of premature ejaculation，CIPE），由沙特阿拉伯的医学专家开发，包含7项问题，评估性欲、勃起硬度、射精时间、控制能力、患者和伴侣的满意度、焦虑或抑郁。总分范围7～35分，≤30分可诊断PE，根据总分将PE分为3种严重程度，7～13分为严重、14～19分为中度、20～25为轻度至中度和26～30分为轻度。

PEDT是目前应用最广泛的评估问卷，但PEDT提供的诊断与患者自报诊断之间的相关性低。最近的一项研究表明，通过PEDT诊断为PE的比例为40%，而患者自报PE的比例仅为19%。问卷调查是简化PE药物研究方法的一个重要步骤，当然还需要进一步的跨文化验证。其他用于PE相关问卷还包括早泄谱（premature ejaculation profile，PEP）、早泄指数（index of premature ejaculation，IPE）和男性性健康-射精功能障碍问卷（male sexual health questionnaire ejaculatory dysfunction，MSHQ-EjD）。在临床实践中，这些问卷均可以使用。

3. 体格检查和辅助检查　对于PE，体格检查必不可少，包括对内分泌和神经系统的简单检查，以确定与PE或其他性功能障碍相关的因素，如内分泌疾病、阴茎硬结症、尿道炎或前列腺炎。应根据病史或体检的具体结果进行辅助检查，如实验室检查或神经电生理等仪器检查。

四、治疗

对于那些仅射精快但未造成情绪困扰的男性而言，治疗仅限于性心理咨询和科普教育。在开始治疗前，必须彻底明确患者治疗预期。如果合并ED和前列腺炎，应先于PE的治疗。各种行为治疗在治疗PE中都很有益，尤其对于那些不喜欢药物治疗的患者。对终身性PE患者，行为治疗并不推荐用于一线治疗，其原因在于这种治疗安排时间密集，需要性伴侣的配合，但实际上很难执行。此外，PE行为治疗的长期效果尚不清楚。药物治疗是终身性PE治疗的基础。达泊西汀是除美国外许多国家唯一批准用于PE按需治疗的药物。PE中使用的其他所有药物都是非适应证用药。长期口服的抗抑郁药包括5-羟色胺选择性重摄取抑制剂（serotonin-selective reuptake inhibitor，SSRI）和氯丙咪嗪（一种三环类抗抑郁药），以及按需局部外用麻醉药，用于治疗PE均可显示出一定疗效。所有用于PE药物治疗的长期结果，目前尚不清楚。

1. 心理/行为治疗策略　行为治疗策略主要包括Semans制订的"停动"训练、Masters和Johnson提出的"挤压"技术。

（1）"停动"训练：性伴侣刺激患者阴茎，直到患者感到射精冲动，并由患者示意伴侣停止刺激，等待射精冲动消退后，再行刺激，如此往复。

（2）"挤压"技术：与"停动"训练过程类似，患者性伴侣在射精前对阴茎头施加手动压力，直到患者失去冲动。

这2种方法通常在达到高潮前都要反复3次。行为治疗理念源于一个假设，即PE的发生是因为患者没有意识到器官的兴奋性过高，也没有意识到射精过程不可避免。随着刺激强度的增加、刺激维持时间的延长，这种反复的训练可以减弱"刺激-反应"的联系和射精的感觉，而这种刺激的强度和持续时间应略低于触发射精的阈值。

性交前自慰是年轻男性经常使用的一种改善早泄的方法。自慰后，阴茎得以脱敏，在不应期结束后可以使射精发生延迟。另一种方法，男性学会识别性唤起的提升程度，而这种兴奋程度应低于引发射精反射的强度，也是一定意义上的"停动"训练。

心理因素可能与PE有关，也应在PE的治疗过程的同时解决。这些因素主要涉及焦虑，但也包括伴侣关系因素。现有的有限研究表明，行为治疗和功能性性治疗可以改善性交维持时间和性满意度。

曾有报道，行为治疗短期成功率为50%～60%，尚需进一步临床研究证实。一项双盲、随机、交叉研究表明，与行为治疗相比，药物治疗（氯丙咪嗪、舍曲林、帕罗西汀和西地那非）对于IELT延长的作用更大。此外，临床经验表明，这些技术所取得的进步通常不会长期保持。当用于"增加价值"的医疗干预行为疗法可能是最有效的。一项前瞻性随机试验研究发现，达泊西汀和行为治疗相结合比单独使用达泊西汀治疗终身性PE患者更有效。今后的研究中，我们应尽量使用已得到验证的评估工具，同时应该设立更长的随访期以观察疗效。

2. 药物治疗

（1）达泊西汀：盐酸达泊西汀是一种短效SSRI，其药动学曲线适合于PE的按需治疗。它具有快速的达峰时间（1.3 h）和短的半衰期（24 h后95%的清除率）。对于IELT，达泊西汀的2个有效剂量（30 mg和60 mg）可增加2.5倍和3.0倍，在基线平均IELT＜0.5 min的患者中分别增加3.4倍和4.3倍，在性交前1～3 h口服，可增加射精控制能力，减少痛苦，提高满意度且对终身性和获得性PE均有效。药物不良反应包括恶心、腹泻、头痛和头晕，这些不良反应具有剂量依赖性，且并不增加自杀意念或自杀企图的风险，达泊西汀突然停药并不会出现戒断症状；与其他用于治疗PE的抗抑郁药相比，达泊西汀更安全。

达泊西汀与PDE5i的联合使用，与单独使用PDE5i抑制剂或SSRI相比，可能增加晕厥前症状的风险。实际使用时，达泊西汀与PDE5i合用时，其耐受性良好，其安全性与之前单独使用达泊西汀进行的第三阶段临床研究一致，此阶段研究中曾出现血管迷走性晕厥，但其发生率较低。所以，在开始使用达泊西汀之前，必须测量立位生命体征（血压和心率）。在一项上市后研究中，通过病史和立位试验排除立位反应风险患者后，并未观察到晕厥的病例。

（2）抗抑郁药（SSRI和氯丙咪嗪）的非适应证使用：射精是脊髓射精发生器控制下的一种生理反应，且受到大脑和周围神经系统兴奋或抑制机制的调控。5-HT参与射精控制，激活脊髓水平和脊髓上水平的5-HT1B和5-HT2C受体可抑制射精，而刺激5-HT1A受体可促进射精。

SSRI被用于治疗情绪障碍，但可以延迟射精，因此以非适应证用药治疗PE。SSRI必须给予1～2周才能有效治疗PE。长期SSRI的应用可以长时间地增加突触间隙5-羟色胺含量，使5-HT1A和5-HT1B受体脱敏。氯丙咪嗪是最具5-HT能的三环抗抑郁药，最早于1973年报道可有效治疗PE。SSRI的应用，彻底改变了PE的治疗方法，相关的帕罗西汀研究结果于1970年首次发表，由此也改变了大家对PE的理解。在达泊西汀治疗前，SSRI是首选的治疗方法。

常用的SSRI包括西酞普兰、氟西汀、氟伏沙明、帕罗西汀和舍曲林，它们都具有相似的药理作用机制。meta分析发现，SSRI可使IELT延长2.6～13.2倍。帕罗西汀优于氟西汀、氯丙咪嗪和舍曲林。舍曲林优于氟西汀，而氯丙咪嗪的疗效与氟西汀和舍曲林无显著差异。帕罗西汀用药剂量范围为20～40 mg，舍曲林25～200 mg，氟西汀10～60 mg，氯丙咪嗪25～50 mg，西酞普兰不如其他SSRI有效，而氟伏沙明可能无效。

射精延迟的效果可能在服药后数天开始出现，但通常1～2周后更明显，源于受体的去敏需要时间。这些药物的疗效可以维持数年，但在6～12个月后其药效可发生减退。SSRI的常见不良反应，包括疲劳、困倦、打哈欠、恶心、呕吐、口干、腹泻和出汗，这些不良反应通常程度轻微，在2～3周后逐渐缓解。其他不良反应，如性欲下降、食欲缺乏、贫血和ED也有报道。

由于理论上存在自杀意念或自杀企图的风险，建议对18岁或18岁以下的青少年PE患者和PE与抑郁症共病的男性，尤其是与自杀意念相关的青少年，应用SSRI时要谨慎。用药开始前，应明确告知患者，避免突然停药或快速减少SSRI服用剂量，以防出现SSRI戒断综合征。

曾有研究报道，在性交前3～5 h按需应用氯丙咪嗪有效，但其改善IELT的效果不如每天用药。按需治疗可与低剂量每天用药相结合，以减少不良反应的发生。氯丙咪嗪药物说明书适应证里并未提及PE，因此对于PE的治疗，是一种非适应证用药，可能给医疗行为带来风险。

（3）局部麻醉药：使用局部麻醉药延迟射精是治疗PE最古老的药物疗法，其机制源于局部脱敏剂降低阴茎头的敏感性，从而延迟射精潜伏期，且不影响射精感觉。一些meta分析也证实了局部麻醉药治疗PE的有效性和安全性。

1）利多卡因丙胺卡因乳膏：利多卡因丙胺卡因乳膏可将IELT从1 min增至6.7 min。一项秒表IELT研究中发现，利多卡因丙胺卡因乳膏可以将IELT从1.49 min增至8.45 min。性交前，患者需将乳膏涂抹于阴茎皮肤表面并保留一段时间。性交时需使用避孕套，或者在性交前清洗掉阴茎皮肤表面残留的药物。

2）利多卡因（7.5 mg）和丙胺卡因［2.5 mg，外用共晶混合物（TEMPE）］气雾剂：性交前5 min使用，治疗3个月后，IELT从0.58 min增至3.17 min。

（4）曲马多：曲马多是一种中枢镇痛药，它结合了阿片受体激活和5-HT和去甲肾上腺素的再摄取抑制作用。曲马多口服后易吸收，半衰期为5～7 h。曲马多是一种温和的阿片受体激动剂，对去甲肾上腺素和5-HT的转运体具有拮抗作用。

62 mg曲马多口腔速崩片（ODT）和89 mg曲马多ODT分别可提高IELT 2.4倍和2.5倍，其疗效与达泊西汀相似。从射精的神经药理学和曲马多的作用机制可知，曲马多通过刺激中枢神经系统μ-阿片受体和提高脑5-HT利用率，达到延迟射精的作用。

（5）5型磷酸二酯酶抑制剂：西地那非的一项研究发现，虽然IELT没有显著改善，但西地那非增加了患者自信心、射精控制和总体性满意度的感知，减少焦虑，并缩短射精后二次勃起不应期。多项研究结果提示，PDE5i联合SSRI优于SSRI单一疗法。

1）西地那非联合帕罗西汀与单用帕罗西汀比较，IELT明显改善，满意度明显提高。

2）西地那非联合舍曲林组与单用舍曲林相比，IELT和满意度显著提高。

3）西地那非联合帕罗西汀、心理和行为治疗显著提高其他治疗失败患者的IELT和满意度。

4）西地那非联合达泊西汀（30mg）与达泊西汀或西地那非单药治疗相比，改善了IELT、满意度评分和PEDT。

5）他达拉非联合帕罗西汀与帕罗西汀和他达拉非单独使用相比，能显著提高IELT和满意度。

6）西地那非联合行为疗法与单纯行为疗法相比，显著提高了IELT和满意度。

（6）其他药物：基于精囊和前列腺中含有丰富的α_{1a}肾上腺素能受体，以及交感系统在射精生理中的作用，选择性α受体阻滞剂治疗PE可能有效。此外，针灸法也对PE有效，但其效果弱于达泊西汀。

（袁亦铭　张志超）

第三节　性欲减退或缺失

性欲是对性行为的一种要求，当这种欲望达到一定程度，男性表现为阴茎勃起及尿道旁腺分泌物自尿道口溢出。性欲减退、性欲缺失属于性欲障碍的常见表现，性欲障碍还可以表现为性厌恶、性欲亢进及性欲倒错。但临床上诊断性欲障碍的标准及认识尚不十分确切，由于性欲的个体差异及性别年龄因素，很难确立对每个人都适用的性欲标准来衡量是否有性欲障碍，故区分个体差异与正确理解性欲障碍的概念是至关重要。

一、性欲减退

性欲减退亦称性欲低下，是指患者缺乏对性活动的主观愿望，包括对性的幻想和性梦，缺乏参与性活动的要求，甚至性活动机会被取消或受挫时也没有遗憾的感觉，明显的性欲低下也称为性冷淡。

在考虑性欲低下时，应注意个体差异，包括性别、年龄、身体状况、工作压力、情绪等。性欲也会随年龄、发育阶段、时间、地点、情境、对象的不同而有所变化。人属高级动物，因此其性欲特别受意识形态、道德观念、价值观念、人际关系、文化程度等多方面精神心理因素的影响。在诊断性欲低下时，必须分析患者的主诉，比较患者的过去与现在，并充分了解其配偶的感受，才能达到医患间的共识。一般认为2周内没有1次性活动要求者，可考虑为性欲低下，正常男性在50岁以后性欲和性能力逐渐减退，70岁左右则基本消失，70岁以上有性欲者较少。

正常男性群体中性欲低下的发生率尚不明确，国外文献报道占成年男性的16%～20%，我国尚无这方面的确切资料。造成性欲低下的原因有器质性、内分泌性、功能性、药物性、精神心理性及社会因素。随年龄的增长性欲逐渐减退是正常的生理现象。

性欲低下的诊断除详细询问病史外，还应了解患者身体、精神、婚姻状况和性生活各方面情况，如曾患疾病，以往性生活情况，服药历史及烟、酒嗜好等情况，体格检查注意第二性征发育及外生殖器情况。实验室检查是必要的，如测定各种内分泌系统激素，尤其是生殖激素、甲状腺激素。

临床上凡由于器质性疾病和药物引起的性欲低下，一般针对原发病因进行治疗。因年龄增大、体弱多病引起生理变化者，应从增强体质、锻炼身体、增进营养和改善一般健康状况着手。大多数的性欲低下患者都有心理和精神因素的影响，故应以性咨询、性指导为主进行精神心理治疗。确因生殖激素不足而引起的性欲低下者，可给予睾酮等补充治疗。

二、性欲缺失和性厌恶

1. 性欲缺失　在反复适当的性刺激下，仍不能引起性欲者，也称为性欲缺失或无性欲。男性性欲缺失者少见。以由于疾病或精神障碍等因素导致的继发性无性欲为主。性欲望受循环中的激素水平和躯体状况影响，但主要是一种心理异常，如果影响性心理过程，可发生继发性无性欲。

目前尚无确切关于无性欲的定义和诊断标准，而临床上所自称无性欲者，相当多是性欲低下的表现，因此，临床诊断应持谨慎态度。无性欲的治疗原则亦同性欲低下。

2. 性厌恶　性厌恶是指对性活动或性活动意识的一种持续性厌恶感，以女性见多，男性也可发生。性厌恶常为境遇性，在与某个女性接触时出现，而与大多数女性接触时则无任何异常；有的性厌恶表现为接触异性时，周身大汗、恶心、呕吐、腹泻或心悸。有的性厌恶表现为仅对性接触有厌恶感，或者表现为仅对某种性活动方式特别敏感，如对接吻特别反感，但能顺利进行正常性活动，此类情况并不是真正意义上的性厌恶。

男性性厌恶的特点是性唤起多不受妨碍，性交和射精功能亦多正常，年龄多在40岁以下。临床上应掌握诊断原则，必须详细了解病史，只有一贯地厌恶性活动，才能确诊为性厌恶。

性厌恶的治疗原则与性欲低下的治疗原则基本相同，凡由疾病等器质性因素和药物引起者，应针对其病因采用相应治疗，消除影响因素，大多采用性咨询和指导为主的精神心理治疗。在治疗过程中征求患者自己希望治疗的动力和决心，同时制订详细、可行的治疗计划，逐渐深入治疗。

（袁亦铭　张志超）

第四节　其他射精障碍

除早泄外，男性其他射精功能障碍还包括射精延迟、不射精症、逆行射精和射精痛等。射精延迟是指性生活时有正常性兴奋，但持续或反复出现高潮延迟或缺失，严重时出现不射精症，导致患者苦恼。逆行射精是指阴茎能正常勃起，性交时有性高潮和射精的动作出现，但精液没有从尿道外口射出，在性交后的尿液检查发现精子和果糖，是精液逆向射入膀胱的一种病症。射精痛也称为射精后疼痛，指达到性高潮而射精的过程中和/或射精后持续和/或反复出现阴茎和/或会阴部疼痛。

一、流行病学

其他射精功能障碍的发病率的统计资料较少，同时调查研究的方式也比较困难。射精延迟的发生率很低，一般人群中原发性射精延迟发生率为1%，继发性射精延迟发生率为4%。生育门诊统计资料显示，逆行射精的发生率为0.3%～2%。最新的一项研究显示，糖尿病男性人群逆行射精的发病率为34.6%。不射精症在一般人群中发病率为0.14%。

二、病因

病因一般分为心理性和器质性两种。心理性病因可能与性唤起抑制有关，包括强烈的宗教背景、女性伴侣吸引力缺乏及不良的心理性伤害事件。一些心理障碍可抑制性唤起，如焦虑情绪、严重恋母情结、与其他女性交流障碍、害怕强势伴侣及担心伴侣受孕等。器质性病因主要包括先天性病因（米勒管囊肿、梅干腹综合征）、解剖学异常（经尿道前列腺电切术、膀胱颈切开）、神经性病因（糖尿病性自主神经病变、脊髓损伤、根治性前列腺切除术、直肠与结肠切除术、双侧交感神经切除术、腹主动脉瘤切除术以及主动脉旁淋巴清扫术）、感染性尿道炎（泌尿生殖系结核、血吸虫病）、内分泌腺功能低下症（甲状腺功能减退）、药物（α-甲基多巴、噻嗪类利尿药、三环类和SSRI类抗抑郁药、吩噻嗪、酒精滥用）。

三、诊断

逆行射精可通过射精后的尿液离心找到精子及果糖来明确诊断，同时经直肠B超（TURS）可发现静息时的膀胱颈开放，用视、听等性刺激方式人工诱发射精后，还可鉴别正常的射精和逆行射精。延迟射精与不射精暂时无明确的诊断标准，有文献显示，射精潜伏期超过25 min或30 min可认为是射精延迟。《美国精神障碍诊断与统计手册（第四版）》和世界卫生组织关于性功能障碍的会议认为，除了过长的射精潜伏期，诊断还应该考虑患者出现明显的苦恼或人际关系困难。

四、治疗

射精障碍的治疗方式主要包括心理治疗、药物治疗、物理治疗以及中医药治疗。心理行为治疗主要包括改善关系性因素、行为治疗、心理问询及性感集中训练。药物治疗主要包括 α_1 肾上腺素受体激动剂（如麻黄碱 15 ～ 60 mg，性交前 60 min 服用；或者伪麻黄碱 60 ～ 120 mg，性交前 120 ～ 150 min 服用）、育亨宾（20 ～ 45 mg，性交前 60 min 空腹服用）、新斯的明及左旋多巴、丙米嗪、缩宫素及丁螺环酮等。物理治疗主要适用于不射精患者，包括机械振动刺激（刺激阴茎头）和电动按摩刺激（经直肠）。中医治疗可能对功能性不射精症有一定的效果。内分泌失调或药物所致的射精障碍可补充激素或停服影响射精药物，其他先天性或后天性内生殖器异常可行整形手术治疗。逆行射精患者如果有生育需求，可以通过尿液离心精子后行辅助生殖技术生育。

（黄燕平）

参 考 文 献

[1] K. Hatzimouratidis FG, Moncada I, et al. Guidelines on Male Sexual Dysfunction：Erectile dysfunction and premature ejaculation. European Association of Urology, 2016.

[2] Hatzichriston D, Hatzimouratidis K, Bekas M, et al. Diagnostic steps in the evaluation of patients with eretile dysfunction. J Urol, 2002, 168：615-620.

[3] Rosen RC, Riley A, Wagner G, et al. The international index of erectile function（IIEF）：a multidimensional scale for assessment of erectile dysfunction. Urology, 1997, 49：822-830.

[4] Grover SA, Lowensteyn I, Kaouache M, et al. The prevalence of erectile dysfunction in the primary care setting：importance of risk factors for diabetes and vascular disease. Arch Intern Med, 2006, 166：213-219.

[5] Salonia A, Bettocchi C, Boeri L, et al. European Association of Urology Guidelines on Sexual and Reproductive Health-2021 Update：Male sexual dysfunction. Eur Urol, 2021, 80：333-357.

[6] Porst H, Gacci M, Buttner H, et al. Tadalafil once daily in men with erectile

dysfunction: an integrated analysis of data obtained from 1913 patients from six randomized, double-blind, placebo-controlled, clinical studies. Eur Urol, 2014, 65: 455-464.

[7] Yuan J, Hoang AN, Romero CA, et al. Vacuum therapy in erectile dysfunction-science and clinical evidence. Int Impot Res, 2010, 22: 211-219.

[8] Chung E, Mulhall J. Practical considerations in inflatable penile implant surgery. J Sex Med, 2021, 18: 1320-1327.

[9] Waldinger MD. The neurobiological approach to premature ejaculation. J Urol, 2002, 168: 2359.

[10] Waldinger MD, Schweitzer DH. The use of old and recent DSM definitions of premature ejaculation in observational studies: a contribution to the present debate for a new classification of PE in the DSM-V. J Sex Med, 2008, 5: 1079.

[11] Althof SE., Mcmahon CG, Waldinger MD, et al. An update of the International Society of Sexual Medicine's guidelines for the diagnosis and treatment of premature ejaculation(PE). J Sex Med, 2014, 11: 1392.

[12] Corona G, Rastrelli G, Limoncin E, et al. Interplay between premature ejaculation and erectile dysfunction: a systematic review and meta-analysis. J Sex Med, 2015, 12 (12): 2291.

[13] Lee JH, Lee SW. Relationship between premature ejaculation and chronic prostatitis/chronic pelvic pain syndrome. J Sex Med, 2015, 12 (3): 697.

[14] Ventus D, Jern P. Lifestyle factors and premature ejaculation: Are physical exercise, alcohol consumption, and body mass index associated with premature ejaculation and comorbid erectile problems?. J Sex Med, 2016, 13: 1482.

[15] Serefoglu EC, Mcmahon CG, Waldinger MD, et al. An evidence-based unified definition of lifelong and acquired premature ejaculation: report of the second International Society for Sexual Medicine Ad Hoc Committee for the Definition of Premature Ejaculation. J Sex Med, 2014, 11: 1423.

[16] Waldinger MD, Schweitzer DH. Changing paradigms from a historical

DSM-Ⅲ and DSM-Ⅳ view toward an evidence-based definition of premature ejaculation. Part Ⅱ-proposals for DSM-V and ICD-11. J Sex Med, 2006, 3: 693.

[17] Patrick DL, Rowland D, Rothman M. Interrelationships among measures of premature ejaculation: the central role of perceived control. J Sex Med, 2007, 4: 780.

[18] Althof SE, Abdo CH, Dean J, et al. International Society for Sexual Medicine's guidelines for the diagnosis and treatment of premature ejaculation. J Sex Med, 2010, 7: 2947.

[19] Lee WK, Cho ST, Lee YS, et al. Can estimated intravaginal ejaculatory latency time be used interchangeably with stopwatch-measured intravaginal ejaculatory latency time for the diagnosis of lifelong premature ejaculation?. Urology, 2015, 85: 375.

[20] Symonds T, Perelman MA, Althof S, et al. Development and validation of a premature ejaculation diagnostic tool. Eur Urol, 2007, 52: 565.

[21] Mcmahon CG, Lee G, Park JK, et al. Premature ejaculation and erectile dysfunction prevalence and attitudes in the Asia-Pacific region. J Sex Med, 2012, 9: 454.

[22] Cooper K, Kaltenthaler E, Dickinson K, et al. Behavioral therapies for management of premature ejaculation: A systematic review. Sex Med, 2015, 3 (3): 174.

[23] Cormio L, Massenio P, Verze P, et al. The combination of dapoxetine and behavioral treatment provides better results than dapoxetine alone in the management of patients with lifelong premature ejaculation. J Sex Med, 2015, 12: 1609.

[24] Mcmahon CG, Porst H. Oral agents for the treatment of premature ejaculation: review of efficacy and safety in the context of the recent International Society for Sexual Medicine criteria for lifelong premature ejaculation. J Sex Med, 2011, 8 (10): 2707-2715.

[25] Yue FG, Dong L, Hutt, et al. Efficacy of dapoxetine for the treatment of premature ejaculation: A meta-analysis of randomized clinical trials on intravaginal ejaculatory latency time, patient-reported outcomes, and adverse

events. Urology, 2015, 85: 856.

[26] Verze P, Cai T, Magno C, et al. Comparison of treatment of emergent adverse events in men with premature ejaculation treated with dapoxetine and alternate oral treatments: Results from a large multinational observational trial. J Sex Med, 2016, 13: 194.

[27] Mirone V, Arcaniolo D, Rivas D, et al. Results from a prospective observational study of men with premature ejaculation treated with dapoxetine or alternative care: the PAUSE study. Eur Urol, 2014, 65: 733.

[28] Castiglione F, Albersen M, Hedlund P, et al. Current pharmacological management of premature ejaculation: A systematic review and meta-analysis. Eur Urol, 2016, 69: 904.

[29] Waldinger MD, Zwinderman AH, Olivier B. On-demand treatment of premature ejaculation with clomipramine and paroxetine: a randomized, double-blind fixed-dose study with stopwatch assessment. Eur Urol, 2004, 46: 510.

[30] Martyn ST, James M, Cooper K, et al. Topical anaesthetics for premature ejaculation: A systematic review and meta-analysis. Sex Health, 2016, 13: 114.

[31] Wyllie MG, Powell JA. The role of local anaesthetics in premature ejaculation. BJU Int, 2012, 110: E943.

[32] Martyn ST, James M, Cooper K, et al. Tramadol for premature ejaculation: a systematic review and meta-analysis. BMC Urol, 2015, 15: 6.

[33] Bai Y, Pu C, Han P, et al. Selective serotonin reuptake inhibitors plus phosphodiesterase-5 inhibitors for premature ejaculation: A systematic review and meta-analysis. Urology, 2015, 86: 758.

[34] Sun Y, Luo DY, Yang L, et al. Efficacy of phosphodiesterase-5 inhibitor in men with premature ejaculation: A new systematic review and meta-analysis. Urology, 2015, 86: 947.

[35] Men C, Yu L, Yuan H, et al. Efficacy and safety of phosphodiesterase type 5 inhibitors on primary premature ejaculation in men receiving selective serotonin reuptake inhibitors therapy: a systematic review and meta-analysis. Andrologia, 2016, 48: 978.

［36］BHat G S, Anuradha S. Effectiveness of 'on demand' silodosin in the treatment of premature ejaculation in patients dissatisfied with dapoxetine: a randomized control study. Cent European J Urol, 2016, 69: 280.

［37］Sahin S, Mualla B, Mustafa GY, et al. A prospective randomized controlled study to compare acupuncture and dapoxetine for the treatment of premature ejaculation. Urol Int, 2016, 97: 104.

［38］DI SS, Mollaioli D, Gravina GL, et al. Epidemiology of delayed ejaculation. Translational andrology and urology, 2016, 5 (4): 541-548.

［39］Abdel HI, Ali OI. Delayed ejaculation: pathophysiology, diagnosis, and treatment, 2018, 36 (1): 22-40.

［40］Rowland D, Keeney C, Slob A. Sexual response in men with inhibited or retarded ejaculation. International journal of impotence research, 2004, 16 (3): 270-274.

［41］Mcmahon CG, Abdo C, Incrocci L, et al. Disorders of orgasm and ejaculation in men. The journal of sexual medicine, 2004, 1 (1): 58-65.

［42］Waldinger MD, Schweitzer DH. Retarded ejaculation in men: An overview of psychological and neurobiological insights. World journal of urology, 2005, 23 (2): 76-81.

［43］Abdel hamid IA, Elsaied MA, Mostafa T. The drug treatment of delayed ejaculation. Translational andrology and urology 2016, 5 (4): 576-591.

［44］郭君平, 朱选文. 不射精症的诊治进展. 国际泌尿系统杂志, 2008, 28 (6): 822-824.

［45］孟彦. 不射精症的诊断和治疗. 中国社区医师, 2001, 17 (11): 26-27.

第三章

男性不育

据最新统计数据表明，约18%育龄夫妇被不孕不育问题困扰，男女双方原因各约占50%。男性不育病因错综复杂，有先天性因素和遗传因素，以及其他影响生殖器官、下丘脑－垂体－睾丸轴及精子发生过程相关因素均可能导致生育障碍，如内分泌性因素、年龄、代谢因素等。男性不育不是一种独立疾病，而是由某种或很多疾病及因素造成的结果，但由于各级医院和医师水平的参差不齐，导致男性不育的治疗效果常不理想。因此，规范化的诊断和治疗在男性不育的诊疗过程中十分重要。

随着男科学研究飞速发展，越来越多的致病因素和诊疗新方法得以发现和应用，大大促进了男性不育的诊疗技术更新。本章将逐一介绍男性不育症中常见定义、病因、规范化诊断流程、治疗原则，以及疑难、特殊类型男性不育症病例的处理对策，希望为男科医师提供简明扼要的诊疗思路。

（刘贵华）

第一节　常见定义

一、少精子症（oligozoospermia）

至少连续3次精液化验显示精子浓度＜$15×10^6$/ml和/或精子总数＜$39×10^6$/一次射精。精子计数偏少并不能排除自然妊娠的可能性；精子浓度正常并不意味着精子一定具备让卵子受精的能力。因为一部分精子浓度低的男性仍能让其伴侣正常妊娠，反而在体外受精-胚胎移植周期中，少数精子质量完全正常的男性却无法让其伴侣的卵子正常受精。因此，判断男性的生育能力不能单纯以精子浓度的多少来决定，即使其精子浓度＜$15×10^6$/ml，也只能说明自然怀孕概率降低，临床上还应根据精液的其他检测结果综合分析。目前临床中一般将少精子症分为3度：轻度少精子症，精子浓度介于（10～15）×10^6/ml；中度少精子症，精子浓度介于（5～10）×10^6/ml；重度少精子症，精子浓度＜$5×10^6$/ml。当精子浓度＜$5×10^6$/ml时，不管活动力如何，2年内的自然妊娠率只有26%。

二、弱精子症

弱精子症（asthenozoospermia）是指前向运动（PR）精子百分率＜32%，或者活动精子（PR＋NP）百分率＜40%。目前临床中一般将弱精子症分为3类：轻度弱精子症，前向运动（PR）精子百分率为20%～32%；中度弱精子症，前向运动（PR）精子百分率介于10%～20%；重度弱精子症，前向运动（PR）精子百分率＜10%。

三、畸形精子症

畸形精子症（teratozoospermia）是指正常形态精子百分率＜4%。

四、隐匿精子症

隐匿精子症（cryptozoospermia）是指新鲜精液制备的玻片中没有精子，但在离心沉淀中可观察到精子。

五、无精子症

无精子症（azoospermia）是指连续3次或3次以上精液直接镜检未见精子，且精液3000 g离心15 min后镜检仍未发现精子。

六、少弱畸形精子症

少弱畸形精子症（oligoasthenoteratozoospermia，OAT）又称OAT综合征，指精子总数＜$39×10^6$／一次射精（或浓度＜$15×10^6$/ml）、前向运动（PR）精子百分率＜32%和正常形态精子百分率＜4%。

第二节　常见病因

男性不育症是由多种疾病和/或因素造成的结果，有高达60%～75%的患者找不到原因（临床称为特发性）。另外，先天性异常和遗传因素也是生育障碍的病因之一，以染色体异常最为常见。其他与生殖器官、下丘脑－垂体－睾丸性腺轴及精子生成相关的基因也可能导致生殖障碍。

一、染色体或基因异常

生精异常患者中约有5.8%存在染色体异常（4.3%为性染色体异常，1.5%常染色体异常）。染色体异常发生率随精子浓度降低而逐渐增高，精子浓度正常者中约为1%，少精子症4%～5%，无精子症患者中该比例最高达10%～15%。染色体异常有XXY综合征、XX男性综合征（又称性倒错综合征）、XYY综合征、染色体平衡及罗伯逊易位等。

有研究发现，部分男性不育症患者具有明确的基因突变，如卡尔曼综合征有6个基因突变；先天性输精管缺如常由囊性纤维化跨膜转导调节因子（cystic fibrosis transmembrane conductance regulator，*CFTR*）基因突变引起；纤毛不动综合征；雄激素受体突变引起的雄激素不敏感综合征，Y染色体微缺失等。

二、生殖器官先天性异常

1. 隐睾　隐睾是小儿极为常见的泌尿生殖系统先天性畸形，早产儿隐睾发病率约30%，新生儿为3.4%～5.8%，1岁时约0.66%，成年人为0.3%。

2. 附睾发育异常　病因尚不清楚，临床上较少见，常与隐睾共同存在，可能与胚胎发育过程中的内分泌功能失调有关。

3. 其他比较少见的综合征　无睾丸症、唯支持细胞综合征等。

三、内分泌性因素

该类患者生育功能的损害继发于体内激素失衡。促性腺激素缺乏是最常见的内分泌因素，可为先天性或特发性，也可为获得性，表现为FSH和/或LH分泌低下，可伴有睾酮分泌低下。引起内分泌异常而导致生精障碍的病因，包括先天性促性腺激素低下（特发性低促性腺激素性性腺功能低下、选择性LH缺乏症又称生殖性无睾症、选择性FSH缺乏症、先天性低促性腺激素综合征）、获得性促性腺激素低下（由于肿瘤、感染、梗死、手术、放射、浸润和肉芽肿性病变等影响下丘脑-垂体-性腺轴功能所致）、高催乳素血症、内源性或外源性激素异常（雌激素和/或雄激素过多、糖皮质激素过多、甲状腺功能亢进或减退）等。

四、年龄

随着年龄的增长，精液量减少，精子运动能力下降，前向运动能力精子比例下降，正常形态精子比例下降，精子DNA碎片增加。目前年龄对于精子质量的影响机制尚未完全清楚，现有研究显示，氧化应激反应在其中发挥重要作用。

五、代谢异常

人体的代谢异常如肥胖、高脂血症、糖尿病会对生殖系统造成损害，肥胖发生率的升高与精子质量降低有明显的平行关系。肥胖与精液量、精子浓度、活动力及形态呈负相关。肥胖影响精子生成的机制包括热效应、雌激素过多症、性腺功能减退、性功能障碍、精子表观遗传学改变等。肥胖男性脂肪细胞相关的睾酮芳香化转化成E_2和雌激素增加，降低神经激肽的释放，影响下丘脑－垂体－性腺轴的活性，进而影响精子生成。

高脂血症等脂代谢异常会影响男性生育，胆固醇是类固醇激素合成的前体，在睾丸后精子成熟中发挥重要的作用，其代谢异常会引起精子生成障碍。

糖尿病会降低精液体积、精子活动力，但不影响总精子数和精子形态。在动物研究中发现，糖尿病大鼠睾丸内生精上皮细胞受糖尿病影响发生改变，早期就会破坏大量生精小管及间质组织增生。氧化应激是糖尿病影响生育的重要机制。

六、生殖系统感染

据报道，8%～35%不育症与男性生殖道感染性炎症有关，感染导致输精管道阻塞、抗精子抗体形成、菌精症、精液中白细胞升高及精浆异常。男性生殖系统感染包括性腺感染、附属性腺感染和输精管道感染。不同部位的男性生殖系统感染和不同感染病原体对男性生育能力的影响不同，其影响机制也不同。常影响睾丸生精功能的主要为睾丸炎，常见腮腺炎后睾丸炎和非特异性睾丸炎。腮腺炎后睾丸炎常由副黏液病毒引起，多见于青春后期男性，一般在腮腺炎发病4～6天出现，少数患者可无腮腺炎症状。非特异性睾丸炎常发生于长期留置尿管、膀胱炎、尿道炎或继发于全身其他部位的感染。睾丸炎后常伴有睾丸萎缩，引起生精功能急剧下降，部分患者呈现为无精子症，可采取显微镜下睾丸切开取精术，取得精子后结合卵胞质内单精子注射（ICSI）技术生育后代。在所有非梗阻性无精子症患者中，对睾丸炎后睾丸萎缩者采用显微镜下睾丸切开取精术获得精子概率可达80%以上。

七、精索静脉曲张

精索静脉曲张所致的睾丸生精功能异常是一个错综复杂的病理过程，是多种因素共同作用的结果，精索静脉曲张可导致精子质量异常、睾丸体积缩小、睾丸灌注减少及睾丸功能障碍等。但确切机制迄今尚未完全清楚，一般认为与下列因素有关：①睾丸内温度增高；②缺氧；③肾和肾上腺代谢物逆流；④氧化应激损伤；⑤睾丸微循环障碍；⑥一氧化氮（NO）机制；⑦其他，包括生殖毒素增加、抗氧化物水平降低、DNA聚合酶活性降低、存在精子结合免疫球蛋白、抗精子抗体、损害附睾功能等综合病理生理学变化可导致睾丸生精功能障碍。

八、免疫因素

2%～10%的不育与免疫因素有关，目前免疫学因素研究最多的就是抗精子抗体，常见原因有睾丸外伤、扭转、活检、感染或输精管堵塞等。减数分裂和减数分裂后期精子会表达表面抗原，这种抗原在体细胞和减数分裂前期细胞上都不存在，因而机体内的免疫细胞常将它视为外来抗原，启动自身免疫反应。睾丸内支持细胞形成的血睾屏障和可阻止此类反应发生，如血睾屏障的完整性受到破坏（如创伤），就会产生抗精子抗体。抗精子抗体能影响精子活力、降低精子穿透子宫颈黏液的能力，并干扰顶体反应及精子和卵母细胞透明带的结合。遗憾的是目前临床上缺乏准确的检测方法，常用直接抗球蛋白混合试验（direct antiglobulin test，MAR）来检测精液中的抗精子抗体，超过50%活动精子结合抗体为阳性，但国内使用MAR试验方法检测罕见阳性患者。血清中的抗精子抗体临床意义不大，一般不作为检查指标。

九、环境及理化因素

目前，已确认很多物理和化学因素对男性生殖健康有害，可引起精子生成障碍，甚至还可影响到胚胎发育，导致流产、胎停或畸形。高热环境对精子生成的不利影响不容忽视，正常人类阴囊内温度较体温低$1 \sim 2$ ℃，如睾丸温度升高可抑制生精功能，高热一般先损伤初级精母细胞，之后逐步损伤精子及精原细胞。此外，许多化学物或重金属的职业性或环境性接触会影响人类的生殖功能，常见如类雌激素样作用物质、有机溶剂（如甲醛、苯等）、农药、杀虫剂、铅及汞等。

十、医源性因素

许多化学试剂或药物及实施医学诊断、治疗时产生的辐射，男性生殖系统及邻近部位的手术或操作，都可能影响精子质量。药物可通过以下3种途径影响精子质量：①作用于下丘脑-垂体-性腺轴，影响促性腺激素的释放，导致睾酮分泌紊乱，影响精子生成。常见药物有吗啡、海洛因、抗抑郁药物、外源性睾酮和糖皮质激素的大剂量或长期使用等。②睾丸毒性，直接作用于睾丸生精细胞，影响精子生成；或者直接损伤睾丸内支持细胞或干扰间质细胞的睾酮分泌，引起生精障碍。常见药物有化学治疗药物、免疫抑制剂、柳氮磺吡啶、秋水仙碱、别嘌醇等。③影响精子在附睾中的成熟或精卵结合，常见药物有柳氮磺吡啶、钙离子通道阻滞剂等。

电离辐射对睾丸生精功能影响存在剂量-效应关系：剂量越大，对睾丸生精影响越大。据报道，6000 mGy剂量的睾丸照射可导致不可逆无精子症，300 mGy剂量的睾丸照射可导致暂时性无精子症，而100 mGy剂量可使精子浓度和A型精原细胞减半。但常规

X线检查，如头颈部X线片的剂量仅0.02 mGy，静脉肾盂造影的睾丸照射剂量为50 mGy，因此单次常规医学诊断所用X线，CT及其他各种造影检查对睾丸生精功能影响不明显。但对肿瘤进行放射治疗时，如不提前进行生育力保护，严重时可导致不可逆无精子症。

十一、其他因素

此外，还有一些特殊职业如厨师、锅炉工、专业司机和长期久坐的工作人群对男性生育力有潜在的损害。25%～44%的患者可能没有明确致病因素，称为特发性不育，表现为少、弱或畸形精子症，甚至无精子症。大部分特发性男性不育患者同时表现为少、弱或畸形精子症，单独异常较少。

（刘贵华　商学军）

第三节　诊断流程

一、病史收集

正确和详细的病史收集和体格检查能为男性不育症的病因诊断提供相关线索，是临床诊断的基础。

1. 详细了解生育相关病史，详细记录不育所经历的时间，以往的生育史、所采用节育方法、夫妻性生活的频率及时间等。

2. 应充分了解患者的阴茎勃起功能和射精功能。了解性交过程中双方有无性刺激，患者是否真正了解性刺激的含义。询问患者有否自发勃起、夜间勃起或晨间勃起，了解其勃起的程度及持续时间。了解阴茎勃起后能否插入阴道，射精是在插入阴道前或插入后。可采用国际勃起功能指数量表（IIEF）评价勃起功能。

3. 应询问患者有无泌尿生殖道感染、性传播疾病和腮腺炎性睾丸炎病史。若患者有双侧附睾炎病史且无精子，提示附睾管梗阻。

4. 仔细询问患者的生长发育史，了解有无隐睾、是否行睾丸下降固定术及手术时间。

5. 了解患者青春期出现时间,有否延迟或缺失,了解患者有否男性乳房女性化的病史。

6. 了解患者的既往手术史、个人史。骨盆部位或腹膜后手术可能影响患者的勃起及射精功能;膀胱颈部的手术可引起逆行射精;腹膜后淋巴结清扫可损伤交感神经,从而引起不射精或逆行射精;在疝修补术中,输精管可被意外损伤或睾丸血液供应被切断;任何阴囊部位的手术,如鞘膜积液手术,均可能导致输精管和/或附睾损伤;睾丸损伤或睾丸扭转可导致睾丸萎缩。

7. 了解患者在3个月内是否有精液分析异常或全身疾病史。

8. 了解患者药物史、工作环境及吸烟史。

9. 了解患者家族史,询问父母身体健康情况,是否为近亲婚配,有无先天性遗传疾病,母亲是否有早产、流产和死胎史,以及兄弟姐妹的健康、生育情况等。

二、体格检查

1. 进行全面体格检查 除一般的查体内容外,还要了解体毛分布,检查体态、体型及男性第二性征,有无男性女性化和男性乳房发育等表现,有无男性内分泌紊乱的体征等。确定与不育相关的异常与畸形。

2. 检查阴茎 以确定有无尿道下裂和严重的阴茎弯曲,注意是否存在阴茎硬结症。

3. 对阴囊内容物的检查 应当在温暖的房间中进行,使患者的阴囊能够充分松弛。触诊以确定双侧睾丸体积、质地和是否存在结节,明确是否存在睾丸内、外包块。睾丸体积可使用睾丸模型、测径器、睾丸测量板、B超进行测量。触诊附睾有无异常,如果触及硬结或囊性附睾扩张,则提示有附睾管阻塞可能。附睾囊肿经常可以触及,但与附睾阻塞无关。

4. 触诊输精管 明确其存在与否,如有异常,还应确定其异常部位。

5. 检查精索　确定有无精索静脉曲张。轻度精索静脉曲张（Ⅰ级）只在做瓦尔萨尔瓦动作时触及；中度精索静脉曲张（Ⅱ级）在站立位时可以触及，但不能观察到；重度精索静脉曲张（Ⅲ级）透过阴囊皮肤可观察到曲张静脉。

6. 直肠指检　拟诊前列腺、精囊疾病时，行经直肠指检评估前列腺的情况，了解前列腺的大小、质地、有无结节，前列腺上方的精囊是否有囊状扩张。直肠指检有助于鉴别疼痛的原因是否来自会阴、直肠、神经病变或前列腺其他疾病。必要时按摩前列腺，获得前列腺分泌物表达（EPS），进行常规分析和细菌培养。

三、辅助检查

1. 精液分析。检查时的注意事项：①第1次精液检查正常，无须行第2次检查；②第1次精液检查异常，应重复检查2～3次，间隔时间最好为3个月，若患者的情绪焦急，无须等待3个月；③若第2次精液检查正常，无须再行第3次检查。

2. 对于无精子症或严重少精子症的患者，2～4周应再重复一次检查。

3. 精子的免疫指标不必作为常规检查。

4. WHO推荐的精液标准，尤其是精子浓度对男性生育力的预测能力受到质疑，无精子症患者应行精子功能学检查。

5. 血液检查。临床上，可根据病史采集和体检状况选择染色体、内分泌激素检查和其他特殊检查项目作为首诊的检验内容。

总而言之，针对男性不育的诊断应该包括3个层面：①疾病诊断，即患者是否存在不育，为原发性不育还是继发性不育；②病理诊断，即精液分析和睾丸活检病理结果及严重程度，如轻度少精子症、重度少精子症、生精功能阻滞等；③病因诊断，寻找出可能引起不育的病因或伴发疾病，如左侧精索静脉曲张Ⅱ度。具体的男性不育病因诊断分类流程见图2-3-1。

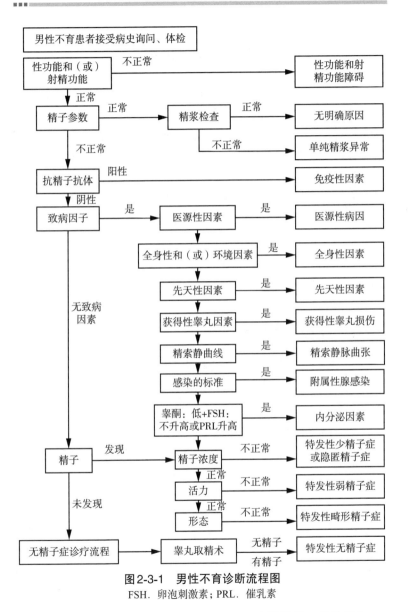

图2-3-1　男性不育诊断流程图

FSH. 卵泡刺激素；PRL. 催乳素

（刘贵华　商学军）

第四节　治疗原则

治疗总目标是去除致病因素、改善精子质量、增加自然妊娠概率或提高辅助生殖技术（assisted reproductive technology，ART）的成功率。制订治疗方案时应遵循的原则为，首先需要充分考虑女方生育能力，再从病因诊断入手，合理选择各种可能的治疗方法。对病因诊断明确者先对因治疗，病因未明者则可选择经验性治疗。尽量采用常规药物或手术治疗，只有在缺乏常规治疗方法时，考虑采取ART治疗；在常规治疗时，不应盲目、无限期地治疗和等待，如无效，及时选择ART助孕，以免增加患者负担，甚至丧失接受ART助孕的机会。在行ART前，应尽可能采用常规治疗方法，改善精子数量和质量，提高ART的成功率。

一、常规药物治疗

1. 特异性治疗　特异性治疗主要针对病因诊断明确的患者，如内分泌功能紊乱引起。通过针对病因的特异性治疗，多数患者对治疗效果比较满意。

（1）低促性腺激素性性腺功能减退症：主要治疗药物为人绒毛膜促性腺激素（human chorionic gonadotropin，hCG）和人绝经期促性腺激素（human menopausal gonadotropin，hMG），适用于各种低促性腺激素性性腺功能减退症。促性腺激素替代治疗前，应常规行生殖激素检测，排除高催乳素血症，对怀疑垂体肿瘤者，应行MRI，激素替代治疗可用外源性促性腺激素或促性腺激素释放激素（gonadotropin-releasing hormone，GnRH）。

低促性腺激素性性腺减退症的治疗：hCG 2000 U，肌内注射，每3天1次。为了促进部分先天性低促性腺激素性性腺功能减退症患者的睾丸发育，可在上述治疗基础上，加用hMG 150 U 或重组人FSH（75～150 U，肌内注射，每3天1次）。90%以上的低促性腺激素性性腺功能减退症患者在治疗后6～24个月，精液中出现精子，但其质量可能仍较差。此时如女方正常，应鼓励患者至少尝试自然怀孕6个月以上，如尝试6个月以上女方仍未怀孕，可采用ART助孕。

单独黄体生成素（luteinizing hormone，LH）缺乏时，hCG 治疗（hCG2000～5000 U，肌内注射，每3天1次）可提高睾丸内和血清睾酮水平。单独FSH缺乏时，可用hMG或纯的重组人FSH治疗（FSH 75～150 U，肌内注射，每3天1次）。

值得注意的是，hCG/hMG的长期大剂量应用并不能模拟GnRH脉冲式分泌后出现的LH/FSH生理性脉冲，因而发挥不了最佳效果。加之所用剂量均为药理剂量，长期使用会使垂体和睾丸上的受体数目减少，从而对外源性促性腺激素不敏感。有研究报道，试用"人工下丘脑"技术，即GnRH脉冲治疗，可弥补促性腺激素治疗的不足，卡尔曼综合征和特发性低促性腺激素性性腺功能减退症，主要是由于不能形成GnRH脉冲所致，因而采用GnRH脉冲治疗最为合适，但该方法治疗费用偏高。

（2）高催乳血症：当患者血催乳素超过正常水平2倍以上，并排除垂体肿瘤、药物等其他因素后，可采用多巴胺受体激动剂溴隐亭（Bromocriptine）治疗。剂量为2.5～7.5 mg/d，2～4次/天，需根据血催乳素水平调整剂量，并注意避免胃肠道不良反应，疗程约3个月，治疗效果较好。如不能耐受溴隐亭或耐药时，可选用第二代药物卡麦角林（Cabergoline），疗效与溴隐亭相仿，但服药次数和不良反应较少。

（3）甲状腺功能减退：男性不育症患者中，甲状腺功能减退的发生率约为0.6%。甲状腺功能减退者补充甲状腺素可能改善生育力，推荐口服甲状腺素20 mg/d，连续应用3～6

个月。

（4）糖皮质激素：继发于先天性肾上腺皮质增生的男性不育症可采用糖皮质激素治疗。补充糖皮质激素可减少促肾上腺皮质激素（adrenocorticotropic hormone，ACTH）和外周血雄激素水平，促进促性腺激素释放，睾丸内雄激素合成与释放及精子生成。不推荐对抗精子抗体患者使用皮质类固醇治疗，因其可能导致严重不良反应。

（5）男性生殖系统感染的治疗：对于明确的生殖道感染，如淋病等对生育力影响明显的感染性疾病，可根据临床症状和细菌学检查确诊，确诊后采用常规方法治疗。对怀疑有亚临床型生殖道感染的男性不育症患者，如支原体或衣原体感染，可试用多西环素（100 mg，2次/天，口服治疗7天）或阿奇霉素（1 g单次口服）治疗。而慢性前列腺炎和慢性附睾炎是慢性且易于复发的疾病，除试用抗生素治疗外，还需要注重生活方式的改善。

2. 非特异性治疗　非特异治疗即经验性药物治疗，主要针对特发性少、弱、畸形精子症患者，这部分患者缺乏明确的病因，发病机制不明，虽然有许多文献报道大量的治疗药物，可几乎所有经验性治疗药物的疗效均缺乏足够的循证医学证据支持，但是经验性药物治疗在临床上仍广泛使用，且某些药物对部分患者有一定治疗作用。由于药物治疗方便、简单和相对经济，同时药物治疗与男性患者对自然生育的期望更吻合，所以对于多数患者，常首选经验性药物治疗特发性少、弱、畸形精子症。进行经验性治疗时，应首先考虑：①应注意不良生活习惯的纠正和特殊药物及化学物接触；②选择适应证，经验性治疗主要应用于治疗轻、中度特发性少、弱、畸形精子症，对于重度者常无效，因即使其精子指标获得一些改善，但仍可能无法获得自然生育的能力；③针对少精子症为主要表现的患者，采用可能改善生精功能的药物为主，以弱精子症为主要表现的患者则采用提供能量、维生素和微量元素等抗氧化药物为主，而混合性的则可采用多种药物联合治疗；④选择合适的疗程，治疗疗程以3～6个月为宜，不应盲目地无限期治疗，无明显效果时应适时终止治疗，及时选择ART；⑤应考虑女性配偶的生育力，在女性配偶生育能力下降时，应放弃经验性治疗；⑥确定治疗目标，如女性配偶生育力无异常，经验性治疗的目标应为自然生育，但要告知患者目前经验性治疗实现这一目标的疗效并不确切。目前临床上常用经验性治疗方案介绍如下。

（1）抗氧化剂：氧化应激是导致男性不育的关键机制。精液中过多活性氧（reactive oxygen special，ROS）可通过氧化应激作用导致脂质过氧化而损伤精子，而精浆中的抗氧化剂具有清除ROS的作用，可防止精子受损，因此临床口服抗氧化剂可减轻氧化应激损伤并改善男性生育力。抗氧化治疗已广泛应用于少弱畸精子症的治疗，特别是接受辅助生殖技术前的男性患者。常用的抗氧化剂包括天然维生素E、辅酶Q10及左卡尼汀、硫辛酸等。

（2）激素类药物

1）促性腺激素及雄激素类：目前有少量关于各种促性腺激素，包括人绒毛膜促性腺激素（hCG）、人绝经期促性腺激素（hMG）和单纯卵泡刺激素（FSH）制剂，应用于特发性少精子症的研究报道，但疗效仍需要循证医学证据支持。理论上hCG不宜单用，常需与hMG或FSH联合应用，如hMG或FSH单独使用，疗程至少覆盖一个生精周期。

有报道发现，小剂量睾酮（十一酸睾酮，40～120 mg/d，口服）联合他莫昔芬，可显著改善特发性少弱畸精子症患者精子质量，但需要多中心的研究进一步证实。大剂量睾酮反跳疗法因有可能导致4%～8%患者出现永久性无精子症或精子质量更差，须慎用。

2）抗雌激素类：抗雌激素类药物主要通过与下丘脑雌激

素受体结合，降低循环中雌激素对下丘脑GnRH的负反馈抑制，增加下丘脑的GnRH脉冲和垂体释放FSH和LH，从而促进生精过程。该方法适用于FSH水平正常的单纯少精子症。常用药物为氯米芬和他莫昔芬，氯米芬常用剂量为25～50 mg/d，使用过程中应注意保持睾酮在正常水平，他莫昔芬的常用剂量为10～50 mg/d（口服）。

二、手术治疗

1. 手术治疗的分类 手术治疗主要为促进精子生成的手术和改善精子传送途径的手术。

2. 辅助生育技术的时机和指征选择 在常规治疗未能使配偶自然怀孕或手术治疗失败时，可考虑选择ART。同时应考虑女性配偶的生育力，在女性配偶生育力下降时，应及时选择ART。精子质量、精子制备后的结果及精子来源是因男方因素ART助孕时选择ART方法的主要依据。选择ART方法时，应遵循从简到繁、侵入性从小到大的原则，首选夫精人工授精等简单及治疗费用低的治疗方式，其次考虑常规体外受精（in vitro fertilization，IVF）、卵胞质内单精子注射（ICSI）等，植入前遗传学诊断（PGD）的选择应有严格适应证。可根据男性不育症患者不同的精子浓度、活动力等常规精液指标，选择宫腔内人工授精（intrauterus insemination，IUI）或ICSI助孕。

（1）IUI的适应证：①男方精液液化时间过长、不液化，而女方输卵管通畅，有自然排卵或诱发排卵；②轻、中度少、弱精子症。密度梯度离心法洗涤前前向活动精子浓度≥10×10^6/ml或洗涤后前向活动精子浓度≥1×10^6/ml；③能自慰排精，性交困难或性交不射精。

（2）ICSI的适应证：①严重的少、弱精子症（精子浓度≤1×10^6/ml；或者密度梯度离心法洗涤后前向运动精子总数≤1×10^6/ml）；②不可逆性梗阻性无精子症或非梗阻性无精子症通过手术获得的精子（排除遗传缺陷）；③免疫性不育；④体外受精失败，IVF受精率低于30%；⑤精子顶体异常，如圆头精子症，受精率常较低，可采用电或化学物质激活以提高成功率。

（刘贵华　商学军）

第五节　疑难及特殊类型男性不育症病例的处理对策

一、排卵期勃起功能障碍

部分患者在排卵期/取卵日由于心理性因素导致ED，部分器质性因素患者也会因生育压力，导致勃起障碍症状加重，从而无法完成性生活。针对这些患者，首选PDE5i按需口服治疗，结合心理辅导，试孕期间使用PDE5i安全。器质性因素的患者按ED的一般治疗原则进行治疗，如口服药物无效，可自慰取精行IUI；口服药物无效且自慰亦无法取精者，可行睾丸穿刺活检，取精后再行ICSI助孕。

二、不射精症

许多患者因生育压力造成性交时急躁心理，导致无法达到高潮而不射精，这部分患者进行针对性的心理疏导，通过性技巧和方法指导，获得排精。对器质性不射精症患者，需要对原发病先进行治疗，如脊髓疾患或脊柱损伤、交感神经损伤、糖尿病、饮酒或服用镇静药者等，再采用药物降低射精的阈值，可能有效的药物为α-肾上腺素能激动剂，如米多君、麻黄碱等；或者利用阴茎震动器震动刺激或电刺激仪诱导射精。如药物治疗或刺激取精效果欠佳，可选择自慰取精或直接经睾丸穿刺取精行ART。

三、逆行射精

临床上诊断逆行射精并不困难，应按照一般治疗原则采用药物治疗或手术治疗。如果药物治疗或手术治疗无效，可通过碱化尿液再射精后离心收集精子，洗涤后如达到 IUI 的标准可行 IUI，如质量较差则行 ICSI，如尿液精子未见活动精子，行睾丸穿刺取精行 ICSI 助孕。

四、隐匿精子症

隐匿精子症是指新鲜精液制备的玻片中没有发现精子，但将精液离心（1500 g，5 min）后，可以在离心沉淀中观察到精子。影响睾丸生精功能引起隐匿精子症的常见病因包括：染色体核型异常或基因异常如（克兰费尔特综合征、Y 染色体微缺失等）、内分泌异常（低促性腺激素性性腺功能减退症）、睾丸下降不良（隐睾症）、生殖系统炎症（睾丸炎、附睾炎、精囊炎）、腮腺炎、肿瘤放射治疗、化学治疗后、重度精索静脉曲张、服用抑制生精功能的药物、不良生活习惯（长期熬夜、吸烟、酗酒、吸毒）和有害工作环境（高温、高辐射、接触有毒化学品）等。

极少数隐匿精子症患者在治疗后转变为少精子症或精子数量恢复正常，可以自然怀孕或行人工授精。绝大部分隐匿精子症患者，需借助试管婴儿技术获得生育，如果在精液中反复检查找不到精子，则可以采取睾丸穿刺取精或显微镜下睾丸切开取精后再行 ICSI。如为染色体核型或基因异常引起隐匿精子症，有条件者可考虑行胚胎植入前遗传学诊断（PGD）。

五、复发性流产

复发性流产是指女方妊娠20周前发生2次或2次以上的流产。复发性流产的病因较复杂，男方因素主要包括年龄、染色体异常（包括数量或结构异常）、精子DNA碎片率过高、精子非整倍体与基因突变、外部暴露因素（如电离辐射）、化学物质等多种因素，尚有部分复发性流产病因未明。对于复发性流产夫妻，应进行染色体核型和相关基因等检测，对病情综合评估和判断。对于临床上病因明确，存在染色体异常者，无法从根本上解决复发性流产问题，必要时行胚胎植入前遗传学诊断，如果精子DNA碎片率过高，应给予相应治疗。

六、精子DNA碎片过高

精子DNA碎片是在环境不良因素及机体活性氧等作用下，在睾丸及睾丸后精子的产生及成熟过程中产生的DNA单链或者双链的断裂。精子DNA碎片过高可能通过染色体异常、细胞增殖的缺陷和延缓细胞分裂来影响胚胎发育的每个阶段。研究表明，精子DNA碎片过高可导致优质胚胎率下降，临床妊娠率降低，流产率升高。氧化应激是精子DNA碎片产生的重要因素，抗氧化药物（如左卡尼汀、硫辛酸等）治疗对降低精子DNA碎片有一定作用。研究表明，使用抗氧化药物治疗可提高精子的活动力，提高妊娠率和活产率。因此，临床上可以选用抗氧化物治疗降低的精子DNA碎片。规范的抗氧化药物治疗对提高精子质量、促进生育有一定益处。

七、无精子症

无精子症是指连续3次或3次以上精液直接镜检未见精子，并且将精液3000 g离心15 min后镜检，仍未发现精子。在男性不育中无精子症约占15%。无精子症的主要病因为缺乏促性腺激素的刺激作用、生精功能障碍或生殖道梗阻。对无精子症患者的病因分析，除了病史、体格检查、精液分析及生殖激素检测外，应将生殖系统（睾丸、附睾、输精管、精囊、前列腺、射精管）B超及染色体（核型分析和Y染色微缺失）检测列为常规检测项目。

1. 病因 无精子症的病因有以下3类，①先天性因素：无睾症；睾丸下降不良（隐睾症）；染色体核型异常包括克兰费尔特综合征、男性XX综合征、Y染色体微缺失、其他基因突变等；生殖细胞发育不良（唯支持细胞综合征等）；内分泌异常（卡尔曼综合征等）；输精管道异常（主要指从睾丸到射精管口的整个输精管道中，任何部位的先天性发育异常均可造成输精管道梗阻，如附睾发育不全、输精管发育不全等）；②获得性因素：创伤；睾丸扭转；生殖道感染（附睾炎、睾丸炎、附睾结核、生殖道梗阻等）；睾丸肿瘤；外源性因素（药物、毒素、长期服用棉籽油、放射线、热损伤等）；慢性系统性疾病（肝硬化、肾衰竭等）；精索静脉曲张；医源性损伤（输精管结扎术后，其他引起睾丸血供损伤或生殖管道梗阻的外科手术等）；③特发性：睾丸体积较小常提示原发性或继发性睾丸功能衰竭，同时伴有FSH水平升高至正常值上限2～3倍时，提示生精功能严重衰竭，患者预后不佳，但可能通过显微取精获得精子行ART助孕。

2. 分类和处理 无精子症可分为梗阻性无精子症和非梗阻性无精子症两种。

（1）梗阻性无精子症（obstructive azoospermia，OA）：患者主要是由于先天性输精管缺如或精囊炎、睾丸附睾炎等生殖道炎症或曾行输精管结扎术、疝修补手术或阴囊手术损伤输精管或附睾。这部分患者临床表现为睾丸有正常生精功能，由于双侧输精管道梗阻导致精液或射精后的尿液中未见精子或生精细胞，睾丸体积和血清FSH水平基本正常。生殖系统B超检查可发现梗阻征象，根据B超检查将梗阻部位分为睾丸内梗阻、附睾梗阻、输精管梗阻、射精管口梗阻或精道远端功能性梗阻。根据治疗方式OA可分为有手术再通指征的OA和无手术再通指征的OA（如先天性双侧输精管缺如等）。可根据梗阻的原因、程度、部位、性质和范围，选择输精管道再通手术、药物治疗或ART治疗。ICSI可为那些显微手术重建失败患者提供一种新的选择，或者让先天性输精管缺如的患者拥有生育的可能。事实上，因为ICSI的出现，只要他们配偶可育，所有梗阻性无精子症患者都可以拥有自己的孩子。

（2）非梗阻性无精子症：患者可尝试进行病因治疗或经验性药物治疗，如治疗后仍未能查及精子，则可考虑行各种睾丸取精术或睾丸活检进行病理组织学检查，以明确睾丸生精状况。病因治疗主要为合并严重精索静脉曲张患者，尤其是伴有睾丸萎缩者，手术解除精索静脉曲张，术后有可能改善睾丸生精功能而产生精子。而药物治疗方面并无特效药，部分经验性药物治疗取得了一定疗效，但仍存在争议。所有非梗阻性无精子症患者，只要患者主观意愿强烈，均可实施包括睾丸切开显微取精术在内的各种取精术。无论何种取精术，一旦找到精子应采用超低温冷冻保存，用于后续ICSI治疗。

3. 无精子症患者诊疗流程　见图2-3-2。

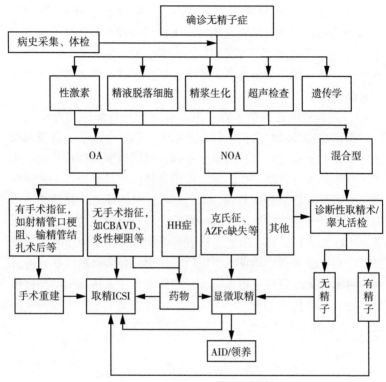

图2-3-2 无精子症患者诊疗流程图

OA. 梗阻性无精子症；NOA. 非梗阻性无精子症；CBAVD. 先天性双侧输精管缺如；HH症. 低促性腺激素性性腺功能减退症；ICSI.卵胞质内单精子注射；AID. 供精人工授精；AZF. 无精子症因子

（刘贵华 商学军）

参 考 文 献

［1］Esteves SC. Novel concepts in male factor infertility：clinical and laboratory perspectives. J Assist Reprod Genet, 2016, 33：1319-1335.

［2］Drabovich AP, Saraon P, Jarvi K, et al. Seminal plasma as a diagnostic fluid for male reproductive system disorders. Nat Rev Urol, 2014, 11：

278-288.

［3］Schlegel PN，Sigman M，Collura B，et al. Diagnosis and treatment of infertility in men：AUA/ASRM guideline part I. Fertil Steril,2021,115（1）：54-61.

［4］Schlegel PN，Sigman M，Collura B，et al. Diagnosis and treatment of infertility in men：AUA/ASRM guideline part II. Fertil Steril,2021,115（1）：62-69.

［5］李宏军，洪锴，李铮，等. 男性不育诊疗指南. 中华男科学杂志，2022，28（1）：66-76.

［6］中国医师协会生殖医学专业委员会生殖男科学组无精子症诊疗中国专家共识编写组. 无精子症诊疗中国专家共识. 中华生殖与避孕杂志，2021，41（7）：573-585.

［7］Minhas S，Bettocchi C，Boeri L，et al. European association of urology guidelines on male sexual and reproductive health：2021 update on male infertility. Eur Urol，2021，80（5）：603-620.

第四章

前列腺疾病

前列腺疾病是男科的常见病和多发病，主要包括前列腺炎、良性前列腺增生和前列腺癌，分别好发于青年、中老年和老年，几乎覆盖了成年后所有年龄段的男性。

前列腺炎是男科门诊的常见疾病之一，如治疗不当易导致迁延不愈，甚至引起性功能障碍、心理疾病等。前列腺炎的诊疗和预防除应用药物治疗外，还包括戒烟、限酒、规律性生活、改变不良生活习惯等综合治疗建议。良性前列腺增生与年龄和有功能的睾丸密切相关，进行性排尿困难是其典型临床表现，而夜尿增多常是其最早出现的症状，男科医师需要对中老年男性进行科普宣教，改变老年男性排尿困难和夜尿增多是正常生理现象这一误区，及早进行临床干预，提高患者生活质量。前列腺癌已经是男性发病率第二的恶性肿瘤，早期可没有临床症状，而晚期前列腺癌患者常已失去实施根治性手术的机会。因此，良性前列腺增生和前列腺癌既需要相互鉴别，并明确手术指征，以免贻误手术时机。近年来，越来越多的医疗单位开展了门诊或社区前列腺癌早期筛查，对发现肿瘤和提高前列腺癌的治愈率具有重要意义。

本章节将从前列腺疾病的定义、诊断（临床表现、体格检查及辅助检查等）、鉴别诊断、治疗等方面进行阐述，此外，还介绍了前列腺疾病的疾病管理和科普宣教等，为基层男科医师的临床实践提供常规性规范和指导，帮助基层医师快速、合理地进行诊断和治疗。

（赵善超）

第一节 前 列 腺 炎

前列腺炎是指前列腺在病原体感染或非感染因素作用下，患者出现以排尿异常或骨盆区域疼痛不适症状为特征的一组疾病。前列腺炎根据其发病时间和临床特征分为急性和慢性两大类，是男科门诊最常见的疾病之一。

一、诊断

1. 临床表现 前列腺炎的临床表现与其分类密切相关，前列腺炎有多种分类方法，存在一定争议，目前被广泛认可和采用的是 1995 年美国国立卫生研究院（National Institutes of Health，NIH）提出的 NIH 分类系统，将前列腺炎分为Ⅰ、Ⅱ、Ⅲ和Ⅳ型，Ⅲ型又分为ⅢA 和ⅢB 两个亚型。分类及其特征概要见表 2-4-1。

表2-4-1　前列腺炎NIH分类及其特征

类型	名称	特征
Ⅰ	急性细菌性前列腺炎（ABP）	急性前列腺感染性炎症
Ⅱ	慢性细菌性前列腺炎（CBP）	复发性尿路感染/前列腺慢性感染性炎症
Ⅲ	慢性骨盆疼痛综合征（CP/CPPS）	盆区疼痛和不适/各种排尿和性功能异常/无明显感染迹象
ⅢA	炎性骨盆疼痛综合征（慢性非细菌性前列腺炎）	EPS/VB3/精液中可见多量的 WBC
ⅢB	非炎性骨盆疼痛综合征（前列腺痛）	EPS/VB3/精液中 WBC 正常
Ⅳ	无症状炎性前列腺炎（AIP）	活检/EPS/VB3 呈炎性表现，但无临床症状

注：EPS. 前列腺分泌物表达；VB3. 按摩后排出的 10 ml 尿液。

不同类型前列腺炎的临床表现如下。

（1）Ⅰ型：常突然发病，表现为寒战、发热、疲乏无力等全身症状，伴有会阴部和耻骨上疼痛，尿路刺激症状和排尿困难，甚至急性尿潴留。体检时可发现耻骨上压痛、不适感，有尿潴留者可触及耻骨上膨隆的膀胱。直肠指检可见前列腺肿大、触痛、局部温度升高和外形不规则等。但禁忌进行前列腺按摩。

（2）Ⅱ型和Ⅲ型：临床症状类似，多有疼痛和排尿异常等。Ⅱ型可表现为反复发作的下尿路感染。Ⅲ型主要表现为骨盆区域疼痛，可见于会阴、阴茎、肛周部、尿道、耻骨部或腰骶部等部位。排尿异常可表现为尿急、尿频、尿痛和夜尿增多等。由于慢性疼痛久治不愈，患者生活质量下降，并可能出现性功能障碍、焦虑、抑郁、失眠、记忆力下降等。体检时腹部查体常无明显阳性发现，直肠指检可了解前列腺大小、质地、有无结节、有无压痛及其范围与程度，盆底肌肉的紧张度、盆壁有无压痛，按摩前列腺获得EPS。直肠指检前，建议留取尿液进行常规分析和尿液细菌培养。

（3）Ⅳ型：无临床症状。

临床中前列腺炎均有可能引起局部或全身的伴随症状或并发症，常见的有早泄或逆行感染引起精囊炎、附睾炎等生殖系统炎症，甚至继发不育，在临床工作中常需要根据患者具体情况予以鉴别。此外，临床中常用美国国立卫生研究院慢性前列腺炎症状评分表（NIH-CPSI，附录表7）评估慢性前列腺炎的症状和疗效。

2. 体格检查　下腹部、会阴部、生殖系统查体有助于前列腺炎的鉴别诊断，直肠指检对前列腺炎的诊断尤为重要，且有助于鉴别会阴、直肠、神经病变或前列腺其他疾病，同时可进行前列腺按摩获取EPS。不同类别前列腺炎查体可能有不同的改变。

（1）Ⅰ型：体检时可发现耻骨上压痛、不适感，有尿潴留者可触及耻骨上膨隆的膀胱。直肠指检可发现前列腺肿大、触痛、局部温度升高和外形不规则等。但禁忌进行前列腺按摩。

（2）Ⅱ型和Ⅲ型：直肠指检可了解前列腺大小、质地、有无结节、有无压痛及其范围与程度，盆底肌肉的紧张度、盆壁有无压痛，按摩前列腺获得 EPS。直肠指检前，建议留取尿液进行常规分析和尿液细菌培养。

3. 辅助检查

（1）EPS常规检查：EPS 常规检查通常采用湿涂片法和血细胞计数板法镜检，后者具有更好的精确度。正常的 EPS 中白细胞＜10个/HPF，卵磷脂小体均匀分布于整个视野，pH 为6.3～6.5，红细胞和上皮细胞不存在或偶见。当白细胞＞10 个/HPF，卵磷脂小体数量减少，有诊断意义。白细胞的多少与症状的严重程度不相关。胞质内含有吞噬的卵磷脂小体或细胞碎片等成分的巨噬细胞，也是前列腺炎的特有表现。当前列腺有细菌、真菌及滴虫等病原体感染时，可在EPS中检测出这些病原体。此外，为了明确区分EPS中白细胞等成分，可对 EPS 采用革兰染色等方法进行鉴别。如果前列腺按摩后收集不到EPS，不宜多次重复按摩，可让患者留取前列腺按摩，进行尿液分析。

（2）尿液"两杯法"检查：传统的"四杯法"在实践中操作复杂、耗时、费用高，在实际临床工作中通常推荐"两杯法"，即获取前列腺按摩前、后的尿液，进行尿常规检查和细菌培养。具体步骤如下，暴露尿道外口，如有包皮过长，应将包皮上翻。仔细消毒尿道外口。①嘱患者排尿100 ～ 200 ml后，用无菌试管收集10 ml中段尿（按摩前尿液）；②由医师进行前列腺按摩；随后再嘱患者排尿，收集最初10ml尿液（按摩后尿液）；③将收集的2份标本分别进行显微镜检查和细菌培养。"两杯法"诊断前列腺炎结果分析见表2-4-2。

表2-4-2　"两杯法"诊断前列腺炎结果分析

类型	标本	按摩前尿液	按摩后尿液
Ⅱ型	WBC	＋/－	＋
	细菌培养	＋/－	＋
ⅢA型	WBC	－	＋
	细菌培养	－	－
ⅢB型	WBC	－	－
	细菌培养	－	－

注：WBC. 白细胞；＋. 阳性；＋/-. 弱阳性；-. 阴性。

（3）精液分析：在排除尿路感染（urinary tract infection，UTI）和膀胱炎症的情况下，精液中白细胞计数 $>10^6$/ml 或细菌培养 10^3 菌落/ml 的情况下，常提示男性生殖道感染。

（4）细菌、真菌学检查：对于Ⅰ型前列腺炎患者，应进行中段尿的染色镜检、细菌培养与药敏试验，以及血培养与药敏试验；对于Ⅱ型和Ⅲ型，推荐"两杯法"或"四杯法"对病原体进行定位试验。对于久治不愈或长期应用抗生素的患者，还应当检查真菌培养及药敏试验。

（5）其他病原体检查：包括解脲脲原体、人型支原体、生殖支原体、沙眼衣原体等其他常见病原体，检测方法有培养法、免疫荧光法、斑点金免疫渗滤法、聚合酶链反应和连接酶链反应等，近年来还开展了 RNA 恒温扩增法，可收集尿液直接进行检测，可根据已开展的检测方法进行选择。

（6）经腹或经直肠 B 超（包括残余尿测定）：目前缺乏 B 超诊断前列腺炎的特异性表现，也无法利用 B 超对前列腺炎进行分型。但 B 超可以较准确地了解前列腺炎患者肾脏、膀胱及残余尿等情况，对于除外尿路器质性病变有一定帮助。经直肠 B 超对于鉴别前列腺、精囊和射精管病变及诊断和引流前列腺脓肿有价值。

（7）尿流率和尿动力学检查：尿流率检查可以大致了解患者排尿状况，有助于前列腺炎与排尿障碍相关疾病进行鉴别；当需要与神经源性膀胱、膀胱出口梗阻、逼尿肌收缩无力等其他疾病进行鉴别诊断时，可选尿动力学检查，但需要与患者详细沟通检查的目的是排除其他疾病而不是诊断前列腺炎。

（8）影像学检查：CT、MRI对鉴别精囊、射精管等盆腔器官病变有潜在应用价值，但对于前列腺炎本身的诊断价值仍不清楚。

（9）伴随症状的检查：主要针对患者实际存在的伴随症状选择合适的辅助检查，如并发勃起功能障碍的患者进行视听性刺激勃起功能检测（audio-visual sexual stimulation，AVSS）和夜间勃起功能测定［夜间阴茎勃起试验（nocturnal penile tumescence testing，NPT）或夜间阴茎勃起硬度检测（nocturnal penile tumescence and rigidity，NPTR）］。

（10）相关量表评估：包括慢性前列腺炎症状评分（NIH-CPSI）、国际勃起功能指数量表（IIEF-5）、早泄评分（PEDT）、精神心理科相关量表（常用的有抑郁、焦虑评估量表，生活质量和疼痛评分），相关量表见附录。

二、鉴别诊断

根据排尿异常或骨盆区疼痛病史、直肠指检等查体、问卷量表及辅助检查进行诊断，尚需与其他疾病进行鉴别诊断。

1. 急性肾盂肾炎　急性肾盂肾炎和急性细菌性前列腺炎均有发热、尿白细胞和细菌阳性等表现。二者的鉴别诊断包括急性细菌性前列腺炎尿道局部症状更重，急性肾盂肾炎多见于女性，且常有双肾区压痛、叩击痛。影像学（CT、MRI、B超）发现肾脏的充血、水肿，提示急性肾盂肾炎。

2. 尿道炎　慢性前列腺炎常需与尿道炎相鉴别，二者均有排尿和尿道局部症状，尿道炎尿道分泌物常较重，"四杯法"定位试验有助于鉴别。

3. 精索静脉曲张　慢性前列腺炎以骨盆痛为主要表现时，有时需与精索静脉曲张引起的阴囊坠胀痛相鉴别。疼痛在平躺后逐渐缓解是精索静脉曲张的特点，查体和阴囊彩色多普勒超声容易发现曲张的精索静脉。

4. 泌尿系统结石　慢性前列腺炎以骨盆痛为主要表现时，还需与泌尿系统结石相鉴别，尤其是输尿管末端和膀胱、尿道结石，查体肾、输尿管区压痛、叩击痛，或者影像学发现结石的存在有助于鉴别。

三、治疗

细菌性前列腺炎（Ⅰ、Ⅱ型）主要的治疗原则为抗生素、对症和支持治疗，治疗目标是消除炎症、改善症状；慢性细菌或非细菌性前列腺炎/慢性盆腔疼痛综合征（Ⅱ、ⅢA、ⅢB型）的治疗理念基于生物心理社会模式，需要患者积极参与，治疗原则为对症治疗、改善生活方式、物理治疗和心理治疗，治疗目标主要是改善症状，提高生活质量。

1. 抗感染治疗

（1）Ⅰ型：急性细菌性前列腺炎一旦明确诊断，应立即给予抗生素治疗。由于弥漫性炎症反应，可提高从血浆进入前列腺管和腺泡的药物浓度，故急性细菌性前列腺炎对抗生素反应良好。症状较重者静脉给药为佳，轻者可口服给药，首先使用广谱、强效、脂溶性强的药物，待细菌培养及药敏试验结果出来后再调整抗生素。常用静脉药物有喹诺酮类、氨苄西林、庆大霉素、阿米卡星等。经静脉用药治疗，症状缓解，实验室检查正常后，应继续口服抗生素3～4周防止症状反复。口服药物可选复方磺胺甲噁唑、喹诺酮类、大环内酯类抗生素。

（2）Ⅱ型：口服抗生素为主，经验用药需选择血浆蛋白结合率低、脂溶性高、酸性及离子化程度高的抗菌药更容易进入前列腺组织内。推荐使用的抗菌药有氟喹诺酮类（如左氧氟沙星等）、磺胺类（如复方磺胺甲噁唑等）、大环内酯类（如阿奇霉素等）和四环素类（如米诺环素等）药物。慢性细菌性前列腺炎抗菌药治疗的推荐疗程为4～6周，疗效不佳者应及时行EPS细菌培养及药敏试验并根据药敏结果调整抗生素。

（3）ⅢA型：抗生素仍是ⅢA型患者的一线用药，推荐用药与Ⅱ型类似，可先应用2～4周，再根据疗效评估是否继续用药，其间可多次复查EPS常规、细菌培养及药敏试验，有时可获得病原学结果。

（4）ⅢB型：一般不推荐使用抗生素治疗。可根据患者的临床症状给予对症处理，如α受体阻滞剂、M受体阻滞剂、非甾体抗炎药、植物制剂、抗焦虑和抗抑郁药及中医治疗。

2.　对症治疗

（1）Ⅰ型患者：应给予补液、解痉镇痛、退热等对症支持治疗。并嘱患者注意休息、多饮水、软化通畅大便。对伴有急性尿潴留的患者，应尽量导尿操作，恰当的处置是行耻骨上膀胱穿刺排尿，当需长时间引流尿液时，应采取耻骨上膀胱穿刺造瘘的方法。炎症未能控制，脓肿形成者，则应及时在B超引导下经直肠或会阴穿刺引流，或者行经尿道切开、经会阴切开引流等手术。

（2）Ⅱ型和Ⅲ型患者：可采用α受体阻滞剂（多沙唑嗪、坦索罗辛、特拉唑嗪）改善尿路梗阻症状；M受体阻滞剂或β受体激动剂改善储尿期症状如尿急、尿频和夜尿增多；非甾体抗炎药缓解疼痛不适和局部症状；中医、中药和植物制剂，如清浊祛毒丸、尿清舒颗粒、前列安栓、锯叶棕果实提取物、普乐安片等辅助抗炎、消肿、促进膀胱逼尿肌收缩和尿道平滑肌松弛，建议将中医、中药和植物制剂与抗菌药及其他药物联用，以取得更好的疗效。

3.　物理治疗　物理治疗是指将特定的光、声、电、热、水、电磁波等物理媒介作用于前列腺局部，以产生疗效的方法。前列腺按摩是目前比较推荐的物理治疗，研究显示，适当的前列腺按摩可缓解局部充血，促进前列腺分泌物排空并增加局部药物浓度，从而缓解Ⅱ、Ⅲ型患者的症状。其他常用的物理治疗方法主要有生物反馈、冲击波治疗和电生理技术等。这些治疗方法目前安全性尚可，但疗效存在争议；而前列腺注射治疗或经尿道前列腺灌注治疗尚缺乏随机对照研究证实其疗效和安全性，不作为治疗推荐。

近期国家卫生健康委医药卫生科技发展研究中心的"电生理适宜技术真实世界研究与推广应用"项目在临床中发现，对其他方法疗效不理想的慢性前列腺炎/慢性盆痛综合征患者，采用基于可视化电生理精准诊断的经皮电刺激治疗，在缓解疼痛和排尿症状方面取得较好效果，值得深入研究。

4. 心理治疗　心理社会症状应在疾病的早期阶段和晚期阶段进行评估。如果有重大怀疑造成患者病情的心理因素，应予以筛选。认知行为疗法（cognitive behavioral therapy，CBT）和心理治疗应与其他治疗结合使用，可以改善症状。

四、健康教育

1. 对患者进行健康教育、心理和行为辅导给予精神上的关心，协助患者树立信心、培养其耐心。

2. 生活方式指导：戒酒、烟，忌刺激食物，多食海产品等含锌食品；避免久坐，缓解会阴部受压迫；避免憋尿，多饮水；避免熬夜和过分疲劳，注意保暖，防止受凉；建议规律的性生活，注意个人卫生，避免不洁的性接触；加强体育锻炼。

3. 患者了解前列腺炎与前列腺癌无必然联系及其与性病的关系。

4. 对合并性功能减退者，在进行相应治疗的同时，用适当的行为心理治疗方法，必要时同时对伴侣宣教。

5. 对于病程长，治疗效果欠佳，易复发患者，应在进一步排查其他疾病，如糖尿病、神经系统疾病后，适当降低患者治疗期望值，向患者说明，在不影响工作、生活的前提下，轻微的不适症状或检验结果的异常并不一定需要完全去除。

（张海波　赵善超）

第二节　良性前列腺增生

良性前列腺增生（benign prostatic hyperplasia，BPH）是引起中老年男性排尿障碍最为常见的一种良性疾病。

一、病因及病理生理

BPH在组织学上表现为前列腺间质和腺体成分的增生。解剖学上表现为前列腺增大；尿动力学上表现为膀胱出口梗阻。BPH的发生是随着年龄的增长和雄激素的作用。

二、临床表现

BPH以下尿路症状（lower urinary tract symptoms，LUTS）为主要临床表现。

1. 梗阻症状　进行性排尿困难，排尿费力、排尿间断、尿线细而无力、排尿不尽感、憋尿、尿末滴沥等。严重时出现尿潴留或充溢性尿失禁等。

2. 刺激症状　尿频、尿急、夜尿增多、急迫性尿失禁等。

3. 其他伴随症状（合并症的表现）　血尿、结石、尿路感染症状、肾积水（慢性肾功能减退）、疝、痔疮或脱肛等。

4. 国际前列腺症状评分　国际前列腺症状评分（international prostate symptom score，IPSS）是目前国际公认的判断BPH患者症状严重程度的手段。根据总分对症状进行分级：＜7分为轻度，8～19分为中度，20～35分为重度（表2-4-3）。

表2-4-3　国际前列腺症状评分（IPSS）

在过去1月您是否 出现以下症状	没有	少于 1/5	少于 1/2	大约 1/2	多于 1/2	几乎 每次	评 分
是否经常有尿不尽感？	0	1	2	3	4	5	
2次排尿的间隔时间是否＜2 h？	0	1	2	3	4	5	
是否经常有间断性排尿？	0	1	2	3	4	5	
是否经常有憋尿困难？	0	1	2	3	4	5	
是否经常有尿线变细？	0	1	2	3	4	5	
是否经常需要用力才能排尿？	0	1	2	3	4	5	
从入睡到早起需排尿几次？	没有	1次	2次	3次	4次	5次及 以上	
	0	1	2	3	4	5	
						症状总评分＝	

三、诊断

1. BPH是以进行性排尿困难为主要临床表现。

2. 体格检查

（1）外生殖器检查：鉴别尿道外口狭窄或其他可能影响排尿的疾病（如包茎、阴茎肿瘤等）。

（2）直肠指检：在排空膀胱后检查，可触到增大的前列腺表面光滑、质韧，中央沟消失或隆起；直肠指检可为鉴别良、恶性提供一定依据。

（3）局部神经系统检查：肛周和会阴外周神经系统的检查提示是否存在神经源性疾病导致的神经源性膀胱功能障碍。

3. 辅助检查

（1）尿常规：可以确定下尿路感染患者是否有血尿、蛋白尿、脓尿、尿糖等。

（2）血清PSA：前列腺癌、BPH、前列腺炎都可能使血清PSA升高，并不是前列腺癌特有。另外，泌尿系统感染、前列腺穿刺、急性尿潴留、留置导尿、直肠指检及前列腺按摩也可以影响血清PSA值。

（3）前列腺B超：了解前列腺的形态、大小、有无异常回声、突入膀胱的程度，以及残余尿量。经直肠B超可以精确测定前列腺体积（计算公式为：0.52×前后径×左右径×上下径）。经腹部B超可用以了解泌尿系统有无积水、扩张、结石或占位性病变。

（4）尿动力学检查：可判断是否存在梗阻及逼尿肌的收缩力。

（5）膀胱镜检查：怀疑BPH患者合并尿道狭窄、膀胱内占位性病变时建议行此项检查。可直接看到增大腺体和小梁、小室、膀胱结石，但有严重梗阻时慎用。

四、鉴别诊断

1. **膀胱颈挛缩（硬化症）** 前列腺不大，膀胱镜下颈口无弹性。

2. **尿道狭窄** 患者有外伤、炎症或尿道器械操作病史，通过尿道造影或膀胱镜检查可鉴别。

3. **前列腺癌** 直肠指检前列腺质硬、有结节、PSA升高，通过穿刺活检可鉴别。

4. **神经源性膀胱功能障碍** 患者有其他部位神经病变表现，通过尿流动力学检查可鉴别。

5. **逼尿肌病变** 尿流动力学检查可鉴别。

6. **前列腺炎** 通过前列腺B超、EPS常规等可鉴别。

7. **膀胱癌** 膀胱颈部肿瘤引起梗阻，通过膀胱镜诊断。

五、治疗

1. **观察等待** 观察等待是一种非药物、非手术的治疗措施，包括患者教育、生活方式指导（如避免服用咖啡因或饮酒等）及定期监测。推荐对轻度下尿路症状（IPSS评分≤7）的患者，以及中度以上症状（IPSS评分≥8）且生活质量尚未受到明显影响的患者采用观察等待。

2. 药物治疗　药物治疗的短期目标是缓解患者的下尿路症状，长期目标是缓解疾病的临床进展，预防合并症的发生，总体目标是在减少药物治疗不良反应的同时保持患者较高的生活质量。

（1）α受体阻滞剂：通过阻滞分布在前列腺和膀胱颈部平滑肌表面的肾上腺素能受体，舒张平滑肌，达到缓解膀胱出口动力性梗阻的作用。根据受体选择性可将α受体阻滞剂分为非选择性α受体阻滞剂（酚苄明）、选择性α_1受体阻滞剂（多沙唑嗪、阿夫唑嗪、特拉唑嗪）和高选择性α_1受体阻滞剂（坦索罗辛$\alpha_1A > \alpha_1D > \alpha_1B$，萘哌地尔$\alpha_1D > \alpha_1A > \alpha_1B$）。目前临床上应用的药物主要为$\alpha_1$受体阻滞剂。α受体阻滞剂类药物常见的不良反应包括头晕、鼻塞、直立性低血压和逆行射精等。研究结果显示，各种α受体阻滞剂的临床疗效相近，但不良反应因其受体选择性不同而存在一定差异。

（2）5α还原酶抑制剂：5α还原酶抑制剂通过抑制体内睾酮向双氢睾酮（dihydrotestosterone，DHT）的转变，进而降低前列腺内DHT的含量，达到缩小前列腺体积、改善下尿路症状的治疗目的。Ⅰ型5α还原酶主要分布在前列腺以外的组织中（如皮肤、肝脏等）；Ⅱ型5α还原酶是前列腺内的主要类型，起主要作用。5α还原酶抑制剂包括非那雄胺、度他雄胺和依立雄胺等。国内Ⅱ期临床试验研究显示，依立雄胺作为选择性、竞争性Ⅱ型5α还原酶抑制剂，其治疗作用与其他5α还原酶抑制剂相仿，且对性功能的影响较小。

（3）植物制剂：约有30余种植物成分被用于BPH的治疗。但是植物制剂作用机制复杂，难以判断其具体成分，其成分生物学活性和疗效的相关性，长期疗效和对PSA的影响尚不清楚。

（4）联合用药：联合用药是指联合应用α受体阻滞剂和5α还原酶抑制剂及其他药物。联合用药适用于前列腺体积大同时伴有下尿路症状的BPH患者。

（5）中医及中成药：中医通过辨证论治，改善体质及排尿症状。部分中成药,如清浊祛毒丸、黄莪胶囊、前列金丹片等,也可改善排尿症状。

3. 外科治疗　前列腺增生是一种临床进展性疾病,部分患者最终需要手术来解除下尿路症状及其对生活质量所致的影响。

(1)手术适应证

1)中-重度BPH患者:下尿路症状已明显影响中-重度BPH患者的生活质量。

2)当BPH引起以下并发症时:①反复尿潴留;②反复血尿;③反复泌尿系统感染;④膀胱结石;⑤继发性上尿路积水(伴或不伴肾功能损害)。

3)BPH患者合并膀胱大憩室、腹股沟疝、严重的痔疮或脱肛患者:临床判断不解除下尿路梗阻难以达到治疗效果者,应当考虑外科治疗。

4)严重心、肺、肝、肾功能不全者:先通过留置导尿管或耻骨上膀胱造瘘术引流尿液,待情况好转后再行手术。

(2)常用手术方式

1)经尿道前列腺切除术(transurethral resection of prostate,TURP):TURP主要适于前列腺体积在80 ml以下的患者,技术熟练的术者可适当放宽对前列腺体积的限制。可小块电切或整体剜除。

2)激光手术:激光具备凝固止血效果好和非导电特性,近年来成为治疗BPH的重要方式。前列腺激光手术是通过激光对组织的汽化、切割及切除或组织凝固、坏死及迟发性组织脱落,达到解除梗阻的目的。激光的类型包括钬激光、绿激光、铥激光等。可小块切除或整体剜除。

3)开放手术:包括耻骨上经膀胱前列腺切除术和耻骨后前列腺切除术等。适用于前列腺体积大于80 ml的患者,特别是合并膀胱结石或合并膀胱憩室需一并手术者。现随着微创手术设备及技术的进步,开放手术应用越来越少。

六、健康教育

1. 生活指导　指导患者注意休息、避免受凉、保持心情舒畅；摄取易消化、高营养饮食，并辅以粗纤维食品，忌饮酒及刺激性食物；保持大便通畅。

2. 多饮水勤排尿以冲洗尿路　告诫患者切忌长时间憋尿，防止膀胱过度充盈，影响逼尿肌功能，再次造成尿潴留。

3. 嘱患者每天睡前反复作提肛运动　增强盆底肌肉张力，以尽快恢复尿道括约肌的功能。

4. 术后病情告知　术后2周左右，前列腺窝创面的痂皮脱落，此期间可出现轻微血尿。

5. 术后3个月内勿剧烈活动　嘱患者尽可能不骑自行车，避免长期坐硬椅子，或者久坐潮湿的地方，适度进行体育活动，以利增强机体抵抗力，改善前列腺局部的血液循环。

6. 病情观察　最初排尿通畅，1个月后又逐渐出现排尿困难是典型的尿道狭窄表现，应进行膀胱镜检查明确诊断。

（王　涛　刘继红）

第三节　前列腺癌

前列腺癌（prostate cancer，PCa）是世界范围内男性发病率第二的恶性肿瘤，与遗传、环境和饮食习惯等因素有关，可伴有下尿路症状、排尿困难、血尿等临床症状。目前针对PCa尚无有效的预防措施，因此，加大中老年男性前列腺癌早期筛查具有重要的意义。

一、诊断

1. 临床表现

（1）原发肿瘤引起的局部症状：早期前列腺癌常无临床症

状。随着疾病进展，可出现与前列腺增生、前列腺炎类似的尿频、尿急、尿痛等下尿路症状，尿线变细、尿等待、排尿困难、尿潴留等梗阻症状，膀胱残余尿量增加、上尿路积水等并发症，部分患者还可见血尿、血精、下腹部或会阴部疼痛等肿瘤浸润引起的症状。

（2）肿瘤引起的全身症状：与其他恶性肿瘤类似，晚期前列腺癌患者持续消瘦，甚至出现恶病质。肿瘤转移后可出现转移部位症状，最常见的转移部位脊柱、盆骨等骨组织，骨痛较为明显，难以缓解；病变严重时，可出现病理性骨折。

2. 体格检查　较有意义的体格检查主要是直肠指检，一般在排空膀胱后进行。大部分的前列腺癌位于外周带，当肿瘤体积＞0.2 ml时，即可能被触及，肿物一般质地坚硬，检查时切记动作轻柔、充分润滑。

3. 辅助检查

（1）血清PSA：作为最重要的前列腺癌筛查和治疗过程监测的手段，建议对50岁以上就诊于男科门诊的患者常规进行PSA筛查。血清PSA正常范围为＜4 μg/L；当PSA＞10 μg/L时，前列腺癌的可能性较高；PSA范围在4～10 μg/L时，建议进一步行经TRUS、多参数MRI等影像学检查，同时除外前列腺炎。根据患者综合情况决定是否行前列腺穿刺活检。服用非那雄胺、射精、前列腺按摩、TRUS、导尿或膀胱镜检查等情况均有可能影响PSA的检测结果。

（2）PSA的衍生指标：PSA为4～10 μg/L时称为"灰度区"，即使行TRUS、多参数MRI也无法诊断或完全排除前列腺癌，此时前列腺穿刺活检是否能使患者获益需要进一步评价。PSA结果分为游离型（t）、结合型（c）和总（t）PSA，f/t PSA比值越小，患前列腺癌的可能性越大。但这个比值尚无定论，欧洲泌尿外科学会（European Association of Urology，EAU）指南指出PSA 4～10 μg/L，f/t PSA＜0.10时，前列腺癌穿刺活检阳性率高达

56%，而 f/t PSA＞0.25 时，前列腺穿刺活检阳性率仅8%。

其他衍生指标包括前列腺特异性抗原密度（prostate-specific antigen density，PSAD），是PSA与前列腺体积的比值（一般以TRUS测得的前列腺三径线乘积×0.52计算），正常参考值＜0.15；前列腺特异性抗原速率（prostate-specific antigen velocity，PSAV）是指连续观察血清PSA水平变化所得到的PSA年增长速率，正常值＜0.75 μg/（L·年）；PSA倍增时间（prostate-specific antigen doubling time，PSA-DT）是指前列腺癌根治术后或内分泌治疗后随访时，监测PSA值加倍所需时间，一般在根治术后PSA＞0.2 μg/L后才有意义，如果PSA-DT＜6个月，则患者可能已经发生生化复发。

（3）前列腺B超检查：经腹前列腺B超检查不如经TRUS敏感，建议前列腺癌筛查采用TRUS，在肿瘤体积＞0.5 ml时，有可能发现病灶。

（4）多参数磁共振（mpMRI）：mpMRI包括T_2加权成像、扩散加权成像、动态增强扫描和H1波谱，检查发现结节时，可以进行前列腺影像报告和数据评分系统（prostate imaging reporting and data system，PI-RADS），PI-RADS评分共5分，评分越高前列腺癌的可能性越大。目前尚无应用PI-RADS评分指导是否进行前列腺穿刺活检的指南或专家共识，但当临床怀疑前列腺癌（如直肠指检发现硬结、血PSA升高）且PI-RADS评分≥3分时，建议行前列腺穿刺活检。

（5）骨扫描和PET-CT：由于前列腺癌最早转移部位常是骨，故推荐对怀疑非局限性前列腺癌的患者进行骨扫描。对可疑其他部位转移的患者推荐行PET-CT检查，尤其是前列腺特异性膜抗原（Prostate Specific Membrane Antigen，PSMA）标记的PSMA PET-CT。

（6）前列腺穿刺活检：包括经直肠和经会阴两种入路，根据所在单位已开展的方式进行选择。穿刺活检可预防性应用广谱抗生素，建议12针系统性穿刺或12针的基础上增加1针，可疑结节靶向穿刺的12＋X方案。

（7）病理检查：Gleason分级是评价前列腺癌恶性程度的主要病理指标，评分共1～5分，分为主要分区和次要分区，相加之和为总分。

前列腺癌的分期、分级和危险度分层　前列腺癌TNM分期见表2-4-4，国际泌尿病理学协会（ISUP）针对Gleason评分的分级见表2-4-5，2017年EAU版局限性前列腺癌患者风险分层见表2-4-6。

表2-4-4　前列腺癌TNM分期

原发肿瘤（T）	局部淋巴结（N）	远处转移（M）
Tx 原发肿瘤不能评估	Nx 局部淋巴结不能评估	Mx 远处转移不能评估
T0 没有原发肿	N0 无局部淋巴结转移	M0 无远处转移
T1 临床隐匿肿瘤	N1 发现局部淋巴结转移	M1 远处转移
T1a ≤5% 的前列腺切除组织内偶然发现肿瘤		M1a 非局部淋巴结转移
T1b ＞5% 的前列腺切除组织内偶然发现肿瘤		M1b 骨转移
T1c 通过针吸或针穿活检发现肿瘤		M1c 其他部位转移
T2 肿瘤局限于前列腺内		
T2a 累及≤1/2叶		
T2b 累及＞1/2叶，但未达双侧叶		
T2c 累及双叶		

续　表

原发肿瘤（T）	局部淋巴结（N）	远处转移（M）
T3肿瘤侵出前列腺包膜		
T3a包膜外浸润（双侧或单侧）		
T3b侵犯精囊（双侧或单侧）		
T4肿瘤固定或侵犯精囊以外的 　邻近组织		

注：无淋巴结或远处转移、原发肿瘤分期在T2及T2以内的前列腺癌称为局限性前列腺癌，原发肿瘤分期在T3分期以上，或者有淋巴结、远处转移的前列腺癌称为局部进展型前列腺癌。

表2-4-5　ISUP针对Gleason评分的分级

ISUP分级	1级	2级	3级	4级	5级
Gleason评分	2～6分	3＋4分	4＋3分	8分	9～10分

注：ISUP. 国际泌尿病理学协会。

表2-4-6　局限性前列腺癌患者风险分层（2017年EAU版）

低危	中危	高危
PSA＜10 μg/L 及Gleason评分＜7 （ISUP分级1级）及TNM 分期 T1～2a期	PSA 10～20 μg/L 或Gleason评分＝7 （ISUP分级为2或3级） 或TNM分期 T2b期	PSA＞20 μg/L 或Gleason评分＞7 （ISUP分级为4级或5级） 或TNM分期＞T2c期

注：PSA. 前列腺特异性抗原；ISUP. 国际泌尿病理学协会。

二、鉴别诊断

1. 前列腺增生　一般PSA不高，前列腺体积增大为主，前列腺结节穿刺病理以良性增生为主。

2. **泌尿生殖系感染**　包括尿道炎、前列腺炎、精囊炎等泌尿生殖道炎症，PSA可出现短期内升高，抗感染治疗后下降，一般前列腺无结节样改变。

3. **膀胱和尿路上皮癌**　出现血尿时需要鉴别，影像学检查可帮助发现病灶。

三、治疗

1. **主动监测**　对于低危局限性前列腺癌、能够配合密切随访的患者，不即刻采取根治性前列腺切除术或根治性放射治疗，待肿瘤发展到需要干预的阈值时再行处理。

2. **根治性前列腺切除术**　适用于预期寿命≥10年、没有严重心肺疾病的局限性前列腺癌患者，肿瘤T分期一般在T3b以内。目前，根治性前列腺切除术有机器人辅助的腹腔镜下前列腺癌根治术，2D/3D腹腔镜下前列腺癌根治术和开放手术。前列腺癌根治术最常见的并发症为术后ED和尿失禁等。

3. **放射治疗**　放射治疗分为根治性放射治疗和姑息性放射治疗，根治性放射治疗在我国开展较少，姑息性放射治疗用于控制肿瘤生长或根治性前列腺切除术后手术切缘阳性及TNM肿瘤分期＞T3b时进行。

4. **内分泌治疗**　拒绝手术或存在手术禁忌证的局限性前列腺癌患者及局部进展型前列腺癌患者的首选治疗为内分泌治疗，包括降低体内的雄激素水平和阻断雄激素与其受体结合来达到雄激素阻断、控制前列腺癌细胞生长的目的。建议同时应用促黄体素释放激素（luteinizing hormone releasing hormone，LHRH）类似物亮丙瑞林/戈舍瑞林药物去势和抗雄激素药物比卡鲁胺/氟他胺进行最大限度内分泌阻断，治疗过程中每3个月监测1次血PSA水平，每3～6个月进行影像学检查。

内分泌治疗失效称为去势抵抗性前列腺癌（castration-resistant prostate cancer，CRPC），出现血PSA升高（生化复发）或临床症状、影像学改变（临床复发）时，应当考虑更换内分泌治疗药物。建议改用雄激素生物合成抑制剂阿比特龙抗雄治疗，保留药物去势，并增加泼尼松以减少阿比特龙的不良反应，或者更换治疗方案为化学治疗。

5．化学治疗 既往应用米托蒽醌联合糖皮质激素化学治疗缓解前列腺癌患者症状，提高生存质量。目前推荐应用多西他赛（多烯紫杉醇）作为前列腺癌一线化学治疗药物。

四、健康教育

1．嘱咐患者戒烟、忌酒，注意休息、避免受凉、保持心情舒畅；摄取易消化、高营养饮食，并辅以粗纤维食品，保持大便通畅。

2．多饮水，勤排尿，避免憋尿。

3．对于术后患者，嘱患者进行反复提肛练习，即盆底肌训练（凯格尔运动）。动作要领为用力收缩肛门5～10 s，放松5～10 s，重复5次以上，每天至少3次，建议至少坚持锻炼3个月以上，以取得更好的效果。

4．术后3个月内避免骑车，避免久坐或长时间驾车，进行适度的体力活动，增强抵抗力。

5．对于术后出现性功能障碍、尿失禁、排尿困难的患者，嘱其定期复诊。

6．术后如有严重血尿、尿痛、下腹或会阴部痛，以及骨痛等其他不适的患者，嘱其及时返院复查。

7．对于接受内分泌治疗和化学治疗的患者，如出现药物不良反应，嘱其及时返院复查。

（张海波　赵善超）

参 考 文 献

［1］Krieger J N, Nyberg Jr L, Nickel J C. NIH consensus definition and classification of prostatitis. JAMA，1999，282（3）：236-237.

［2］夏术阶，吕福泰，辛钟成，等. 男科学. 2版. 北京：人民卫生出版社，2019.

［3］孙颖浩，郭应禄，张心湜. 吴阶平泌尿外科学. 北京：人民卫生出版社，2019.

［4］Parsons JK，Dahm P，Köhler TS，et al. Surgical management of lower urinary tract symptoms attributed to benign prostatic hyperplasia：AUA guideline amendment 2020. J Urol，2020，204（4）：799-804.

［5］Nambiar AK，Bosch R，Cruz F，et al. EAU guidelines on assessment and nonsurgical management of urinary incontinence. Eur Urol，2018，73（4）：596-609.

［6］Nickel JC，Aaron L，Barkin J，et al. Canadian urological association guideline on male lower urinary tract symptoms/benign prostatic hyperplasia（mluts/bph）：2018 update. Can Urol Assoc J，2018，12（10）：303-312.

［7］Homma Y，Gotoh M，Kawauchi A，et al. Clinical guidelines for male lower urinary tract symptoms and benign prostatic hyperplasia. Int J Urol，2017，24（10）：716-729.

［8］Langan RC. Benign prostatic hyperplasia. Prim Care，2019，46（2）：223-232.

［9］张元芳，丁强，冯善章，等. 新型5α-还原酶抑制剂—爱普列特治疗良性前列腺增生症Ⅱ期临床试验研究. 中国临床药理学杂志，2000，16（6）：436-439.

［10］EAU Guidelines. Edn. presented at the EAU Annual Congress Milan 2021. ISBN 978-94-92671-13-4.

［11］黄健. 中国泌尿外科和男科疾病诊断治疗指南. 北京：科学出版社，2020.

第五章

精索静脉曲张

精索静脉曲张（varicocele）是指精索内静脉在其走行区域迂曲扩张，在阴囊内形成曲张的蔓状静脉丛，可引起阴囊局部坠胀、疼痛不适、睾丸萎缩等。精索静脉曲张是男科常见病和多发病之一，对男性生育产生重要影响，已引起临床广泛关注。

精索静脉曲张在青壮年中高发，通常见于左侧、双侧，而单纯发生于右侧的少见。按年龄可将精索静脉曲张分为成年人精索静脉曲张和儿童及青少年精索静脉曲张。成年人精索静脉曲张按病因又可分为原发性和继发性精索静脉曲张。原发性精索静脉曲张病因尚不明确，直立或行走时疼痛不适症状明显，平卧休息后可缓解。继发性精索静脉曲张少见，是由左肾静脉或下腔静脉病理性阻塞、腹膜后肿瘤等外在压迫造成精索静脉回流障碍所致，且患者平卧后疼痛不适的症状不能缓解。儿童及青少年精索静脉曲张较少见于10岁以下儿童，多见于青少年，青春期后发病率逐渐升高，患者多数无明显症状，常被父母或患者自行发现阴囊内肿物或阴囊外观异常，或者在体检时发现。研究表明，精索静脉曲张在继发性不育患者中发病率较高，已成为导致男性不育的重要原因。

本章对精索静脉曲张作了较全面的论述。希望能增加基层医师对这一男科重要疾病的认识和理解，从而达到规范诊断和治疗的目的。

（许　松）

第一节 成年人精索静脉曲张

一、病因

1. 原发性精索静脉曲张 其发生与下列3个因素有关。

（1）静脉瓣有防止静脉血反流的作用，当精索静脉瓣缺如或功能不良时，可导致血液反流。

（2）精索静脉壁及其周围结缔组织薄弱或提睾肌发育不全。

（3）人的直立姿势影响精索静脉回流。左侧精索静脉曲张较右侧常见，可能原因为：①左侧精索内静脉行程长，呈直角汇入左肾静脉，静脉压力较大；②左肾静脉在肠系膜上动脉与腹主动脉之间受压，影响左侧精索内静脉回流，甚至导致反流，加上形成钳夹现象（肾静脉受压综合征）；③精索内静脉瓣缺如常见于左侧（左侧约40%，右侧仅约3%）；④左精索静脉比右精索静脉长8～10 cm，故回流阻力增加；⑤左精索内静脉易受前侧的乙状结肠压迫。

2. 继发性精索静脉曲张 可见于左肾静脉或腔静脉瘤栓阻塞、肾肿瘤、腹膜后肿瘤、盆腔肿瘤、巨大肾积水或肾囊肿、异位血管压迫等。

二、病理生理

目前认为，精索静脉曲张导致男性不育的机制与精子质量异常、睾丸体积缩小、睾丸灌注减少及睾丸功能障碍等方面有关。但引起不育的确切机制迄今尚未完全清楚，一般认为与下列因素有关：①睾丸内温度增高，其热应激可对睾丸和精子发生有不良影响；②缺氧；③肾和肾上腺代谢物逆流；④氧化应激损伤；⑤睾丸微循环障碍；⑥一氧化氮（NO）机制；⑦其他：包括生殖毒素增加、抗氧化物水平降低、DNA聚合酶活性降低、存在精子结合免疫球蛋白、抗精子抗体等综合病理生理学变化，可能最终导致睾丸生长障碍及睾丸功能逐渐衰退，从而导致不育症。

精索静脉曲张患者阴囊疼痛发生率为2%～10%。其发生机制尚不清楚，可能与曲张的静脉牵拉压迫髂腹股沟神经，生殖股神经的感觉支、血液停滞在精索静脉中引起温度升高及组织缺血等有关。

精索静脉曲张对雄激素的影响存在争议，多个研究报道发现，精索静脉曲张患者经手术治疗后，其血浆睾酮水平可提高；也有报道发现，手术并不能提高患者血浆睾酮水平。

三、临床表现

一般可无症状，仅在体检时发现。有的患者因偶然触及阴囊的蚯蚓状团块而就诊。病情较重者可因局部静脉淤血、扩张，刺激精索神经而有阴囊部胀大、下坠和疼痛感，并向会阴及腹股沟部放射。可伴有腰膝酸软、阴囊湿冷，以及性功能障碍等症状，绝大多数患者表现为男性不育、精液异常。检查时的注意事项如下。

1. 本病多见于20～30岁的青壮年，大都无任何不适，仅在体检时发现。

2. 精索静脉曲张多发于左侧。部分患者阴囊下坠或睾丸疼痛感，于站立、行走、劳累时加重，平卧休息后减轻。可伴性功能障碍、男性不育，甚至可出现睾丸萎缩。

3. 站立检查时可见阴囊肿大、睾丸下坠。静脉曲张成团如蚯蚓状，平卧或托起阴囊时明显缩小或消失，站立时再度充盈。精索静脉曲张较轻者，屏气时或腹压增加时局部体征较为明显。

4. 精索静脉曲张可由腹腔内肿物压迫后形成，谓之继发性精索静脉曲张。因此，对于平卧后曲张的静脉团仍不会缩小者，应做进一步检查。

5. 在青少年精索静脉曲张患者中，评估相对睾丸大小是必要的。

四、辅助检查

首选彩色多普勒超声，既能了解组织器官的解剖结构，包括精索、睾丸及附睾等，又能了解相应部位的血流状况。彩色多普勒超声可清楚地显示静脉内有无血液反流，反流部位、程度及与呼吸、瓦尔萨尔瓦动作（Valsalva动作）的关系，青春期前患者和单纯右侧精索静脉曲张患者，须同时检查肾脏及血管彩色多普勒超声排除肾静脉受压综合征、腹膜后占位病变；还可选择性检查生殖激素、精液质量，评估睾丸功能和男性生育力。

目前，国内外有关精索静脉曲张的彩色多普勒超声诊断还缺乏统一标准，国内普遍认同诊断精索静脉曲张的彩色多普勒血流成像（color Doppler flow imaging，CDFI）参考标准如下。

1. 亚临床型精索静脉曲张　临床触诊阴性而精索静脉平静呼吸时最大内径（diameter at rest，DR）为1.8～2.1 mm，但无反流，在瓦尔萨尔瓦动作时有反流，反流持续时间（time of reflux，TR）为1～2 s。

2. 临床型精索静脉曲张Ⅰ度　临床触诊阳性且DR为2.2～2.7 mm，在瓦尔萨尔瓦动作时有反流，TR为2～4 s。

3. 临床型精索静脉曲张Ⅱ度　临床触诊阳性且超声平静呼吸检查DR为2.8～3.1 mm，在瓦尔萨尔瓦动作时有反流，TR为4～6 s。

4. 临床型精索静脉曲张Ⅲ度　临床触诊阳性且超声平静呼吸检查DR≥3.1 mm，在瓦尔萨尔瓦动作时有反流，TR≥6 s。

对于程度较轻或可疑精索静脉曲张患者，宜采用立位超声检查以提高超声检出率。中度和重度患者可采用平卧位超声，对于观察静脉反流及其程度有帮助。一般不推荐CT、MRI，仅对继发性精索静脉曲张寻找病因及鉴别诊断时可选。

精索静脉血管造影有助于减少高位结扎手术的失败率和分析手术失败原因。

五、诊断要点

1. **病史询问**　精索静脉曲张患者可出现患侧阴囊部持续性或间歇性的坠胀感、隐痛和钝痛，站立及行走时明显，平卧休息后减轻。

2. **体格检查**　对阴囊及其内容物等进行检查，包括站立位和平卧位检查，并嘱患者行瓦尔萨尔瓦动作。

（1）方法：患者取站立位，深吸气后紧闭声门，再用力做呼气动作，必要时可以辅以用手压患者腹部，以增加腹压，达到更好的效果。了解患者是否存在迂曲、扩张的静脉团。

（2）检查内容：包括睾丸大小与质地、附睾、输精管、精索及其血管等。睾丸变小、变软是睾丸功能不全的征象。注意瘦长体型患者可能存在肾静脉受压综合征。

（3）按体格检查分度

1）亚临床型：阴囊内无扩张蔓状静脉丛，用阴囊热像仪或多普勒超声发现异常。

2）临床型Ⅰ度：触诊不明显，但瓦尔萨尔瓦动作时可出现。

3）临床型Ⅱ度：在站立位时，可触及明显的阴囊内曲张静脉，但不能看见。

4）临床型Ⅲ度：患者站立时，可看到阴囊表面蚯蚓状或团块状静脉，且容易触及。

3. **辅助检查**

（1）彩色多普勒超声：对精索静脉曲张的诊断及分型具有重要价值，其诊断的敏感性及特异性均较高。

（2）精液检查：包括精液量、液化时间、pH、精子浓度、形态学、活动率等。

六、鉴别诊断

精索静脉曲张通过体格检查、彩色超声多普勒检查基本可以确诊。但由于其与阴囊不适、疼痛、生育、雄激素之间的关系具有不确定性，所以应注意鉴别是否有精索静脉曲张合并有引起上述症状的其他疾病，如慢性盆腔疼痛综合征，特别注意与以躯体症状为主要表现的心理疾病进行鉴别。在诊断精索静脉曲张时需鉴别是原发性还是继发性。

七、治疗

1. 一般治疗　包括生活方式和饮食的调节、物理疗法等；头低足高、多平躺少站有助于缓解临床症状。

2. 药物治疗

（1）针对曲张精索静脉的药物：七叶皂苷类，代表性药物为迈之灵；黄酮类，代表性药物为爱脉朗。

（2）改善症状的其他药物：针对局部疼痛不适患者，可使用非甾体抗炎药，如吲哚美辛、布洛芬等。

（3）改善精液质量的药物：对于合并生殖功能损害且有生育要求的精索静脉曲张患者，可使用促进精子发生、改善精液质量的药物（如天然维生素E、左卡尼汀）。

3. 手术治疗

（1）手术适应证：①同时具备以下条件者。精液质量异常；存在不育；女方生育能力正常，或者虽患有引起不孕的相关疾病，但可能治愈；②虽暂无生育要求，但检查发现精液质量异常者；③Ⅰ～Ⅲ度精索静脉曲张所伴发的相关症状（如会阴部或睾丸的坠胀、疼痛等）较严重，明显影响生活质量，经非手术治疗改善不明显，可考虑行手术治疗；④Ⅱ度或Ⅲ度精索静脉曲张，血清睾酮水平明显下降，排除其他疾病所致者；⑤Ⅰ～Ⅱ

度合并少弱精子症，且而经过3个月非手术治疗无明显好转者；⑥Ⅱ～Ⅲ度合并少弱精子症。

（2）手术方式：手术治疗包括经腹股沟途径、经腹膜后途经、经腹股沟下途径精索静脉结扎术，精索回流血管重建（转流）术，显微镜下腹股沟或腹股沟下途径精索静脉结扎术，腹腔镜下精索静脉结扎术，精索静脉栓塞术等。精索静脉结扎术常见的并发症主要有鞘膜积液、睾丸动脉损伤、精索静脉曲张持续存在或复发等。

八、注意事项

1. 手术对疼痛缓解有限，这主要与疼痛性质、持续时间和精索静脉曲张程度有关。

2. 对未行手术治疗的成年患者，精液质量正常，有生育要求者，应6～12个月随访1次。

3. 接受药物治疗的患者，随访时限为3～6个月，第一次随访可在用药后2～4周进行，3～6个月再进行疗效评估，若无确切疗效，精液分析示精液质量仍异常、相关疼痛症状仍较为严重，可推荐手术治疗。

4. 精索静脉曲张术后复发的标准评价要综合体格检查和彩色多普勒超声结果，不能单凭B超判定，须均达到临床型精索静脉曲张的诊断标准。再次手术的指征须符合一般手术适应证，根据医院硬件设施、术者习惯和手术史，可采用显微技术、腹腔镜技术和精索内静脉造影同时行栓塞等。

（武志刚　许　松）

第二节　儿童及青少年精索静脉曲张

儿童及青少年精索静脉曲张在10岁以下儿童中较少见，青春期后发病率逐渐升高，青少年人群中发病率达7.8%～14.1%，与成年人群发病率相似。

一、病因

儿童及青少年精索静脉曲张的发生可能与青春期身高快速生长、睾丸血流增加有关，也可能与遗传因素相关。左侧精索内静脉直角回流进入左肾静脉是导致左侧精索静脉曲张的病因之一。

二、病理生理

精索静脉曲张静脉回流障碍，导致阴囊局部温度升高；静脉反流，使肾脏或肾上腺代谢产生的有毒物质进入阴囊，影响睾丸的发育、激素产生及生精功能。

三、临床表现

1. 症状　患者多数无明显症状，通常被父母或患者自行发现阴囊内肿物或阴囊外观异常，或者体检时发现。有症状患者多数表现为阴囊的坠胀不适感或坠痛，疼痛可向腹股沟区、下腹部放射，久站、行走或劳累后症状可加重，平卧休息后症状可缓解或消失。

2. 体征　可发现或触及阴囊蚯蚓状团块，在瓦尔萨尔瓦动作（Valsalva maneuver）时明显，平卧后可缓解或消失。

四、临床分度

临床上将儿童及青少年精索静脉曲张分为3度。

1. Ⅰ度　触诊不明显，但在瓦尔萨尔瓦动作时可出现。

2. Ⅱ度　在站立位时可触及明显的阴囊内曲张静脉，但不能看见。

3. Ⅲ度　患者站立时即可看到阴囊表面蚯蚓状或团块状静脉，且容易触及。

五、辅助检查

首选彩色多普勒超声检查，可测量精索静脉的直径、有无反流，并可测量睾丸大小。青春期前患者及单纯右侧精索静脉曲张患者须同时行彩色多普勒超声排除占位病变。还可选择性检查生殖激素、精液质量，评估睾丸功能和男性生育力。

六、诊断要点

1. 发现阴囊蚯蚓状团块、阴囊坠胀、坠痛不适，久站、行走或劳累后症状可加重，平卧休息后症状可缓解或消失。

2. 查体可发现或触及阴囊蚯蚓状团块，瓦尔萨尔瓦动作时明显，平卧后可缓解或消失。

3. 彩色多普勒超声检查可见精索静脉直径增宽、静脉反流。对于无精索静脉曲张表现，触诊或瓦尔萨尔瓦动作也未见异常，但彩色多普勒超声检查提示精索静脉反流，称为亚临床型精索静脉曲张。

七、鉴别诊断

1. 继发性精索静脉曲张　其静脉曲张程度一般较重，查体时平卧后阴囊内蚯蚓状团块不消失；部分患者查体时腹部可触及包块；彩色多普勒超声检查可见肾脏或腹部占位病变。

2. 交通性鞘膜积液　临床表现可有阴囊坠胀疼痛不适，站立、行走后明显，平卧后症状缓解或消失；查体站立时可触及阴囊内囊性包块；彩色多普勒超声检查可明确诊断。

八、治疗

鉴于目前临床循证医学证据，对于是否手术治疗仍存在争议。但在以下情况时推荐手术治疗：①合并睾丸体积缩小；②存在其他影响男性生育力的睾丸异常；③双侧明显的静脉曲张；

④合并精液质量下降；⑤临床症状明显。

手术方式主要包括传统的开放手术、腹腔镜手术、介入血管栓塞手术、显微外科手术等。手术术式包括常规或显微镜下精索静脉结扎术、精索回流血管重建（转流）术、精索静脉栓塞术等。

九、术后并发症

1. 阴囊水肿或睾丸鞘膜积液　阴囊水肿和睾丸鞘膜积液是手术后最常见的并发症。

2. 睾丸萎缩　睾丸萎缩发生率较低，其主要原因是睾丸动脉损伤。

3. 阴囊血肿　阴囊血肿的发生可能与伤口止血不彻底、精索静脉结扎线脱落等有关，发生率较低。

4. 其他　还包括一些少见的并发症，如输精管损伤、急性附睾炎、阴囊气肿、髂腹股沟神经或生殖股神经损伤等。

十、注意事项

1. 典型临床表现、查体和彩色多普勒超声检查可以明确诊断。

2. 青春期前患者及单纯右侧精索静脉曲张患者，须行肾脏彩色多普勒超声排除占位病变。

3. 建议评估睾丸大小、男性生育力。

4. 是否手术治疗现仍存在争议，建议慎重选择。

（周明宽　涂响安）

参 考 文 献

[1] Yan S，Shabbir M，Yap T，et al. Should the current guidelines for the treatment of varicoceles in infertile men be re-evaluated?. Hum Fertil（Camb），2021，24（2）：78-92.

［2］Zavattaro M，Ceruti C，Motta G，et al. Treating varicocele in 2018：current knowledge and treatment options. J Endocrinol Invest，2018，41（12）：1365-1375.

［3］邓春华，商学军. 精索静脉曲张诊断与治疗中国专家共识. 中华男科学杂志，2015，21（11）：1035-1042.

［4］Kolon TF. Evaluation and management of the adolescent varicocele. J Urol，2015，194（5）：1194-1201.

［5］Stein R，Zahn K，Younsi NF. Varikozeleim Kindes- und jugendalter. pediatric and adolescent varicocele - When，why and how to treat? AktuelleUrol，2020，51（2）：195-197.

［6］Wan Z，Cao HM，Yang BC，et al. An alternative surgical technique for varicoceles：a preliminary experience of the microsurgical spermatic（distal end）-inferior or superficial epigastric vein anastomosis in symptomatic varicoceles associated with perineal pain. Asian J Androl，2022. doi：10.4103/aja202232.

第六章

儿童男科常见疾病

．．

儿童男科疾病是男科疾病的重要组成部分。儿童期是生殖系统进入快速发展的准备阶段，也是形成性角色、发展性心理的关键期。重视男性健康，要将"防线"前移，从娃娃抓起。外生殖器疾病是儿童男科常见疾病，包括儿童包茎、隐睾、尿道下裂、隐匿性阴茎等，如在儿童期处理不当或未考虑患者成年后的性功能和生殖潜力，将严重影响生殖系统的正常发育及成年后的生育能力。

儿童包茎和隐匿性阴茎是以包皮异常为主要表现的疾病，正确识别并及时干预，有助于预防包皮的感染性疾病和消除限制阴茎发育的因素，若治疗不当，将影响患者成年后的性生活质量及女性的生殖健康。隐睾和尿道下裂是儿童男科常见先天性外生殖器疾病，若治疗不当，可影响睾丸和阴茎的发育，从而影响精子的生成、性行为和性心理健康，导致生育能力低下，甚至无法生育，同时还增加睾丸肿瘤发生的概率，且成年后才对隐睾和尿道下裂患者进行临床干预，常效果不佳。

本章节针对儿童男科常见疾病的诊断、鉴别诊断、辅助检查及治疗进行了详细地阐述。同时，笔者强调对男性进行全生命周期的健康管理。早期识别并及时手术干预，能有效保护男性的生殖功能和心理健康，对全生命周期的男性健康管理具有重要意义。

（刘国昌）

第一节 儿 童 包 茎

儿童包茎是指包皮口狭小，包皮不能翻转显露阴茎头；或者可勉强上翻，但在冠状沟形成狭窄环。儿童包茎可分为先天性包茎（生理性包茎）和后天性包茎两种。

一、病因

胚胎第12周，阴茎头处形成皮肤反折，称为包皮。当其向前生长，完全包裹阴茎头时，包皮的内层上皮很快与阴茎头粘连。在妊娠晚期，由于脱屑和空泡的形成，包皮与阴茎头逐渐分离。至出生时，这种分离过程在大多数新生儿仍未完成，并常伴有包皮口的相对狭窄，使包皮不能翻转显露阴茎头，即先天性包茎。至3～4岁时，由于阴茎及阴茎头的生长及包皮下上皮碎屑逐渐堆积，加之间断性的阴茎勃起，包皮口逐渐扩大，包皮可自行向上退缩，外翻包皮可以很容易显露阴茎头。

后天性包茎多继发于：①强行上翻包皮时，包皮口撕裂，瘢痕愈合；②反复发作的阴茎头包皮炎；③包皮及阴茎头损伤；④阴茎手术后，瘢痕形成、残留环形狭窄。

二、临床表现

包皮口狭小者的临床表现有排尿困难、尿线细、排尿时间延长、包皮膨起。尿液积留于包皮囊内，经常刺激包皮及阴茎头，促使其产生分泌物及表皮脱落，形成包皮垢，严重者可引起包皮和阴茎头溃疡或结石形成。积聚的包皮垢呈乳白色豆渣样，从细小的包皮口排出。包皮垢积留于皮下，可诱发阴茎头包皮炎。急性感染时，阴茎头及包皮黏膜潮湿红肿，可产生脓性分泌物。

三、诊断

依据体格检查诊断，但需要与隐匿性阴茎、包皮口完整的尿道下裂、尿道上裂相鉴别。

四、治疗

婴幼儿期的生理性包茎，如无排尿困难、感染等症状不必治疗。3岁以后仍有包茎者应适当治疗，治疗方法包括非手术治疗和手术治疗。保持局部清洁卫生是所有包茎和包皮过长的基本治疗措施，清洗时注意动作轻柔，避免包皮、系带撕裂损伤。

对于婴幼儿期的先天性包茎合并排尿困难者，可以局部应用类固醇软膏，使包皮口皮肤松弛。包皮远端选用类固醇软膏涂抹，每天1～2次，同时每天轻柔上翻包皮，2～4周后包皮口狭窄可松解，有效率达74%～92%，复发率约14%。

对于合并其他先天畸形，如后尿道瓣膜、膀胱输尿管反流者，反复阴茎头包皮炎，尤其是干燥闭塞性阴茎头炎者，需尽早行包皮环切术。

1. 包皮环切术

（1）术前准备：需完善血常规、凝血功能、血生化、胸部X线片、心电图等术前常规检查项目。

（2）麻醉方式：可选择局部浸润麻醉或全身麻醉。

（3）手术方式：可采用传统手工缝合方法，也可采用包皮套环或一次性包皮切割吻合器进行手术。

2. 包皮环切术的并发症

（1）近期并发症：①伤口感染、裂开：局部应用抗生素软膏或4%硼酸溶液湿敷，感染严重时可应用口服或注射抗生素控制感染；②出血：主要原因为术中止血不彻底，经过局部压迫或加压包扎，可达到止血的目的；③阴茎头及包皮痂皮形成；④排尿困难或尿潴留；⑤阴茎头缺血坏死。

（2）远期并发症：①包皮粘连甚至皮桥形成，需要行包皮粘连分离，皮桥切除；②包皮口形成瘢痕性狭窄环；③包皮内外板保留不对称；④系带保留过多或过短；⑤尿道口狭窄、排尿困难；⑥偶尔会出现尿道瘘。

五、包茎急症（嵌顿包茎）的处理

嵌顿包茎是包茎或包皮过长的并发症。当包皮被翻至阴茎头上方后，未能及时复位，而导致嵌顿包茎。包皮环阻塞静脉及淋巴循环，引起水肿，致使包皮狭窄环越来越紧，阴茎头及包皮水肿越发严重，包皮复位更加困难，形成恶性循环，最终导致局部缺血，甚至包皮及阴茎头发生坏死。如果同时并发感染，将引起局部蜂窝织炎、腹股沟淋巴结肿大，感染扩散，可引起盆腔静脉的血栓性静脉炎。

1. 临床表现　水肿的包皮翻在阴茎头的冠状沟上，在水肿的包皮上缘可见狭窄环。阴茎头呈暗紫色肿大。患儿疼痛剧烈，哭闹不止，可有排尿困难。时间过长，嵌顿包皮及阴茎头可发生坏死、脱落。

2. 治疗　用手持续适度地压迫狭窄环远端水肿的阴茎头及包皮数分钟，可减轻水肿。必要时给予局部浸润麻醉，以利于手法复位。手法复位的方法有2种：①在阴茎冠状沟处涂液状石蜡，紧握阴茎头并逐渐加压，用2个拇指压挤阴茎头，两手的示指和中指将包皮退下来，使之复位；②左手握住阴茎体，右手拇指压迫阴茎头，左手将包皮从阴茎体上退下来，同时右手指将阴茎头推入包皮囊中。有时可加用针头多处穿刺包皮，挤出渗出液，也有助于复位。复位后应择期行包皮环切术。若手法复位失败，应行包皮背侧切开术。

六、健康教育

随着人们健康意识水平的提高，生殖健康已日益占据重要的地位。但由于受传统观念影响，对生殖健康缺乏了解者仍大有人在，导致因包茎或者包皮过长引起的继发性感染的发生率仍居高不下。应加强婴幼儿男性生殖健康知识宣传与教育，对婴幼儿父母及各阶段学生开展生殖健康知识教育，设置生殖健康课程，增强生殖健康的自我保护及保健能力。并在婴幼儿体检和入学体检时，对男童进行生殖系统检查。指导男童常将包皮上翻进行清洗，包茎者适时行包皮环切手术。健康教育可采取书籍、媒体等多种形式。互联网新媒体的出现，丰富了教育形式和内容，有助于改善男性健康教育的效果。

（付　凯　伏　雯）

第二节　隐　睾

隐睾（cryptorchidism）是常见的先天性男性泌尿系统畸形之一，指睾丸未在正常的阴囊位置中，足月男婴1岁时的发病率为1%～4%，早产儿隐睾发生率明显增加，出生体重＜1500 g的极低出生体重儿，其隐睾的发生率高达60%～70%。大多数隐睾为单侧，右侧多见，双侧隐睾的发生率约为15%。

临床上将隐睾分为可扪及睾丸和未扪及睾丸两类，约80%的隐睾睾丸可扪及。到目前为止，隐睾的确切发病原因尚不十分清楚，局部组织器官发育异常、内分泌功能异常和/或多基因异常、遗传因素及环境因素等可能均是隐睾发病的主要原因。

一、诊断

1. **体格检查**　隐睾的最初诊断的最佳时间在患儿出生后6个月内进行。为提高体检阳性率，强调多人、多次、多体位重复体检。检查时室内环境气温应保持温暖，将患儿置于平仰卧位或双腿交叉卧位，检查者的手需保持温暖，一只手在腹股沟区采用"挤牛奶样"手法从内环口向阴囊方向推挤睾丸。另一只手用来触诊同侧阴囊，若能将睾丸推入阴囊，但松手后睾丸又退缩回腹股沟区，称为滑动性睾丸，属于隐睾范畴。此外，手术前麻醉状态下再次进行体检，只要一次能触及，即可判定为可扪及隐睾。

2. 辅助检查

（1）阴囊腹股沟区彩色多普勒超声：为诊断隐睾的首选检查方法，具有无创、费用低、简便等优点，对睾丸体积测定有一定参考价值，同时也可检查患儿有无肾积水、畸形、结石等其他泌尿系统病变。对腹股沟管内的隐睾有相当高的诊断率，但对于腹腔内隐睾的诊断率不高。

（2）影像学检查：CT或MRI对腹腔内隐睾的定位优于彩色多普勒超声，可作为彩色多普勒超声的补充，但由于X线片存在较强的辐射，而MRI检查时患儿较难配合，尤其是小儿，常需检查前镇静，因此两者均不作为常规检查。

（3）诊断性腹腔镜检查：对于影像学无法探及的睾丸，腹腔镜检查是唯一有效检查手段，可以确定腹腔内隐睾、睾丸缺如或萎缩；探查精索血管盲端未见睾丸组织是睾丸缺如的诊断依据。

（4）激素及染色体检查：如果双侧睾丸均触摸不到，同时合并有小阴茎、尿道下裂等，应与性发育畸形相鉴别，均需尽早进行内分泌检查和遗传学评估。

二、鉴别诊断

1. 回缩性睾丸　若体格检查时，松手后睾丸能在阴囊内停留，称为回缩性睾丸，非真性隐睾。

2. 睾丸缺如　若发现患侧睾丸未扪及，但健侧睾丸较正常同龄儿睾丸增大，常提示患侧睾丸缺如或萎缩。由于该体征缺乏诊断特异性，不能因此而否定外科探查必要性。

3. 异位睾丸　查腹股沟区、耻骨前、阴囊和会阴区有助于探查异位睾丸的可能，最常见的异位睾丸位于Denis-Browne小窝（即腹外斜筋膜与Scarpa筋膜间的浅表小窝）。

三、治疗

治疗目的是改善生育能力，改变外观缺陷，避免患儿心理和精神上的创伤，减少睾丸恶变趋向。患儿出生后24 h至6个月为小青春期，其间睾丸仍有自行下降至阴囊的可能，但隐睾距离阴囊越远，自行下降到正常位置的可能性越低，如6个月后睾丸仍没有下降至阴囊，则自行下降的概率极小，应尽早治疗，治疗应在18个月前完成。

1. 激素治疗　激素治疗对睾丸下降的作用不确切，不推荐作为常规方法，且用药后成功降至阴囊的患儿中约20%再次出现睾丸回缩至腹股沟区；另外，有研究认为，激素可能损害生精小管的生精功能。

激素治疗前应该反复检查以排除回缩性睾丸，对于有明确鞘状突未闭、异位睾丸或医源性隐睾的病例，不应考虑激素治疗。

目前激素药物治疗多适用于年龄在1岁以内的患儿，患儿6个月以上即可开始使用，主要有hCG、LHRH、GnRH，也可LHRH＋hCG联用。每个方案推荐使用剂量及使用频率差别较大。

2. 手术治疗　诊断一旦确定，建议6个月以上的患儿即可手术，最晚不能超过18个月。对于可扪及的隐睾，首选开放手术；对于不可扪及的隐睾，首选腹腔镜手术。

（1）开放手术：根据睾丸位置以及是否合并鞘状突未闭，选择腹股沟切口或阴囊切口。经典手术切口位置为腹股沟横切口（2～3 cm），术中充分游离精索和输精管，结扎未闭合的鞘状突，分离提睾肌避免睾丸再次回缩，无张力将睾丸降至阴囊内，固定睾丸时，切忌将缝线穿过睾丸实质，同时避免精索扭转的发生。低位隐睾可行经阴囊单切口的Bianchi式式进行睾丸固定术。

（2）腹腔镜手术：对于不可扪及的隐睾，腹腔镜手术有明显优势，在定位的同时进行治疗。高位腹腔型隐睾可选择一期或分期Fowler-Stephens手术。若睾丸发育尚可，离内环口＜2 cm并能牵拉到对侧内环口，可行腹腔镜下睾丸下降固定术。若睾丸位置高，则行分期手术，首次手术时距睾丸 1～2 cm 处离断或结扎精索血管，以促进侧支循环建立，6 个月后再行二期手术。若睾丸明显萎缩、发育不良，则行睾丸切除。

（3）微血管自体移植：睾丸存活率约 90%，但需技术娴熟且有丰富显微外科经验的医师才能完成，且存在睾丸丢失的风险，常不予推荐。

四、注意事项

在所有的睾丸肿瘤中，约 10% 来自隐睾，隐睾患者患睾丸生殖细胞肿瘤的风险增加 5～10 倍，尤其是腹腔内隐睾或者双侧隐睾患儿。有证据表明，早期行隐睾下降固定术能降低睾丸恶变概率，但术后发生睾丸恶性肿瘤的风险仍较正常人高。

因此，隐睾患儿在青春期以后，仍需自我检查及男科门诊定期随访，一旦触及睾丸异常，应高度警惕病变可能。青春期后的隐睾行睾丸固定术存在争议，对于选择保留睾丸方面，需终身观察及随访，强调男科专科医师对患儿实施全程健康管理。

（黎灿强　徐　乐）

第三节　尿 道 下 裂

尿道下裂是一种常见的男性泌尿生殖系统先天性畸形，主要表现为尿道开口异位、阴茎下弯畸形、阴茎背侧包皮帽状堆积，成年后可能影响正常性生活。世界各国、地区尿道下裂发病率的差异性较大，国内报道的发病率在 1/300～1/250。尿道下裂修复术是小儿泌尿男科医师常用的外科手术之一。对于重度尿道下裂、尿道下裂合并隐睾、小阴茎、外生殖器模糊、染色体异常者，需按性发育异常处理，进行全面的基因及内分泌检查，不在本节论述。

一、病因

胚胎发生学研究发现，人类的外生殖器和尿道的发生发育从第8周开始，第12～15周完成，发生过程中任何一个环节异常均有可能导致泌尿生殖系统畸形。迄今发现与尿道下裂相关的基因近40个，5-α还原酶基因、雄激素受体（*AR*）基因、*SRY*基因、*SOX9*基因、*SF-1*基因、*ATF3*基因、*FKBP52*基因、*FGFR2*基因、*FGF8*基因、*FGFlO*基因、*BMP7* 基因、*WT1*基因、*HOX*基因、*Hedgehog family*基因、*Wnt*/β-catenin基因和LH受体基因等。内分泌系统紊乱也是尿道下裂的致病因素之一。雌激素和雄激素的相互平衡对正常尿道的形成有直接影响。尿道下裂主要与体内睾酮不足有关，包括量的减少、质的下降及雄激素合成过程中任一种酶功能异常，如3β-羟类固醇脱氢酶、17、20-裂解酶、17α-羟化酶。近年来，环境与疾病间的关系愈来愈受到重视，在生殖系统畸形方面，大量流行病学研究表明，环境污染特别是许多外源性相关激素与之关系密切，亦可能是尿道下裂发病率在不同地区出现较大差异的原因。

二、诊断

1. 阴茎外形异常　多数尿道下裂患者出生后即可诊断，表现为尿道开口于阴茎腹侧，阴茎下弯，包皮帽状分布于阴茎背侧，包皮系带缺如。

2. 尿道下裂的分型　根据阴茎伸直后尿道口开口的位置，可分为阴茎头型、阴茎体型、阴囊型、会阴型。

3. 伴发畸形　约有10%的尿道下裂患者合并隐睾；9%～15%患者合并腹股沟斜疝；尿道下裂合并单侧或双侧隐睾，或者外生殖器模糊。须与性发育畸形区分，需要进行全面的基因及内分泌检查，必要时需要行膀胱镜、腹腔镜探查、性腺活检以明确诊断。

4. 辅助检查　对于单纯尿道下裂，需完善阴囊、泌尿系统及心血管系统B超，以除外腹股沟斜疝、隐睾、泌尿系统及心血管系统畸形。

三、鉴别诊断

对于重度尿道下裂、尿道下裂合并单侧或双侧隐睾、小阴茎或外生殖器模糊者，需要与性发育异常（differences of sex development，DSD）进行鉴别。

1. 46，XY型DSD　外观与尿道下裂合并隐睾相似，染色体核型为46，XY，包括睾丸发育不全，完全/部分性腺发育不全，46，XY卵睾，雄激素合成/作用异常等。

2. 46，XX型DSD　染色体核型为46，XX，多见于肾上腺皮质增生，阴蒂大如尿道下裂阴茎，尿道开口于会阴，与阴道有共同开口。也可能是卵巢发育异常、卵睾DSD、单纯性腺发育不全。

3. 性染色体DSD　45，X或以嵌合体形式存在（特纳综合征和变异体）、47，XXY（克兰费尔特综合征和变异体）、45，X/46，XY混合性先发育不全、45，X/46，XY卵睾DSD、46，XX/46，XY嵌合体、卵睾DSD。

尿道下裂与性发育异常的鉴别除染色体及相关基因学检查外，还需行腹腔镜＋膀胱镜检查除外性腺异常情况，必要时行性腺活检明确性腺性质。

四、治疗

1. 治疗原则　尿道下裂大多导致不能站立排尿，成年后出现痛性勃起，影响生育，须手术治疗。对于阴茎头型尿道下裂，为了美观，可以考虑手术。尿道下裂的修复不仅要求恢复排尿功能，也需要兼顾阴茎外观的美容效果。

2. 手术治疗　尿道下裂的修复主要包括阴茎弯曲的矫正和尿道的修复，需要显微外科的精细操作，要求小儿泌尿男科医师充分掌握常用手术方法，同时根据实际情况选择个体化的诊治方案（图2-6-1）。

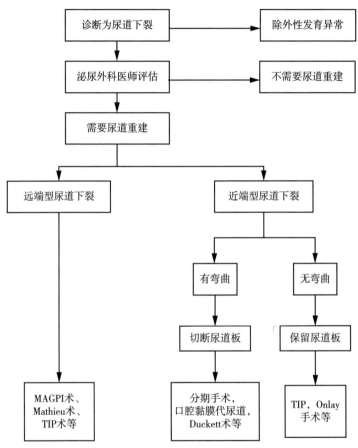

图2-6-1 尿道下裂的诊治流程图

MAGPI术．尿道口前移阴茎头成形术（meatal advancement and glanuloplasty）；
Mathieu术．尿道口周围翻转皮瓣尿道成形术（parameatal-based flip-flap urethroplasty）；
TIP术．尿道板纵切卷管（tubularized incised plate）；Onlay术．横行岛状带蒂皮瓣加
盖尿道成形术

（1）手术时机：目前主张6～18个月的患儿手术，原因是尽早完成手术对患儿心理造成影响较小，但手术年龄不是手术并发症的危险因素。根据最近的一项前瞻性对照研究，成年患者尿道下裂修复术后并发症发生率是儿童的2.5倍。除了年龄，还需要根据阴茎，特别是阴茎头的发育情况决定手术时机，如阴茎头发育较差（＜14 mm），可先予hCG治疗，使阴茎头增大后再行尿道下裂修复术，减少阴茎头裂开的可能。

（2）阴茎弯曲的矫正：通常通过脱套阴茎和切除阴茎腹侧纤维结缔组织可使阴茎弯曲得到矫正，必要时可在术中进行勃起试验。尿道板具有良好的血管化结缔组织，大多数情况下不会造成弯曲。残留的弯曲是由阴茎体发育不平衡造成，需要对阴茎进行矫直，可以使用背中线的折叠术，同时需要避开阴茎背侧血管神经束。对于严重的阴茎下弯（＞45°），尿道板常是短缩的，需要通过横断尿道板来纠正阴茎弯曲，在腹侧延长后，部分病例需要进行阴茎背侧折叠矫正阴茎弯曲。

（3）尿道的修复：良好血供的尿道板卷管尿道成形术已成为尿道下裂修复的标准做法。对于阴茎头型及阴茎体型的尿道下裂，常用的保留尿道板手术包括MAGPI术、Mathieu术、TIP术等。重度尿道下裂一般伴有明显的阴茎弯曲，需要横断尿道板矫正阴茎弯曲，可行一期或分期手术修复。一期手术方法包括Duckett术、Onlay术及Koyanagi-Hayashi术。分期手术包括Ⅰ期矫正阴茎弯曲，横断尿道板，将背侧包皮转移至腹侧，6个月后利用阴茎腹侧尿道板行Ⅱ期尿道成形术；除此之外，亦有用口腔黏膜、舌黏膜、颊黏膜等游离组织覆盖腹侧创面进行尿道下裂修复的报道，亦取得良好的效果。

对于相同类型的病例，不同医师对手术方法的选择可能不同，每种方法均有相应的并发症，手术成功的关键是要选择术者熟练、擅长的方法。

3. 手术失败后再次修复 目前尚未有统一的手术方法，需要根据阴茎皮肤的条件，以及个人经验选择适合的手术方式，包括但不限于尿道板卷管尿道成形术、Duckett术、游离移植物尿道成形术等。

4. 术后尿液引流 建议使用6F双腔硅胶导尿管进行尿液引流，过粗的尿管容易导致阴茎头裂开，且尿管的粗细与尿道狭窄无关。

5. 术后治疗 静脉用抗生素预防感染，术后3～4天拆除阴茎敷料，暴露伤口，换药，并复查尿常规、血常规，如无感染，术后4～7天可带尿管出院，抗生素改为口服，术后2～3周视伤口情况拔除尿管。分期手术可拔除尿管出院。

五、常见并发症及处理

1. 尿道瘘 尿道瘘是尿道下裂术后最常见的并发症。原因多与成形尿道组织的血液供应、张力、新尿道覆盖组织及远端尿道口狭窄有关。在拔除尿管后即可见尿液经瘘口排出，一般术后6个月行尿道瘘修补术。

2. 尿道狭窄 多发生在阴茎头段及尿道吻合口处。轻度尿道狭窄患者可选用尿道扩张，严重者需行道狭窄段切除尿道成形术。

3. 皮肤坏死及感染 可能与转移皮瓣有张力或在转移皮瓣时损伤包皮血供有关，部分病例会出现尿道皮肤瘘，给予抗感染治疗，同时加强局部护理，多可自愈。

4. 尿道憩室 一般出现在分期手术的Ⅱ期手术后或黏膜代尿道手术后，表现为排尿时尿道段扩张、隆起，排尿结束后挤压憩室可见尿液经尿道口排出，多合并憩室近端尿道狭窄。需要在术后6个月再次手术切除多余憩室、再次成形尿道。

5. 阴茎头裂开 在术后复查时可见到阴茎头段尿道缺失，尿道口退至冠状沟，甚至阴茎体部，部分患儿不影响排尿，但会对阴茎外观造成较大影响。术中应注意游离阴茎头，避免阴茎头成形的张力，可有效避免阴茎头裂开。

六、门诊随访和处理

1. 术后14～21天专科门诊复查，拔除尿管，观察排尿情况。

2. 术后3周行尿流率检查，明确有无排尿困难及尿线细等尿道狭窄表现，必要时可行尿道扩张。

3. 术后3、6、12个月返院复查阴茎外形、排尿及尿道情况。除此之外，随访应持续至青春期，随访内容包括有无尿道狭窄、残余弯曲、尿道憩室、阴茎头裂开以及排尿情况。约50%的并发症出现在尿道下裂术后第1年，但随着随访时间延长，并发症发生率逐渐增高。

4. 出现以下紧急情况需及时返院或到当地医院治疗，①阴茎伤口红肿；②尿管堵塞；③尿线细，排尿困难。

七、预后

尿道下裂术后需长期随访。随访内容包括是否排尿困难、尿线变细、生殖器外形、勃起功能及患者心理情况。7%～67%的患者术后发生尿线变细。尿道下裂患者成年后均会对阴茎外形及尺寸不满意，手术时间越晚，对患者心理影响越大。

（邓富铭　刘国昌）

第四节　隐匿性阴茎

隐匿性阴茎（concealed penis）也可称为隐藏阴茎（hidden penis）或埋藏阴茎（buried penis），主要是指阴茎外露不显著，但耻骨联合至阴茎头顶端长度、阴茎体直径均在正常范围内的一类疾病。隐匿性阴茎的特点为阴茎外观短小，包皮呈鸟嘴状包住阴茎，有时体表仅见包皮，背侧短腹侧长，内板多外板少。

隐匿性阴茎与束缚阴茎（trapped penis）和蹼状阴茎（webbed penis）同属于阴茎显露不良（inconspicuous penis）。由于国内外地域、文化的差异，隐匿性阴茎的命名、分类仍然混乱，目前缺乏统一的诊断和治疗标准，同时由于缺乏长期随访的高级别证据和相关文献支持，隐匿性阴茎的手术时机和手术指征也存在争议。

一、病因

隐匿性阴茎的发病原因目前尚不清楚，阴茎皮肤浅筋膜发育异常学说受到学者的普遍认可。隐匿性阴茎患者皮下筋膜的脂肪层在会阴部没有变薄消失，反而增厚续向阴茎根部，重度患者的脂肪层甚至从阴茎根部向阴茎体前端延续，直至变成无弹性的纤维索带。正是由于阴茎肉膜与阴茎筋膜间存在脂肪组织层，肉膜无法在阴茎根部附着于阴茎体上，只能附着于阴茎体前端，甚至阴茎颈部，使阴茎肉膜与阴茎体和耻骨联合之间呈三角形，形成隐匿性阴茎的锥状外形。

除此之外，隐匿性阴茎患儿的睾酮分泌水平较正常人低，其发生原因与绒毛膜促性腺激素的分泌异常有关。

近年来，越来越多的学者提出，隐匿性阴茎是多种因素作用导致的疾病，婴幼儿隐匿性阴茎多由于阴茎肉膜发育异常导致，年长儿和青少年隐匿性阴茎则主要是会阴部皮下脂肪堆积过多引起，另外，还可能存在激素分泌因素、纤维索带限制阴茎正常伸出、阴茎皮肤根部附着不良、包茎、包皮环切术后背侧瘢痕粘连筋膜束缚阴茎外伸等原因，这些因素可单独或同时存在。

二、病理生理

隐匿性阴茎引起的包茎，导致阴茎外伸障碍，患者可能出现排尿困难的症状，同时也增加罹患泌尿道感染的机会。除此之外，阴茎外观不佳的问题也会对患者及其家庭的社会心理造成一定程度的影响。

三、临床表现

1. 症状 患儿大多无任何症状，如果合并包皮口狭窄可导致排尿困难，如果引起阴茎头炎、泌尿道感染等，则出现尿频、尿急、尿痛、发热等不适。如果患儿年龄较大，则可能出现自卑、孤僻，不愿去公共厕所、浴室等心理问题。

2. 体征 阴茎外观短小，包皮呈鸟嘴状包住阴茎，有时体表仅见包皮，背侧短，腹侧长，内板多外板少。将皮肤向耻骨联合方向下推可显露阴茎，松开后阴茎回缩，阴茎体及睾丸发育良好。

根据海绵体隐藏的情况，可将隐匿性阴茎分为轻、中、重度，轻度表现为海绵体隐藏约1/3，中度表现为海绵体隐藏约2/3，重度表现为海绵体完全隐藏，包皮呈套状。

四、辅助检查

一般不需要特殊的辅助检查，采用B超测量阴茎体的长度，睾丸的大小。部分患者需检测睾酮、雌激素、hCG、黄体生成素、促性腺激素生成素等的水平，以进一步明确诊断，同时须与小阴茎相鉴别。

五、诊断要点

1. 患儿有先天性或后天性阴茎显露不良、外观短小病史。

2. 患儿阴茎呈典型的鸟嘴状外观，包皮背侧短，腹侧长，内板多外板少。

3. 体格检查时将皮肤向耻骨联合方向下推可显露阴茎，松开后阴茎回缩。阴茎体及睾丸发育正常。

4. 可合并蹼状阴茎。

六、鉴别诊断

先天性小阴茎也表现为阴茎外观短小，常由胚胎期缺乏促性腺激素引起，多与染色体缺陷有关，可能的病因包括克兰费尔特综合征（47，XXY）和其他 X 多体综合征等。先天性小阴茎的诊断依据应包括详尽的病史、体格检查和患儿染色体核型分析，生殖激素检测、B 超、hCG 刺激试验及 GnRH 刺激试验等睾丸功能评估检查，以协助诊断。

七、治疗

1. 是否需要手术治疗、手术年龄及手术方式均存在争议。应根据病因选择治疗方式。

2. 肥胖导致的隐匿性阴茎应先让患儿通过运动及节食等方式减肥，减肥后可能不再需要手术治疗。

3. 对于隐匿性阴茎合并包茎，出现排尿困难者，首先解决排尿问题，可以尝试局部应用糖皮质激素药膏。

4. 对于婴幼儿合并膀胱输尿管反流、后尿道瓣膜者，应尽早手术。

5. 对于反复发生包皮阴茎头炎者，可尽早手术。

6. 对于家属或患儿非常关注阴茎短小而造成患儿及家庭成员的心理压力，手术年龄可适当提前。

总之，对于婴幼儿隐匿性阴茎，包皮可上翻，无反复发作包皮炎及其他泌尿系统畸形者，可继续观察。对于中、重度隐匿性阴茎的患儿，生理性肥胖过后可考虑手术。

八、手术要点

有多种手术方式，主要的手术要点为去除异常附着肉膜组织、海绵体适当有效的固定、阴茎阴囊角的重建及阴茎海绵体的皮肤覆盖。

1. 切口和暴露　如果之前未行包皮环切等手术，应在距离冠状沟3～5mm处进行环切，牵引阴茎头协助暴露。如果因既往手术造成的瘢痕挛缩，为避免损伤尿道，应在瘢痕的起始处后方切开腹侧，以释放紧绷的阴茎皮肤，沿之前的包皮环切瘢痕做一环形切口，完全切除纤维化的组织，以便在修复后有足够的淋巴引流。

2. 脱套、清除纤维肉膜索带和阴囊脂肪　应仔细游离，充分地暴露隐匿的阴茎体。游离应该在Buck筋膜上方的无血管平面进行，同时要充分松解背侧和侧面的异常纤维肉索带及清除束缚阴茎的阴囊脂肪。

3. 重建耻骨阴茎和阴茎阴囊角　外科修复隐匿性阴茎的基本原则涉及重建耻骨阴茎和阴茎阴囊角。用单丝不可吸收缝合线将真皮固定在阴茎跟部的Buck筋膜。操作应避免损伤背侧神经血管束或腹侧尿道。

4. 皮肤覆盖　大多数患者有足够的皮肤来实现完整的覆盖，而皮肤覆盖不足的患者，可使用局部皮肤皮瓣和"Z"形切口，在极少数情况下，还可使用中厚皮瓣移植。

九、手术方式

1. Shiraki术及其改良术式　Shiraki术强调了皮肤成形，未进行皮下异常肉膜的清除，实际上是一种Y-V皮肤成形方法，可保证阴茎体有足够宽度和长度的皮肤覆盖。但术后阴茎体仍有部分缩在周围脂肪里。因此，原始的Shiraki术式并不理想。近年来，改良的Shiraki术除了交叉缝合阴茎内外板皮肤皮瓣之外，同时清除行皮下异常肉膜及缝合固定阴茎海绵体白膜和皮肤的真皮层，防止阴茎回缩，取得了较好外观。

2. Devine手术及其改良术式　Devine术式是目前治疗隐匿性阴茎较理想且临床上应用较为广泛的手术方法之一。手术保留了全部阴茎皮肤，切除发育不良的肉膜条索带状组织，同时将阴茎皮肤固定在白膜，根据情况可选切除耻骨前脂肪垫。缺点是术中视野较小，分离切除纤维组织时操作较困难。改良Devine术式阴茎皮肤脱套和固定与经典Devine术相似。将经典Devine术改为腹侧切开狭窄环，斜行环切，可完全松解包皮狭窄。腹侧包皮内板倒"V"形切除冗余皮肤，再于中线处纵行对合缝合剩余内板，最终内外板对合缝合覆盖完整阴茎。脱套后，不仅较易显露阴茎头和阴茎体，且视野开阔，纤维索带切除彻底。

此外还有带蒂岛状皮瓣纽孔式转移覆盖（Wollin术式）以关于阴茎根部固定方法（Brisson术式）、Sugita术式及其改良术式等。临床医师应掌握手术原则，结合自身实践经验，采用适合的治疗方法。

十、注意事项

1. 正确识别隐匿性阴茎，避免新生儿包皮环切术。

2. 对于肥胖继发的隐匿性阴茎，应让患儿通过运动和节食等方式减重，减重成功后可能不再需要手术治疗。

3. 决定实施干预前应与患儿家属充分沟通，内容应包括预期结果及干预过程中存在的风险和获益。

4. 新生儿包皮环切术后可能发生隐匿性阴茎，这种异常为先天性，而非由新生儿包皮环切引起。

5. 手术操作时避免损伤阴茎背侧神经血管束或腹侧尿道。

6. 隐匿性阴茎手术涉及皮瓣转移、成形等整形外科知识及操作经验。

十一、随访

隐匿性阴茎术后随访应包括：术后并发症、排尿、阴茎回缩、水肿、外观满意度等情况。远期随访应了解患儿青春期后的阴茎发育情况、婚后性生活及生育等情况。

（齐进春）

第五节　围生期睾丸扭转

一、病因学和流行病学

围生期睾丸扭转（perinatal　testicular　torsion，PTT）是指产前（子宫内）或新生儿生后第1个月内发生的睾丸扭转，包括发生在产前、分娩期间或产后的扭转，绝大部分是鞘膜外精索扭转。发病率为每100 000例新生儿中6.1例。有学者提出高出生体重和/或难产等为该病的诱发因素，但暂未得到对照研究的证实。

二、临床表现和体格检查

围生期睾丸扭转根据临床症状分为急症型和非急症型，前者表现为出生时或出生后一段时间出现阴囊部位发红、肿大、触痛，睾丸位置变高，提睾反射减弱或消失，哭闹或烦躁不安，拒奶；后者表现为阴囊内睾丸缺如或阴囊内可触及无痛、较硬的局部肿物，阴囊颜色基本正常。

三、辅助检查

B超能发现围生期睾丸扭转，但其有效性和可靠性尚有争议。B超显示睾丸回声不均、钙化和无血流信号，需与睾丸附件扭转、附睾炎、睾丸肿瘤、嵌顿性腹股沟斜疝、阴囊感染等相鉴别。

四、治疗

目前尚无针对围生期睾丸扭转的最佳治疗方法的共识。围生期睾丸扭转挽救成功率较低，多发展为睾丸坏死，同时新生儿期手术麻醉风险较高，是否即刻对可疑围生期睾丸扭转行手术探查目前尚有争议。但如果出生时阴囊检查正常、之后再出现相应症状、经检查怀疑睾丸扭转者，应及时进行探查手术。手术入路可选择经阴囊入路或经腹股沟入路。经腹股沟入路可以同时结扎未闭的鞘状突，一旦发现肿瘤可减少肿瘤转移风险。

（刘国昌　伏　雯）

参 考 文 献

[1] Mcgregor TB，Pike JG，Leonard MP. Pathologic and physiologic phimosis：Approach to the phimotic foreskin. Can Fam Physician，2007，53（3）：445-448.

[2] Gairdner D. The fate of the foreskin，a study of circumcision. Br Med J，1949，2（4642）：1433-1437.

[3] Demir S，Ragbetli C，Kankilic N A，et al. Microorganisms and antibiotic profile of the subpreputial space in uncircumcised boys. Urol J，2020，17（6）：614-619.

[4] Reddy S，Jain V，Dubey M，et al. Local steroid therapy as the firstine treatment for boys with symptomatic phimosis - a long - term prospective study. Acta Paediatrica，2012，101（3）：e130-e133.

[5] Singh-Grewal D，Macdessi J，Craig J C. Circumcision for the prevention of urinary tract infection in boys：a systematic review of randomised trials and observational studies. Arch Dis Child，2005，90（8）：853-858.

[6] Kim JK，Chua ME，Ming JM，et al. Variability among Canadian pediatric surgeons and pediatric urologists in the management of cryptochidism in boys before the publication of major guidelines：a retrospective review of a single tertiary centre. Can J Surg，2019，62（3）：1-6.

[7] Elder，Jack，S. Surgical management of the undescended testis：recent advances and controversies. Eur J Pediatr Surg，2016，26（5）：418-426.

[8] Bertelloni S，L Wüns CH. Management of undescended testis：A debate. Sex Dev，2019，13（1）：1-2.

[9] Geller F，Feenstra B，Carstensen L，et al. Genome-wide association analyses identify variants in developmental genes associated with hypospadias.

Nature Genetics，2014，46（9）：957-963.

［10］Riedmiller H，Androulakakis P，Beurton D，et al. EAU guidelines on paediatricurology. European Urology，2001，40（5）：589-599.

［11］Van D，Wall L. Hypospadias，all there is to know. European Journal of Pediatrics，2017，176（4）：435-441.

［12］Dan W，Baird A，Carmignani L，et al. Lifelong congenital urology：the challenges for patients and surgeons. European Urology，2019，75（6）：1001-1007.

［13］Yu X，Nassar N，Mastroiacovo P，et al. Hypospadias prevalence and trends in international birth defect surveillance systems，1980–2010 - science direct. European Urology，2019，76（4）：482-490.

［14］李振武，宋宏程，张潍平，等. 先天性隐匿阴茎的分型及治疗探讨. 临床小儿外科杂志，2018，17（12）：894-897.

［15］唐达星. 关注小儿隐匿阴茎治疗中的心理因素. 临床小儿外科杂志，2018，17（12）：891-893.

［16］Cimador M，Catalano P，Ortolano R，et al. The inconspicuous penis in children. Nat Rev Urol，2015，12（4）：205-215.

［17］Wein AJ，Kavoussi LR，Partin AW. 坎贝尔－沃尔什泌尿外科学. 夏术阶，纪志刚等，译. 11版.郑州：河南科学技术出版社，2020：710-712.

［18］殷玮琪，王国耀，吴科荣. 隐匿性阴茎新术式减轻术后包皮水肿的优势分析. 中华男科学杂志，2019，25（10）：901-904.

［19］高志翔，刘晓龙. 隐匿阴茎的诊治进展. 中国男科学杂志，2021，35（1）：73-75，80.

［20］马潞林. 辛曼泌尿外科手术图解. 3版. 北京：北京大学医学出版社，2013：135-141.

［21］杨屹，许卓凡. 隐匿阴茎手术治疗争议及随访研究进展. 临床小儿外科杂志，2018，17（12）：881-885.

［22］Caione P，Cavaleri Y，Gerocarni Nappo S，et al. The concealed penis：the "two corners" surgical technique. Minerva UrolNefrol，2021，73（1）：122-127.

［23］刘国昌，柴成伟，伏雯，等. Sugita手术治疗小儿先天性隐匿阴茎. 中华小儿外科杂志，2011，32（11）：813-815.

［24］周维，徐延波，黄国显，等. "V"形切口改良Brisson手术治疗小儿隐匿

阴茎. 中华小儿外科杂志, 2011, 32（11）: 819-821.

［25］蒋明珠，范应中，石志康. 改良Devine术和改良Shiraki术治疗完全型隐匿阴茎的对比研究. 临床小儿外科杂志, 2018, 17（12）: 902-906.

［26］Ge WL, Zhu X, Xu YZ, et al. Therapeutic effects of modified Devine surgery for concealed penis in children. Asian J Surg, 2019, 42（1）: 356-361.

［27］Granger J, Brownlee EM, Cundy TP, et al. Bilateral perinatal testicular torsion: successful salvage supports emergency surgery. Bmj Case Rep, 2015, 2016: bcr2016216020.

［28］Kaye JD, Levitt SB, Friedman SC, et al. Neonatal torsion: A 14-year experience and proposed algorithm for management. Journal of Urology, 2008, 179（6）: 2377-2383.

［29］Mathews John C, Kooner G, Mathew D E, et al. Neonatal testicular torsion--a lost cause?. Acta Paediatrica, 2009, 97（4）: 502-504.

［30］Johnson CM, Navarro OM. Clinical and sonographic features of pediatric soft-tissue vascular anomalies part 1: classification, sonographic approach and vascular tumors. Pediatric Radiology, 2017, 47（9）: 1184-1195.

［31］Belman AB, Rushton HG. Is an Empty Left Hemiscrotum and hypertrophied right descended testis predictive of perinatal torsion?. The Journal of Urology, 2003, 170（4）: 1674-1676.

［32］Monteilh C, Calixte R, Burjonrappa S. Controversies in the management of neonatal testicular torsion: A meta-analysis. Journal of pediatric surgery, 2019, 54（4）: 815-819.

［33］Kylat R I. Perinatal testicular torsion. Archives de pediatrie : organe officiel de la Societe francaise de pediatrie, 2021, 28（1）: 75-79.

第七章

成年人包皮常见疾病

包皮疾病覆盖了男性从出生到成年乃至老年的全生命周期。不同年龄段人群易罹患的疾病不同，而对同一疾病不同年龄段患者的治疗方式亦不完全相同。包皮由于其位置隐蔽、所处环境特殊，易罹患各种疾病。包皮疾病归纳起来有100多种，不但会影响伴侣双方的生殖健康，而且与双方的生殖道感染、肿瘤等的发生、发展有密切关系，还与包括获得性免疫缺陷综合征（acquired immunodeficiency syndrome，AIDS）在内的性传播疾病密切相关。

包皮疾病的常见与多发使它成为基层医院男科门诊常见的疾病之一。一方面由于部分患者的特殊心理，引起患者对包皮疾病产生不必要的恐惧，导致患者过度重视，从而接受过度治疗；另一方面因患者羞于就诊或医患对包皮疾病的忽视，使病情延误甚至误诊、误治，由此产生不必要的医疗纠纷。医患双方应共同提高对包皮疾病的认识，并积极应对。世界卫生组织指出，包皮环切手术是预防AIDS等性传播疾病的"外科疫苗"。

本章以成年人常见的包皮过长和包皮炎症为重点，并对包皮损伤和包皮肿瘤等包皮疾病作简要介绍，旨在让男科基层医师认识包皮疾病的特点和规律，实现准确诊断和治疗，维护两性生殖健康，营造幸福家庭、和谐社会的目的。

（王国耀）

第一节　包皮过长和包茎

包茎是指包皮口狭窄或包皮与阴茎头粘连，包皮不能上翻显露阴茎头。包皮过长是阴茎在非勃起状态下，包皮覆盖整个阴茎头和尿道口，但仍能上翻显露阴茎头。

一、临床表现

1. 包皮垢增多　隔着包皮可触及或能看到的黄白色团块，粘连在包皮内板与阴茎头、冠状沟处。多数包皮垢无特殊症状，当发生感染时，可出现异味、白色分泌物、阴茎头瘙痒和疼痛等。

2. 包皮阴茎头粘连　主要表现为包皮无法上翻，阴茎头不能显露。并发尿路感染时出现尿频、尿急、尿痛等尿路刺激征。如粘连导致尿道口狭窄，则表现为尿频、尿线变细、排尿不畅和尿潴留。

3. 包皮口狭窄　主要表现为包皮口有狭窄环，上翻显露阴茎头困难，严重者包皮口狭小呈针尖样，排尿时包皮呈气球样变。部分患者皮肤皲裂、糜烂。

4. 包皮嵌顿　表现为勉强上翻包皮、性生活或自慰时，包皮可见明显狭窄环，包皮和阴茎头明显肿胀、疼痛，狭窄环远端包皮明显环状肿胀或青紫，阴茎头明显肿大，若嵌顿时间过长，可出现溃烂、炎性分泌物、发红，严重者可出现阴茎头缺血坏死。

5. 珍珠样丘疹　指环绕阴茎冠状沟分布的排列整齐的淡红色小丘疹，属于生理性变异。一般无自觉症状，易与尖锐湿疣混淆。

二、治疗方法

1. 治疗的基本原则　包括非手术治疗与手术治疗。保持局部清洁卫生是所有包茎和包皮过长的基本治疗措施，清洗时注意动作轻柔，避免包皮、系带撕裂损伤。

2. 非手术治疗　可参照第二篇第六章第一节儿童包茎。

3. 手术治疗

（1）适应证

1）病理性包茎。

2）包茎或包皮过长伴反复发生阴茎头包皮炎，且已控制急性感染。

3）包茎或包皮过长伴包皮良性肿瘤或尖锐湿疣等。

4）包皮虽能翻转，但可见明显狭窄环，易造成包皮嵌顿。

5）包皮慢性炎性增厚，阴茎勃起致包皮皲裂，影响性交或有包皮嵌顿倾向。

6）因美容、宗教信仰等原因要求手术者。

7）包皮过长者的配偶有反复发作阴道炎、宫颈炎等生殖道感染。

（2）禁忌证

1）难以纠正的凝血功能异常，有明显出血倾向。

2）阴茎发育异常，如隐匿性阴茎、蹼状阴茎、尿道下裂或上裂、阴茎弯曲、阴茎旋转不良等。

3）急性包皮炎、阴茎头炎、尿道炎等。

4）可疑包皮恶性肿瘤、无法同期行局部切除者。

5）合并精神分裂、躁狂症等精神疾病，病情未充分控制者。

（3）手术方式与方法：目前包皮环切术在临床开展最广泛。术式分为传统术式和器械辅助术式。传统术式存在手术时间长、术后外形不美观、残留包皮不对称、术后包皮系带处肉赘形成及术后并发症较多等问题。国内已开展多种自主创新的微创手术方式——器械辅助术式。多项研究显示，与传统包皮环切术比较，器械辅助包皮环切术具有手术时间更短、术中疼痛轻和术后外形更美观等优点，已在临床上广泛的使用。传统包皮环切术为男科的基本手术，术者应具备熟练开展传统包皮环切术及处理其并发症的能力。

1）传统包皮环切术：适合于所有年龄的包茎和包皮过长的患者。手术注意保留完整的系带及包皮内板0.5～0.8 cm，剪除多余包皮时，注意两侧对称，彻底止血，电凝止血时，功率不可过大，缝合时系带对位准确。也可选择改良的包皮环切术，如血管钳包皮环切术和袖套式包皮环切术等。严重的包皮阴茎头粘连、包皮瘢痕化等情况，更适合行传统式式治疗。

2）包皮环套扎：①外置环法。在阴茎外冠状沟处套上尺寸合适的内环，将包皮外翻套在内环上、再套外环的手术方法。对包茎患者，需剪开包皮背侧。注意外环切缘需调整至距系带约1 cm、距冠状沟约0.5 cm处；②内置环法。先将内环置入包皮腔，不翻转包皮，直接将外环套入。注意需选择尺寸合适的套环，调整包皮内、外板使之对称，外环要卡在内环槽内。

3）缝（吻）合器法：术中注意对称提起包皮，钟形阴茎头座纵轴与阴茎纵轴倾45º左右，保持钟沿与冠状沟方向平行，切割时用力维持5～10 s保证包皮切割彻底，切割完毕立即用纱布加压按住切割部位2～3 min，术后自粘弹性绷带适度加压包扎。压迫止血无效者，宜缝合止血。

三、手术并发症及防治

包皮环切手术并发症总体发生率为1%～16%。并发症发生与所选择的手术方式及术者的操作技巧与手术经验有关。为避免手术并发症的发生，实施包皮环切术的医师需接受系统和规范化培训，掌握手术技巧，严格遵循无菌操作规则，加强术后护理，避免并发症发生。

包皮环切术后的常见并发症有切口出血、感染、包皮水肿；少见并发症有阴茎坏死、包皮切除过多或过少、切口裂开、阴茎头嵌顿、尿道口狭窄等。

1. **切口出血、血肿** 主要为出血点处理不当或缝合线脱落,术后护理不当、阴茎过度勃起、凝血功能障碍等也可导致切口出血、血肿。环类器械引起出血和血肿的概率较低,如操作缝合器类器械技巧不熟练,血肿的发生率略高。较小的切缘渗血可用纱布加压包扎;出血较多或血肿形成者需打开切口、清除血肿、缝扎止血。

2. **切口感染** 多因术前包皮和阴茎头的炎症未控制、术中消毒不彻底、术后包扎不严密、尿液浸渍敷料等致切口污染、继发细菌感染。治疗方法包括去除病因、清洁创面、选用敏感抗生素等。

3. **包皮水肿** 不论何种手术方式,患者术后多有不同程度的包皮水肿。近期水肿多因静脉与淋巴回流障碍、系带保留过多、包扎过紧、勃起过频、过早活动或长时间站立等原因所致。远期水肿多见于瘢痕体质、缝线异物反应及早期水肿处理不及时等。早期水肿的处理,包括保持阴茎于上位、弹性绷带加压包扎、局部热敷、适当服用消肿药物等;远期顽固水肿主要为淋巴水肿,可考虑切除皮下水肿组织及部分多余包皮。

4. **阴茎坏死** 少见但后果严重,多见于不规范的术后高频红外线、光波理疗;其次见于术后敷料包扎过紧、过久而未及时复诊及换药者;罕见于手术损伤阴茎、局部麻醉药中加用肾上腺素及坏死性筋膜炎。一旦怀疑阴茎坏死,应高度重视。在有效抗菌治疗下,及时清创,勤换药,必要时植皮、整形修复。

5. **包皮切除过多或过少** 对环套类或者缝合器类手术,如果不注意调整切除范围,易出现切除过少的问题。包皮切除过多或过少但不影响性生活者,可给予观察。包皮切除过多导致系带过短,如有阴茎勃起疼痛或牵扯感、阴茎弯曲等影响性生活者,可考虑手术矫正。

6. **包皮切口裂开** 分局部裂开与全层环形裂开,前者多见于切口血肿、感染、缝合过紧、缝线或吻合钉过早脱落,后者多见于术后过早性生活或自慰。治疗上应先去除病因，局部裂口长度＜2 cm、无感染者可自行愈合；局部裂口较大者，感染控制后行清创缝合；全层环形裂开者应立即清创缝合。不同手术方式出现切口裂开发生率及程度略有不同，环类器械拆环后略高。

7. 阴茎头嵌顿　多见于包皮皮下狭窄环未完全切开或术后新的狭窄环形成，以及环套器或缝合器型号选择过小者。一旦发生阴茎头嵌顿，应立即将狭窄环切开或纵切横缝，使用缝合器手术者应剪开吻合钉橡皮垫圈。

8. 包皮口狭窄　包皮环切术中保留包皮内板过多、切口感染或患者瘢痕体质，可导致包皮口瘢痕狭窄，需再次手术切除狭窄环，但须保留足够的包皮。

9. 尿道口狭窄　多见于包茎反复感染、术中包皮粘连重又不慎损伤尿道外口者；罕见于消毒液过敏、干燥闭塞性阴茎头炎者。轻症患者可定期尿道扩张，狭窄严重者应行尿道外口切开或成形术，注意术中取活检。术后可局部应用皮质类固醇软膏预防复发。

10. 脱钉困难　见于缝合器手术，与术后包扎未将包皮展平、未做加压包扎引发水肿、操作时倾斜严重及个人体质差异有关。若缝合钉1.5个月仍未脱落，需人工拆除。

11. 其他罕见的并发症　如皮桥、包皮囊肿、尿道损伤、阴茎下弯、阴茎皮下硬结、阴茎痛性勃起、尿潴留、包皮粘连等，一旦发生按相关疾病诊疗原则处理。

四、围手术期准备及护理

包皮手术术前需备皮，保持包皮及会阴部局部卫生清洁，手术当天穿较宽松裤子，术前一般无须应用口服抗生素或非甾体抗炎药。麻醉多选用局部浸润麻醉，1%利多卡因在阴茎根部环形阻滞；小儿可使用局部麻醉药膏，如复方甘菊利多卡因凝胶或丁卡因乳膏，术前0.5 h外搽覆盖整个阴茎。婴幼儿需使用全身麻醉，并加强监护，保证安全。术后视情况可口服抗生素、非甾体抗炎药及消肿药物、雌激素类药物减少勃起，缓解不适感。

传统包皮手术和环类套扎术一般术后24～48 h换药，并观察恢复情况。缝合器包皮手术一般术后48～72 h换药，拆除加压包扎绷带观察创面愈合情况，再适当减压包扎，此后每天可用碘伏等清洗创面。一般术后1周可正常洗澡及进行日常活动，建议术后禁欲6周。术后随访4～6周，主要内容包括：切口愈合情况、术后疼痛评估、术后并发症及患者满意度等。

（杜　强　王国耀　涂响安）

第二节　包 皮 炎 症

包皮炎症与阴茎头的炎症常同时存在，合称为包皮阴茎头炎。根据致病原因的不同将包皮炎症分为：非特异性炎症、特异性炎症与免疫性炎症三大类。

一、非特异性炎症

非特异性炎症由非特异性致病原物引起，包括以下5种类型。

1. 包皮阴茎头炎　根据病因、炎症严重程度，包皮阴茎头炎分为：①急性浅表性包皮阴茎头炎；②环状溃烂性包皮阴茎头炎；③糜烂性包皮阴茎头炎。

2. 坏疽性阴茎头炎　坏疽性阴茎头炎又称崩溃性阴茎头炎，是阴茎头部位的急性或慢性的坏死性病变。阴茎头坏死和溃疡，包皮发黑变硬，溃疡边缘隆起、质地坚实，基底有较多脓性分泌物、脓痂和坏死组织伴恶臭。

3. 浆细胞性阴茎头炎　浆细胞性阴茎头是发生在包皮阴茎头的良性、局限性、浆细胞增殖性红斑病变。表现为单个或多个经久不退的局限性暗红斑块，表面光滑或脱屑、潮湿，浸润较为明显，边缘一般清楚，不形成溃疡。

4. 包皮外口感染　多由包皮口损伤继发细菌或病毒感染所致，包皮过长、不洁性生活是导致包皮急性感染的重要原因。患处常可找到Vincent杆菌和螺旋体，后者应注意与梅毒螺旋体鉴别。

5. 包皮扁平苔藓　包皮阴茎头紫红色的扁平丘疹，呈多角形或类圆形，边界清楚，表面有光泽并保留皮纹。损害可泛发、密集成群或散在局限性分布。

这类炎症根据各自的病理变化，易确断，治疗首先应注意卫生、局部外用抗生素为主，感染较重伴发热和腹股沟淋巴结肿大者，需全身应用抗生素。

二、特异性炎症

特异性炎症由特异的致病源引起，包括以下6种。

1. 真菌性包皮炎　多为念珠菌感染，包茎或包皮过长患者局部潮湿、包皮腔内分泌物积聚为真菌生长提供有利环境。临床表现为包皮及阴茎头充血，边界清晰的红斑、丘疹，继发感染者可见小脓疱。本病诊断容易，治疗以消除病因，局部使用咪康唑、特比萘芬等抗真菌药物为主。

2. 阿米巴性包皮阴茎头炎　由传染肠道阿米巴病引起，临床表现为浸润、糜烂、溃疡，组织坏死较为明显。分泌物涂片可找到阿米巴原虫，即可确诊，治疗首选甲硝唑。

3. 滴虫性包皮阴茎头炎　一种常见的性传播疾病，由寄生于人体泌尿生殖道的阴道毛滴虫引起。表现为阴茎头丘疹、红斑，红斑上小水疱，水疱融合形成糜烂面。分泌物中找到滴虫，即可确诊。治疗首选甲硝唑，应夫妻同治。

4. 带状疱疹　由水痘-带状疱疹病毒感染引起，表现为带状簇集性水疱，单侧沿周围神经排列，常伴有神经痛。根据这些特点即可诊断。治疗原则为抗病毒、镇痛、消炎、预防继发感染、缩短病程。

5. 阴茎结核疹 茎结核疹是发生在包皮、阴茎头的一种血行播散性皮肤结核，表现为坏死性丘疹或结节，皮疹中心坏死、溃疡，愈后留下凹陷性、萎缩性瘢痕，这些特征结合病理检查即可诊断。治疗原则遵照抗结核治疗基本原则，即早期、规律、联合、全程。

6. 寻常疣 由人乳头状瘤病毒引起的慢性良性疾病。表现为包皮上帽状针头大小的皮色丘疹，呈圆形或多角形，界限清楚，呈灰色或淡黄色、黄褐色，触之坚硬。病理结果可见颗粒层内见空泡样细胞。少数散在的疣体可以电灼治疗，较大的疣体可以选择二氧化碳激光或液氮冷冻治疗。必要时可以考虑手术切除。

三、免疫性炎症

1. 接触性皮炎 包皮接触外界各种物品后发生的免疫性反应，一般经手间接接触后发病，分为原发性刺激性皮炎和变态反应性接触性皮炎。

2. 虫咬皮炎 由包括蚊、蠓、白蛉、跳蚤、臭虫等节肢动物叮咬包皮引起的炎性皮肤病。表现为水肿性丘疹、风团或瘀点，偶有丘疱疹或水疱，皮疹顶端常有虫咬痕迹。治疗以口服抗组胺药结合1%薄荷炉甘石洗剂或糖皮质激素霜外用。

3. 包皮湿疹 由多种内外因素引起的一类临床表现和组织特征相似的包皮炎症性疾病，免疫因素是其发病机制之一，临床上包皮湿疹多伴有阴囊湿疹。

4. 包皮药疹 药物所致变态反应常见类型之一，发生于包皮者多数属于固定性药疹。包皮药疹占固定性药疹总数的30%。

5. 瑞特氏病 是非化脓性关节炎、尿道炎及结膜炎一起发生的特征性疾病。阴茎头特征性病变为干燥性环状炎症，不久破溃形成无痛性浅表糜烂面，表面结痂，互相融合成环状，包皮、冠状沟和阴茎头均可受累。

6. 白塞综合征　又称眼-口-生殖器综合征。包皮和阴茎头圆形或椭圆形溃疡，边界清楚，深浅不一，中心有淡黄色坏死基底，周围为鲜红色晕。

7. 包皮白癜风　为全身白癜风表现之一，症状典型，诊断容易。

8. 硬化萎缩性苔藓　又称为硬化性苔藓、白色苔藓、白点病、硬斑病性扁平苔藓。好发于阴茎包皮，病损特征为多数边界清楚的瓷白色硬化性丘疹和斑块，晚期为白色萎缩斑。

9. 环状肉芽肿　环状肉芽肿是一种良性的慢性皮肤病变，为细胞介导的Ⅳ型免疫反应，受累包皮上的丘疹其中心消退后，免疫复合物性血管炎和组织细胞在周围异常分布呈环状或弓形。病理显示病变真皮栅栏状肉芽肿。

10. 包皮血管神经性水肿　又称巨大性荨麻疹，是一种发生于包皮的局限性暂时性水肿，分为获得性及遗传性两种。临床表现为包皮水肿，水肿皮肤紧张发亮，边界不明显，淡红色或较苍白，质地柔软，水肿不可凹陷。获得性血管性水肿局部有发胀、瘙痒或灼热感，而遗传性者不痒。

11. 银屑病　又称"牛皮癣"，是一种常见的慢性复发性炎症性皮肤病，受损包皮呈边界清楚的红色斑丘疹、斑块，表面覆银白色成层鳞屑，剥离鳞屑后可见点状出血（Auspitz征）。

包皮免疫性炎症的治疗应针对其免疫原因，尽可能去除病因，选择免疫抑制剂与抗组胺类药物治疗。必要时行包皮环切或病灶切除、病理切片检查，利于治疗方案的修正。

（杜　强　王国耀　涂响安）

第三节　包皮损伤

包皮具有血供丰富、组织疏松、伸展性大的特点，包皮的真皮薄，其下为一层疏松蜂窝组织，损伤后会有明显水肿，在紧张状态下增加缝合困难。包皮皮下血管丰富，伤后易致广泛性血肿，继发感染，如果处理不当可引起畸形，影响性功能。

一、分类

1. 按损伤的机制分类 分为闭合性损伤、开放性损伤和医源性损伤。

2. 按包皮损伤的类型分类 分为挫伤、切割伤、咬伤、撕裂伤、烧伤、冻伤和放射性损伤，以及特殊类型的包皮拉链伤、性行为引起系带裂伤和阴茎绞窄包皮损伤。

二、诊断

包皮的损伤常涉及阴茎和阴囊损伤。根据损伤的类型不同，包皮、阴茎或阴囊可见淤血、红斑、出血、阴茎部分或完全断裂及阴茎或阴囊皮肤撕裂或撕脱等损伤征象。在诊断包皮损伤时应注意以下3个问题：①包皮损伤的程度；②包皮损伤的类型；③有无合并阴茎和阴囊损伤。

三、治疗

1. 包皮挫伤 主要包括冷敷包皮和阴茎，1～2天后改为热敷，以促进淤血的吸收，较大的血肿应切开止血，清除血肿。中后期创面常需要暴露，以保持干燥、促进愈合。

2. 包皮切割伤 常并发阴茎切割伤。如未伤及阴茎血管，一般可做一期清创缝合。对伴有阴茎主要血管损伤的阴茎部分或完全离断，应行显微镜下血管缝合或离断阴茎再植术。

3. 动物咬伤 常导致阴茎、阴囊皮肤撕脱伤。必须彻底清创、修补及合理及时运用抗生素等。根据损伤具体状况，行清创术、包皮环切术或修补术，同时注射破伤风和狂犬疫苗。术后进行创面皮肤护理，以及抗感染、扩血管治疗。

4. 包皮撕脱伤　如损伤轻微无皮肤缺损，可彻底清创后缝合。对于会阴部皮肤挫伤严重，而阴茎海绵体、睾丸完整无损伤者，及时覆盖创面保存外形与功能至关重要。

5. 特殊类型的包皮拉链伤和性行为引起系带裂伤　前者可用外科骨剪解除拉链嵌顿，如果有包皮裂伤等，行清创缝合处理；后者争取尽早行原位系带缝合术，如伴有包皮过长及系带过短，可同时行包皮环切及系带成形术。包皮绞窄的治疗的关键是尽早解除绞窄的原因，使阴茎及包皮的血循环尽快恢复。注意在取除绞窄物时，应保护好阴茎组织，防止进一步损伤。

（杜　强　王国耀　涂响安）

第四节　包皮肿瘤

包皮肿瘤并不少见，好发于表皮的各种肿瘤均可发生于包皮，包皮作为阴茎的附属物，阴茎的特异生理功能决定了包皮肿瘤有其特异性和多样性，与其他部位表皮相比，包皮有更多的癌前期病变。在癌前期病变期间，如能采取各种治疗措施、消除其诱因，养成良好的卫生习惯，包皮肿瘤的发病率可以降低，包皮肿瘤可以预防。

一、包皮良性肿瘤

包皮良性肿瘤包括包皮囊肿、包皮乳头状瘤、皮脂腺异位症、线状疣状痣、获得性淋巴管瘤、脂溢性角化病、硬化性淋巴管炎、包皮汗管瘤等。包皮良性肿瘤易被发现和诊断。治疗上根据肿瘤大小、症状及患者意愿行单纯肿瘤切除术或同时行包皮环切术。其中，包皮乳头状瘤易恶变，故应早期手术切除。若病灶多发并累及阴茎，宜先行病灶切除，切除的组织送病理检查，如证实为恶变者按阴茎癌处理。

二、包皮癌前期病变

包皮癌前期病变包括包皮黏膜白斑病、硬化性苔藓样病、包皮Queyrat增殖性红斑、巨型尖锐湿疣、假上皮瘤样角化性和云母性阴茎头炎等。以上疾病均有潜在恶变的可能，病理切片上均有细胞去分化的改变，应引起临床医师高度重视。可疑患者宜早期病灶切除或行包皮环切，标本务必送病理学检查，如证实为恶变，按阴茎癌进一步诊治。

三、包皮恶性肿瘤

包皮恶性肿瘤包括包皮阴茎癌、恶性黑色素瘤、血管内皮细胞肉瘤、包皮Paget病、阴茎（包皮）基底细胞癌等。对于包皮恶性肿瘤，早期诊断和及早手术治疗是根本的治疗方法。手术切除范围取决于病灶的大小和病理学检查结果，手术包括原发癌的切除、阴茎部分切除术、根治性阴茎全切除术和腹股沟淋巴结清扫术等。

（杜　强　王国耀　涂响安）

参 考 文 献

［1］中华医学会男科学分会. 中国男科疾病诊断治疗指南与专家共识（2016版）. 北京：人民卫生出版社，2019.

［2］王国耀，彭弋峰，涂响安. 包皮疾病诊疗手册. 北京：科学出版社，2016.

第八章

男性生殖系统先天畸形

．．

男性生殖系统包括内生殖器和外生殖器两个部分。内生殖器由生殖腺（睾丸）、输精管道（附睾、输精管、射精管和尿道）及附属腺（精囊、前列腺、尿道球腺）组成。外生殖器包括阴囊和阴茎。正常的生殖系统解剖结构是男性生殖生理活动的前提，任何生殖系统的先天畸形都可能影响男性正常生殖生理活动。常见的男性生殖系统先天畸形包括隐睾、隐匿性阴茎、尿道下裂、阴茎弯曲及小阴茎等。

本章着重介绍成年男性生殖系统先天畸形的临床表现、辅助检查、诊断、治疗及随访等，希望有助于基层男科医师的临床实践，加深对该类疾病的认识和理解。男童生殖系统先天畸形部分请参阅第二篇第六章"儿童男科常见疾病"。

（韩从辉）

第一节　隐　睾

隐睾（cryptorchidism）是男性生殖系统最常见的先天性畸形之一，成年人隐睾包括儿童时期未治疗、隐睾术后回缩、腹股沟手术后诱发的睾丸位置改变等。

一、临床表现

1．隐睾主要表现为单侧或双侧阴囊空虚、发育差，触诊阴囊内无睾丸，右侧多于左侧，多位于腹股沟区。隐睾常较健侧体积小，质地偏软，弹性差。

2．隐睾可伴腹股沟斜疝，并发嵌顿疝、隐睾外伤或扭转时，可出现阴囊或腹股沟急性疼痛和肿胀。

3．成年人隐睾易恶变，如触诊发现隐睾体积增大、质硬，应高度怀疑恶变的可能。

4．部分患者可合并泌尿生殖系统其他畸形，合并尿道下裂者，应高度重视存在性发育异常的可能。

5．成年人隐睾可能影响患者的精液参数，可表现为少精子症，甚至无精子症，生育能力明显下降。

6．隐睾本身是否会导致勃起功能障碍尚不明确，合并勃起功能障碍者，应重视促性腺激素分泌不足的可能。

二、辅助检查

主要依靠B超、CT、MRI等影像学检查，同时应进行甲胎蛋白、癌胚抗原、绒毛膜促性腺激素、乳酸脱氢酶等检测。成年人隐睾患者还需检测生殖激素水平、精液常规等；体检及影像学检查不能明确部位者，腹腔镜探查是诊断的金标准。

三、诊断

根据临床表现、体格检查及影像学检查可诊断本病。阴囊腹股沟区B超作为首选检查方法，CT、MRI和腹腔镜探查作为补充检查方法。诊断时应注意与睾丸缺如、回缩睾丸、腹股沟疝、淋巴结肿大等相鉴别。

四、治疗

成年人隐睾一经确诊，应尽快手术治疗，手术方式包括开放手术和腹腔镜手术。对于已有癌变或发育不全而健侧睾丸正常者，应行睾丸切除。对于发育良好的隐睾，需综合考虑生育需求、恶变风险、患者心理诉求等因素，可考虑行隐睾切除或隐睾下降固定术。如选择隐睾下降固定术，根据隐睾的位置决定一期或分期下降的策略，术中同时可行睾丸活检，术后需严密随访。对于双侧隐睾引起的非梗阻性无精子症，可考虑先行隐睾下降固定术，后期再行显微镜下睾丸切开取精术（m-TESE）获取精子，据报道精子获得率为50%～75%，并可通过卵胞质内单精子显微注射获得遗传学子代，故对于未生育的成年人双侧隐睾患者，不宜轻易切除隐睾。

五、随访

对于保留睾丸的隐睾患者，术后应常规自我检查及定期至门诊随访，一旦扪及睾丸异常，或者B超检查、肿瘤标志物异常，需及时排除睾丸恶变，必要时再次手术切除病变的睾丸。

（臧光辉　庄锦涛　韩从辉）

第二节　隐匿性阴茎

隐匿性阴茎（concealed penis）的命名、分类仍然混乱，目前缺乏统一的诊断和治疗标准。成年人隐匿性阴茎报道较少，除儿童期未治疗者外，手术或创伤后包皮口瘢痕狭窄所致束缚阴茎（trapped penis）也归于此类。肥胖不是造成成年人隐匿性阴茎的主要原因，而阴茎肉膜挛缩、阴茎体与阴茎皮肤附着不良与之有关。

一、临床表现

阴茎外观较同龄人小，呈鸟嘴样或烟斗样，伴有严重包茎者可出现排尿困难、尿潴留、反复发作的包皮炎和尿路感染等。部分患者因阴茎勃起受限，可伴有性功能障碍。由于长期对阴茎外观和性生活的担忧，部分患者可伴有自卑、孤僻、自闭等心理问题。

二、诊断

由于目前对隐匿性阴茎缺乏统一的诊断标准，有时会存在过度诊断或漏诊。医师首先应明确患者阴茎海绵体发育是否正常，其次应了解阴茎不能正常显露的具体原因，如过度肥胖、包皮口狭小、耻骨前皮肤活动度过大、阴茎背侧异常纤维条索、阴茎皮肤短缺、挛缩等，以及是否合并其他畸形（尿道下裂或上裂，小阴茎等）。生殖激素检测可用于鉴别小阴茎畸形。

三、治疗

成年人隐匿性阴茎是否需要手术治疗，需要结合严重程度、患者对阴茎外观、功能改善的预期及精神心理因素等综合考虑。手术方法众多，目前主要术式有：Shirika术、Johnaston术、Devine术及Maizels术等。矫治重点包括切除异常增生的阴茎肉膜、阴茎根部固定、恢复阴茎长度、外阴皮肤整形、适当去除耻骨上赘生的脂肪组织等。

四、随访

隐匿性阴茎患者通常对手术效果满意，术后应重点随访术区渗血及皮下血肿、水肿情况、皮瓣血供情况，阴茎勃起后角度、包皮长度改变等。部分隐匿性阴茎患者术后可能发生阴茎回缩，随访时应注意阴茎长度变化。

（臧光辉　庄锦涛　韩从辉）

第三节　尿道下裂

成年人尿道下裂（hypospadias）的患者大部分是由于多次手术失败后未及时治疗，待第二性征发育后才再次就诊，故这部分患者既往常有多次手术史，阴茎包皮存在明显的瘢痕组织，甚至局部包皮材料已经较少，且常存在未纠正的阴茎下弯。少部分患者是由于在儿童期未进行手术矫正，拖延至成年期所致。

一、临床表现

儿童期未行手术矫正者主要表现为异位尿道开口、阴茎下弯、包皮分布异常，以及排尿异常等症状，既往手术矫正失败的成年人尿道下裂具有以下5个特点。

1. 经过彻底阴茎弯曲矫正的患者，尿道的缺损常较长，残存尿道可能出现尿道狭窄，甚至长段狭窄。

2. 阴茎局部瘢痕明显，同时阴茎局部的血供破坏较严重，尤其是多次手术并切除较多瘢痕组织的患者，阴茎腹侧常仅剩海绵体。

3. 可用包皮材料少，特别是多次手术，且曾发生伤口感染或尿道狭窄等并发症，导致局部可用的健康包皮更少。

4. 严重阴茎下弯可伴阴茎勃起后疼痛、勃起功能障碍等，严重影响性生活质量，甚至影响到生育能力。

5. 部分患者可出现异常人格特征，如焦虑、自卑、敏感性高等，甚至无法进行日常工作和社会交往。

二、诊断

尿道下裂属于外生殖器畸形，根据典型临床表现和体格检查易于确诊。诊断过程中应注意是否合并其他泌尿系统畸形、两性异常等，必要时可选择排泄膀胱尿道造影、腹部B超、染色体检查、尿17酮类固醇测定、腹腔镜探查及性腺活检等。

三、治疗

尿道下裂手术是一种精细手术，失败率高，常需多次手术，且成年人尿道下裂修复术后并发症的发生率高，是儿童的2.5倍。因此，在没有足够心理及技术准备的情况下，不建议开展此类手术。对于不影响阴茎勃起和正常性生活的阴茎头型尿道下裂，除非患者因美容需求强烈而要求手术，一般不推荐手术治疗。

成年人尿道下裂手术方式众多，与儿童期尿道下裂基本相同，但成功率明显低于儿童，常需要分期手术，术前应充分做好规划。依据尿道下裂及阴茎下弯的严重程度选择恰当的手术方式，主要目的是矫正阴茎弯曲和修复尿道，以恢复正常排尿和性交功能，在此基础上尽可能矫治阴茎外观。

术中需彻底分离局部瘢痕组织，通过阴茎脱套和切除阴茎腹侧纤维条索组织使阴茎伸直，必要时在术中进行人工勃起试验，检验阴茎下弯矫正的效果。对于可用包皮少的患者，如勉强利用包皮做尿道成形，易造成尿道较细或尿道吻合口张力过大等问题，此时可采用口腔黏膜、膀胱黏膜等作为尿道材料。成年人夜间频繁勃起容易造成组织张力增加，影响微循环，进而可能引起出血或新成形的尿道裂开，故术后可给予适当口服雌激素类药物。另外，由于成年人皮脂腺、前列腺及尿道球腺等分泌大量腺液，应注意引流及防治感染。

无论采用何种方法，手术后并发症仍可能发生，最常见的手术并发症是尿道瘘和尿道狭窄，其他还有皮肤坏死及感染、血肿和出血、阴茎下弯复发、尿道憩室等。

四、随访

尿道下裂术后均需长期随访。除了关注成年人患者排尿情况、生殖器外形外，还应重点了解勃起功能、性生活满意度及患者心理情况。

（臧光辉　庄锦涛　韩从辉）

第四节　阴茎弯曲

阴茎弯曲（penile curvature）可分为先天性阴茎弯曲和继发性阴茎弯曲；根据弯曲方向的不同分为腹曲、背曲或侧曲。先天性阴茎弯曲总体发病率约为37/100 000，其中大多合并尿道下裂等先天畸形，极少数不合并尿道下裂，为阴茎海绵体发育不对称引起，称为先天性单纯性阴茎弯曲。继发性阴茎弯曲多继发于阴茎硬结症、创伤、感染及皮肤硬化症等疾病。

一、病理分型

1. Ⅰ型（皮肤挛缩型）　通过阴茎皮肤脱套术即可矫正弯曲的患者。

2. Ⅱ型（筋膜先天发育不良型）　阴茎Dartos及Buck筋膜有纤维组织形成，导致阴茎弯曲，脱套后切除纤维组织可伸直阴茎。

3. Ⅲ型（阴茎海绵体发育不对称型）　阴茎海绵体发育不对称，而尿道海绵体发育良好，无尿道挛缩，行白膜折叠术，必要时行Nesbit术或真皮白膜补片术矫正弯曲。

4. Ⅳ型（先天性短尿道型）　较少见，先天性短尿道可牵拉阴茎使阴茎向腹侧弯曲，应行尿道成形术矫正弯曲。

二、临床表现

1. 阴茎侧弯畸形 阴茎白膜发育异常，阴茎左、右两条海绵体不对称，勃起时阴茎向一侧弯曲。

2. 阴茎下弯或上弯畸形 多合并尿道下裂或上裂等先天性畸形，尿道开口不在阴茎头的正中，而位于正常尿道开口至会阴之间。缺损的尿道被纤维带的组织所代替，阴茎勃起时，受纤维带的牵拉，即出现弯曲。

3. 其他 严重的阴茎弯曲可导致性交时插入困难，甚至无法插入；插入后也可能造成性伴侣阴道疼痛不适，影响性生活质量。部分患者勃起或性交时可伴有疼痛，进而影响患者的勃起功能。阴茎弯曲合并阴茎损伤或纤维性海绵体炎、阴茎硬结症等疾病。

三、诊断

阴茎弯曲常无法在幼儿时期确诊，常在大龄儿童或青少年时期阴茎勃起时，发现外观异常而就诊。诊断并不困难，根据典型临床表现即可确诊。部分患者平时外观正常，勃起时可见阴茎弯曲、畸形。阴茎弯曲诊断时，需在勃起状态下多个角度进行拍照留存，大致判断弯曲的角度和程度，同时需明确是否合并其他先天畸形等疾病。

四、治疗

阴茎弯曲角度<30°，无明显临床症状时可不处理。阴茎弯曲角度≥30°，且临床症状明显者，需考虑手术治疗。当弯曲角度≥60°，可导致性交困难或不能性交时，需积极手术治疗。对于合并阴茎硬结症者，需待病情稳定6个月以上再考虑手术治疗。手术时通过行人工勃起试验精确测量勃起的角度和弯曲程度，手术后再次行人工勃起试验观察矫正的效果。

目前常用的手术方法包括：阴茎白膜折叠术（tunica albuginea placation，TAP）、Nesbit术、阴茎白膜修补术、Schroeder-Essed术、阴茎海绵体腹侧分离外旋术等。大多数手术方式平均可使阴茎的最大拉伸长度减少2.5cm，该情况需要在手术前明确告知患者及其家属。

五、预后

目前，阴茎弯曲大多可以通过手术治疗取得较好的疗效，远期并发症主要有弯曲复发、硬结形成、勃起功能障碍及勃起疼痛等。

（臧光辉　庄锦涛　韩从辉）

第五节　小　阴　茎

小阴茎（micropenis）是指阴茎解剖结构和外观形态正常，但阴茎牵拉长度小于正常状态人群的阴茎长度平均值2.5个标准差以上者。测量时，需将阴茎拉直，从阴茎耻骨联合附着处开始测量至阴茎头尖部的距离。

一、病因

1. **性腺功能减退**　包括低促性腺激素性性腺功能减退，病变部位主要在下丘脑或垂体，多伴有其他系统畸形或功能障碍；高促性腺激素性性腺发育不良，病变部位在睾丸，如先天性睾丸缺如、睾丸下降不全等，通过负反馈途径，促使性腺激素分泌过多。雄激素抵抗综合征，病变部位在靶器官。

2. **原发性小阴茎**　部分患者下生殖轴激素分泌正常，但有小阴茎畸形，青春期后多能基本发育正常，病因不明，可能是由胚胎后期促性腺激素刺激延迟、一过性睾酮分泌下降等原因引起。也有少部分患者可能为雄激素受体（androgen receptor，

AR）异常。部分不能恢复者的病因可能与编码雄激素转换过程中的酶或雄激素合成过程中某些调控基因的突变有关。小阴茎患者可有性染色体异常，如克兰费尔特综合征（47，XXY）、多X综合征（48，XXXY及49，XXXXY）等。

二、诊断

1. 病史　重点询问家族史、生长发育史、第二性征发育情况、身高、体重、年龄、骨龄、腮腺炎性睾丸炎史及嗅觉是否正常等。

2. 体格检查

（1）阴茎长度测量：患者平卧，提起阴茎尽量拉直，用尺子测量从耻骨联合至阴茎头尖部的距离，正常标准见表2-8-1。

表2-8-1　发育正常男性的阴茎牵拉长度

年　龄	均数±标准差（cm）	均数－2.5×标准差（cm）
0～5个月	3.9±0.8	1.9
6～12个月	4.3±0.8	2.3
1～2岁	4.7±0.8	2.6
2～3岁	5.1±0.9	2.9
3～4岁	5.5±0.9	3.3
4～5岁	5.7±0.9	3.5
5～6岁	6.0±0.9	3.8
6～7岁	6.1±0.9	3.9
7～8岁	6.2±1.0	3.7
8～9岁	6.3±1.0	3.8
9～10岁	6.3±1.0	3.8
10～11岁	6.4±1.1	3.7
成年人	13.3±1.6	9.3

（2）检查阴囊发育、睾丸位置、质地、大小。

（3）检查与染色体、脑发育异常有关的体征，如小脑畸形，眼距宽，耳郭位置低，小嘴，高腭弓，并指（趾），多指（趾）畸形等。

3. 实验室检查　包括生长激素、生殖激素、甲状腺激素和肾上腺皮质激素水平等；脑垂体前叶筛查试验，如hCG刺激试验、GnRH刺激试验等，并常规检查染色体核型。

4. 影像学检查　通过颅脑CT或MRI观察有无下丘脑、垂体畸形及肾上腺病变，注意视神经交叉、第四脑室及胼胝体有无异常。睾丸彩色多普勒超声，除外睾丸原发性疾病。

5. 雄激素诊断性治疗　用于检测是否存在雄激素抵抗。肌内注射丙酸睾酮25 mg，每3周1次或口服十一酸睾酮40 mg/d，疗程共4个月。如阴茎增大，则可除外雄激素抵抗。出生后6个月内是诊断男孩促性腺激素缺乏的时间窗。

三、鉴别诊断

1. 假阴茎短小症　指阴茎在非勃起状态下，虽然长度小于正常状态人群的阴茎长度平均值2.5个标准差以上，但在勃起状态下却能显著地延长和增粗，且不影响性生活。

2. 阴茎显露不良　阴茎体积正常而外显不足，阴茎皮肤没有正常附着于阴茎体，使阴茎隐匿于皮下的一种先天性畸形，包括筋膜发育异常的隐匿性阴茎、皮下脂肪、巨大疝、阴囊象皮肿及鞘膜积液相关的埋藏阴茎、阴茎阴囊角缺失的蹼状阴茎、手术或创伤后包皮口瘢痕狭窄所致束缚阴茎等。

四、治疗

以改善患者外生殖器的发育，改善患者生育能力为目的，根据不同病因，采用个体化治疗方案。

1. 药物治疗　尚无统一意见，一般认为，低促性腺激素性性腺功能减退可选用睾酮、双氢睾酮、hCG 或 GnRH 等；高促性腺激素性性腺功能减退可选用睾酮或双氢睾酮。有条件者，最好能筛查可能的相关病因，包括遗传学检查，以便制订精准的诊疗方案。

2. 手术治疗　适用于药物治疗效果不佳或无效者，儿童慎重选择手术治疗，成年男性阴茎牵拉长度＜7 cm 者可考虑行阴茎延长术，手术方式包括：Shiraki、Johnston、Devine 术式、耻骨弓前海绵体延伸术等，术中切断阴茎深、浅悬韧带，脂肪或异体真皮补片填充，可有效延长阴茎长度。

五、随访

应长期随访患者至成年，观察了解阴茎发育、性行为及生育能力。激素治疗不规律或延迟的患儿成年后阴茎发育差，可伴有性行为异常，或者要求行变性手术，故应正确采用内分泌治疗及辅以心理治疗。

（臧光辉　庄锦涛　韩从辉）

第六节　其他男性生殖系统先天畸形

一、阴茎畸形

1. 阴茎完全缺失　多合并尿道畸形，治疗相当困难，阴茎成形术效果不佳，可考虑切除睾丸，做尿道阴道成形术，青春期后以雌激素维持女性性征。

2. 先天性阴茎扭转　多由于阴茎皮肤的非正常附着引起，治疗以阴茎皮肤脱套为主，但部分患者合并阴茎弯曲畸形，因阴茎海绵体白膜发育不均衡，单纯脱套手术效果不佳，需结合阴茎矫形。

3. 双阴茎　临床罕见，发生率约为五百万分之一，可分为完全型双阴茎和不完全型，有 2 个尿道及尿道口和独立的海绵体组织，常并发其他畸形如膀胱外翻、尿道上裂、尿道下裂等。治疗以手术为主，切除相对发育不良的阴茎海绵体及尿道，同时对保留的阴茎进行整形术。

二、睾丸畸形

1. **先天性双侧无睾症**　又称为胚胎睾丸退化症，是指睾丸组织完全缺失，而性别分化正常，核型为46，XY。腹股沟和腹股沟管的检查仅能在精索末端发现纤维组织残余，而无睾丸组织或睾丸血管，要注意与双侧隐睾症相鉴别。治疗以激素补充维持第二性征、提高性欲为主，有需求的患者可植入睾丸假体。

2. **多睾症**　极为罕见，多为三睾畸形，可能与生殖嵴上皮细胞群在衍化成睾丸的过程中因某种因素发生横向分裂所致，可合并斜疝、睾丸扭转、鞘膜积液、精索静脉曲张等。临床可分为2种类型：Ⅰ型有生殖潜能（有附睾和输精管）；Ⅱ型无生殖潜能（无附睾和输精管），每种类型又分为阴囊内型（A型）和阴囊外形（B型）。目前治疗意见尚未统一，除治疗合并症外，对于发育正常的睾丸可以保留，怀疑恶变、B型或结合患者意愿可切除多余睾丸。

3. **睾丸融合**　两侧睾丸融合成为一体，可发生在阴囊内或腹腔内，多数伴有其他严重先天畸形。

4. **脾睾丸融合**　多发生于左侧，有一带状结构将正常脾脏和睾丸、附睾连接在一起，或是异位于阴囊、腹股沟的副脾和睾丸、附睾连接在一起。病因尚不清楚，可能与胚胎5～8周时，脾原质逐渐靠近性腺原质，其尾部的迁移导致这2个原始器官部分融合所致。临床多表现为睾丸肿大或腹股沟包块，易被误诊为睾丸肿瘤而手术切除。

三、前列腺精囊畸形

1. 前列腺异位　病因不清，可能与前列腺芽在性成熟时，受到某些刺激而重新生长、前列腺上皮的异位生长、移行上皮化生等有关。常见异位部位包括：膀胱、尿道、阴茎根部、腹膜后等。临床上常表现为血尿、尿频或排尿梗阻。无症状的前列腺异位可保守观察；尿道内异位多呈息肉样，可电灼治疗；膀胱内异位可行电切或电灼，较大者可行开放手术切除。

2. 前列腺缺如　可伴性发育不良，包括睾丸、附睾、输精管和射精管、阴茎及第二性征发育不良。患者一般无任何症状，通过直肠指检和B超检查可确诊。伴性发育不良者，可考虑激素补充治疗。

3. 先天性前列腺囊肿　副肾管退化不全，在正中线融合所致，常见症状有尿急、尿频、排尿费力、尿线细及尿潴留等，可合并感染或结石。无症状的较小囊肿不必治疗，较大的囊肿或有症状者行电切手术。

4. 精囊缺如　具体病因不明，中肾管发育缺陷可能是其主要原因，常合并输精管缺如、输精管开口异位等畸形。多无明显临床表现，双侧缺如者可导致不育，输精管异位开口于米勒管囊肿者可出现血精。精液分析显示精液量减少、精液pH降低、精浆果糖低。精囊缺如本身无法治疗，应针对不育、血精等症状作相应处理。

四、输精管畸形

可分为先天性缺失、与输尿管相交通、重复输精管等多种类型。患者性欲、性功能、睾丸生精功能及血清激素水平一般正常。如有可能可行输精管附睾吻合术，无法吻合者可考虑辅助生殖技术解决生育问题。

（韩从辉）

参 考 文 献

［1］Chung JM，Lee SD. Individualized treatment guidelines forpostpubertal cryptorchidism. World J Mens Health，2015，33（3）：161-166.

［2］Muncey W，Dutta R，Terlecki R，et al. Fertility potential in adult men treated for uncorrected bilateral cryptorchidism：A systematic literature review and analysis of case reports. Andrology，2021，9（3）：781-791.

［3］Kolon T，Herndon C，Baker L，et al. Evaluation and treatment of cryptorchidism：AUA guideline. J Urol，2014，192（2）：337-345.

［4］Fan Sh，Li Xd. Advances in the studies of concealed penis. Zhonghua Nan Ke Xue，2015，21（9）：852-854.

［5］Higuchi Tt，Yamaguchi Y，Wood Hm，et al. Evaluation and treatment of adult concealed penis. CurrUrol Rep，2012，13（4）：277-284.

［6］Sol Melgar R，Gorduza D，Demède D，et al. Concealed epispadias associated with a buried penis. J Pediatr Urol，2016，12（6）：347-351.

［7］Leung Ak，Robson Wl. Hypospadias：an update. Asian J Androl，2007，9（1）：16-22.

［8］Riccabona M. Management of hypospadias. Urologe A，2014，53（5）：741-750.

［9］赵彰，刘国昌，张丽瑜，等. 包皮平均微血管密度与尿道下裂严重程度及术后近期并发症的相关性研究. 中华男科学杂志，2021，27（8）：725-728.

［10］Sokolakis I，Hatzichristodoulou G. Current trends in the surgical treatment of congenital penile curvature. Int J Impot Res，2020，32（1）：64-74.

［11］Acimi S. Assessing the degree of ventral penile curvature. J Pediatr Urol，2020，16（6）：864-865.

［12］Smith Dw. Micropenis and its management. Birth Defects Orig Artic Ser，1977，13（2）：147-154.

［13］莫林旺，黄宇伦，银桂彬，等. Duckett术式一期整形联合阴囊皮瓣在重

度尿道下裂合并小阴茎中的运用观察. 现代泌尿外科杂志2021，23（4）：335-338.

[14] Hutson Jm，Hasthorpe S. Abnormalities of testicular descent. Cell Tissue Res，2005，322（1）：155-158.

第九章

性腺功能低下

男性性腺功能低下是一组由雄激素缺乏影响多器官功能，并对生活质量产生不利影响的临床综合征，其特点是雄激素缺乏，并因此产生相关系列症状和体征。男性性腺功能低下在中、老年人群中的发病率较高，尤其在老年、肥胖、有其他合并症及健康状况差的男性中更为普遍。男性雄激素由睾丸和肾上腺产生，其中由睾丸产生的睾酮占95%，在男性生殖和性功能中起关键作用。睾丸产生睾酮受到下丘脑－垂体的调节，下丘脑、垂体、睾丸任何环节的缺陷都可造成男性性腺功能低下。

根据发病原因、病变部位及血清FSH和LH水平等，男性性腺功能低下主要分原发性性腺功能低下、继发性性腺功能低下、迟发性性腺功能低下等。本章将对以上内容进行阐述，力求让基层医师对男性性腺功能低下进行准确的诊断和分类，并采取规范化的治疗措施。

（王　涛）

第一节　原发性性腺功能低下

原发性性腺功能低下最重要的临床类型是克兰费尔特综合征在男性中的发病率为 1/1000 ～ 1/500。其他类型的原发性性腺功能低下包括无睾症、隐睾症、努南综合征（Noonan综合征）、男性特纳综合征（Turner综合征）、睾丸间质（Leydig）细胞发育不全、结构性染色体异常及睾丸肿瘤等。本节以克兰费尔特综合征为例进行介绍。

一、临床表现

1. 小睾丸，无精子症及不育。
2. 男性女性型乳房、身体的脂肪及毛发似女性样分布，声音高而尖。
3. 骨骼特点为长腿和长臂、窄肩及宽髋骨。
4. 性欲低下以及勃起功能障碍。

二、诊断

1. 原发性　性腺功能低下以高促性腺激素性性腺功能低下为主要临床特征。

2. 辅助检查

（1）血清睾酮（T）、FSH和LH检测：原发性性腺功能低下患者的血清生殖激素水平表现为睾酮降低，FSH和LH升高。对于克兰费尔特综合征患者，青春期前血清睾酮、FSH、LH及抑制素B水平多在正常范围，睾酮对hCG刺激的反应也多正常，进入青春期后，血清睾酮水平经过初期正常生理性增高后保持稳定，随后整个青春期维持在正常低值水平，这样的睾酮水平似乎足以维持克兰费尔特综合征男孩青春期正常的发生、进展及第二性征的发育。多数成年克兰费尔特综合征患者血清睾酮水平降低，一般为轻度降低，严重降低者少见。

（2）血清雌二醇检测：克兰费尔特综合征患者在青春期早期即可出现血清雌二醇（E_2）水平增高，导致E_2/T增高。有男性乳房发育的患者E_2增高更为明显。

（3）精液检查：多数病例为无精子症或严重少精子症，但少数46，XY/47，XXY型患者精液检查可基本正常，但精子基因异常的风险大大增高，导致后代性染色体和常染色体异常风险增高。

（4）染色体检查：是克兰费尔特综合征诊断的关键步骤，一般取外周血淋巴细胞或口腔黏膜刮片，进行染色体核型分型，凡具有2条或2条以上X染色体者为阳性。产前诊断可以利用羊水中绒毛细胞或母体血循环中的红细胞及滋养层细胞进行基因分析。

（5）骨密度检查：睾酮水平过低增加骨质疏松症的风险，因而骨密度也应该作为常规检查。

三、鉴别诊断

1. 46，XX男性综合征　可通过核型分析进行鉴别。

2. 卡尔曼综合征　卡尔曼综合征主要表现为促性腺激素缺乏、性腺功能低下和嗅觉缺失三大特点。血清睾酮、LH和FSH均低下。染色体检查呈46，XY。

3. 纯睾丸支持细胞综合征（sertoli cell-only syndrome, SCOS）　SCOS患者男性第二性征正常，睾丸容量稍减小，无生育能力，FSH、LH水平升高，睾酮水平正常。大部分患者染色体均呈正常46，XY型。睾丸活检显示，生殖上皮缺乏，生殖细胞明显减少，在生精小管内仅可见到丰富的支持细胞。

四、治疗

1. 睾酮补充治疗　无生育需求的克兰费尔特综合征患者，

需要终身进行TST治疗，TST治疗一般在促腺性激素水平升高时开始。TST治疗的目的是让LH水平恢复到正常范围内，促进第二性征发育、提高性功能、改善骨质疏松、改善精神状态及提高生活适应能力、改善身体脂肪/肌肉的比值及心理情绪。

2. 芳香化酶抑制剂 未生育的克兰费尔特综合征患者，若睾酮水平低，使用芳香化酶抑制剂（如来曲唑、阿那曲唑等）治疗能够降低睾丸内雌激素水平，增加睾酮生成，与TST治疗相比，可以提高显微取精成功率。

3. 辅助生殖治疗 克兰费尔特综合征患者可通过显微睾丸取精（microdissection testicular sperm extraction，micro-TESE）联合ICSI获得后代。

4. 乳腺成形术 药物治疗仅对男性化有一定帮助，但并不能改变女性型乳房，所以对有明显女性型乳房患者争取行整形术，如切除术或脂肪抽吸术。对不愿手术或乳腺发育异常程度较轻者，可行雄激素替代加服雌激素受体拮抗剂治疗。

5. 社会心理治疗 注意患儿心理及行为的发育，有意识增加其社会融合性的培养，对有严重心理障碍的患者可辅以精神病学及行为学方面的治疗。

五、健康教育

原发性性腺功能低下最主要的临床类型是克兰费尔特综合征。克兰费尔特综合征患者睾丸的损害在胚胎时期就已经发生。婴儿期及青春期的临床症状较少，青春发育期躯体和外生殖器的发育过程基本正常。47，XXY染色体核型的患者睾丸小而硬，精子缺乏或隐匿性无精子症。诊断需要评估染色体核型、睾酮水平及促性腺激素的水平。如果患者是婴儿或青春前期的男性，告知他们以后在教育、性、社会交往方面应该注意的问题，并根据睾酮水平及生育需求选用规范、合理的治疗方案。

医师应告知患者及其家属可采用辅助生殖技术治疗不育，并告知其遗传风险，多数患者可生育正常子代。

早期诊断仍然是治疗的重要策略，医师应对本病不同时期的不同临床特点十分了解，同时医师、患者及其家属之间的密切合作对治疗有重要作用。

（王　涛　刘继红　谷翊群）

第二节　继发性性腺功能低下

一、先天性/特发性低促性腺激素性性腺功能减退症

先天性/特发性低促性腺激素性性腺功能减退症（congenital/idiopathic hypogonadotrophic hypogonadism，CHH/IHH），是一类除外下丘脑垂体其他激素异常的情况下，由GnRH分泌不足或作用缺陷导致的以血清促性腺激素降低或正常低值、血睾酮降低为特征的遗传异质性疾病。临根据患者是否合并嗅觉障碍分为两类：伴有嗅觉障碍时，被定义为卡尔曼综合征（KS）；不伴有嗅觉障碍时，则称为嗅觉正常的IHH（normosmic IHH，nIHH）。

IHH男女均可发病，总体发病率为（1～10）/100 000，男、女性别比例约为5:1，嗅觉障碍、正常者之比约为3:2。该病可散发，亦可呈家族多人发病，遗传方式不确定，因致病基因的不同而不同。

1. 临床表现

（1）患者主要表现为性成熟异常，通常伴第二性征发育不全。男性表现为声音稚嫩、无胡须、无阴毛、阴茎短小、小睾丸、无精液生成。

（2）部分病例可伴有隐睾、双手联带运动、小脑功能障碍、神经性耳聋、癫痫发作、唇裂和/或腭裂、先天性单侧肾缺如、眼球震颤、无眼/小眼畸形、骨骼发育异常、肥胖、糖尿病等。

· 275 ·

（3）部分患者可完成正常的青春发育，在青春期不表现出症状，但到成年时发生GnRH缺乏，血清FSH、LH及睾酮降低，因性功能障碍和不育等就诊，这种情况称为成年人发病的特发性低促性腺激素性性腺功能减退症（adult-onset idiopathic hypogonadotrophic hypogonadism）。

2. 诊断

（1）伴有严重性腺功能低下的青春期发育缺乏或不完全，是IHH的主要临床特征。应询问患者嗅觉情况，注意其家族成员中有无嗅觉缺失、不育及相关特殊畸形、疾病史。

（2）体格检查

1）注意患者的体毛包括胡须、腋毛、阴毛的发育情况；注意有无体毛的脱落和胡须生长减少。

2）注意有无男性乳房女性化及泌乳的情况，泌乳通常提示高催乳素血症的存在。

3）睾丸：大小通常通过Prader睾丸体积模具或游标卡尺来测量。睾丸体积常小于12 ml，一般较柔软。

4）阴茎：阴茎短小，我国成年男性的阴茎自然长度平均约5.0 cm。

5）青春发育的评价可参考Tanner分期（表2-9-1）。典型的IHH病例，外阴Tanner分期一般为Ⅰ～Ⅱ。注意HH病例青春期发育正常，因此睾丸及第二性征可以完全正常，但病程较长的病例体检时可发现体毛稀疏。

表2-9-1 阴毛及外阴的Tanner分期

部位	Ⅰ	Ⅱ	Ⅲ	Ⅳ	Ⅴ
阴毛	无	出现少许有色毛发	较深，变粗的毛发	类成年人毛发覆盖耻骨	呈成年人型横向分布的毛发

部位	I	II	III	IV	V
男性外阴	睾丸、阴囊、阴茎呈儿童型（睾丸体积＜4 ml）	睾丸增大/阴囊微红变色	睾丸进一步发育/阴茎变长	睾丸进一步增长/阴茎增粗/阴茎头发育/阴囊变黑	成年人型外阴（睾丸体积＞15 ml）

3．辅助检查

（1）实验室检查：①生殖激素：FSH、LH降低或比正常值低，睾酮降低，催乳素（PRL）正常；②其他激素：生长激素、促甲状腺激素、甲状腺激素、肾上腺皮质激素、皮质醇一般正常；③染色体核型：通常为46，XY，少数可伴有染色体易位、片段缺失等；④精液常规：未经治疗的病例一般无法取出精液，因而不推荐常规行精液检查。

（2）影像学检查：①颅脑MRI：可排除中枢神经系统的其他异常；卡尔曼综合征病例可发现单侧或双侧嗅球、嗅沟发育不良或缺失，极少数nIHH病例可发现单侧嗅球发育不良；②骨密度测定：骨密度降低，骨龄小于实际年龄；③睾丸和肾脏、肾上腺B超：前者有助于判断有无隐睾及睾丸发育情况；后者有助于判断肾脏及肾上腺的发育情况。

（3）嗅觉评估：根据患者的主诉或使用简易嗅觉测试装置。

（4）分子遗传学检测：分子遗传学检测对IHH的早期诊断、早期治疗及鉴别诊断和遗传咨询具有重要意义。

4．鉴别诊断

（1）多种垂体前叶激素分泌障碍：除FSH、LH、睾酮水平异常外，存在催乳素、甲状腺激、生长激素、肾上腺皮质激素中一种或多种异常。

（2）高促性腺激素性性腺功能低下：如克兰费尔特综合

征、特纳综合征（Turner综合征）等。此类患者同样存在青春期不发育或部分发育，但生殖激素检查提示促性腺激素水平明显升高。

5. 治疗

（1）睾酮补充治疗：①适用于无生育要求的IHH患者；②口服十一酸睾酮（短效）或注射十一酸睾酮注射液（长效）；③十一酸睾酮胶丸应在餐中与油脂性食物混合服下。

（2）单用hCG或hCG联合hMG：①适用于有生育要求的IHH患者；②hCG基础量2000 U，肌内注射，2次/周，根据血睾酮水平调整用量，令血睾酮维持在10.41～17.35 nmol/L（300～500 ng/dl）；③hMG 75～150 U/L，肌内注射，2次/周。

（3）脉冲式GnRH治疗：①适用于有生育要求的IHH患者，且垂体前叶存在足够数量的功能完整的促性腺激素细胞；②GnRH（如戈那瑞林）10 μg/90 min，微量泵持续输注，根据FSH、LH、睾酮、精液常规结果调整GnRH的剂量和频率；③目前国内的经验提示，脉冲式GnRH治疗生精效果优于hCG/hMG治疗。

6. 健康教育

（1）IHH患者在治疗过程中应遵医嘱定期复查，以评估治疗效果、调整治疗方案。

（2）由于本病致病基因多变且多数不明确，目前尚难以准确评估子代致病的风险。

（3）部分患者在治疗过程中，下丘脑-垂体-睾丸轴功能自主功能恢复正常，称为逆转。因此，在治疗过程中应注意检测促性腺激素水平及睾丸体积的变化，对某些效果极好患者，可尝试停药以观察是否发生逆转。

（4）IHH患者多伴有钙缺乏、骨密度降低，可常规补充钙和维生素D，间隔2～3年复查骨密度水平。

（5）由于IHH患者多表现为青春期未发育或部分发育，成年后无法性生活，易产生自卑心理，但在给予正确治疗后病情多数可逐步改善。要帮助患者树立自信心，必要时可进行心理辅导。

二、其他继发性性腺功能低下

低肌张力-低智力-性腺发育低下-肥胖综合征（hypotonia-hypomentia-hypogonadolism-obesity syndrome）又称Prader-Willi综合征，是一种先天性、家族性基因异常疾病，常染色体隐性遗传，发病率约1/10 000，通常与15号染色体上的q11～13片段的缺失有关。

性幼稚-色素性视网膜炎-多指（趾）畸形综合征又称Laurence-Moon-Biedl综合征、巴尔得-别德尔综合征（Bardet-Biedl syndrome，BBS），属罕见疾病，常染色体隐性遗传，男性多于女性，约2∶1。

后天获得性低促性腺激素性性腺功能低下是指由各种获得性病因引起的垂体促性腺激素分泌减少，继而导致患者性功能减退的临床症状及体征。其发病机制大致可分为3类：①垂体病变；②下丘脑病变；③下丘脑-垂体的联系（垂体门脉系统）中断。其中最为常见的垂体腺瘤，占颅内肿瘤的10%～20%，可分为有功能性和无功能性垂体腺瘤，前者以催乳素瘤最常见（50%～55%）。

继发性性腺功能低下还包括孤立性LH缺乏症及LH-β亚单位基因突变、孤立性FSH缺乏症、X-连锁先天性肾上腺发育不良和低促性腺激素性性腺功能低下、弗勒赫利希综合征、鲁德综合征、家族性小脑性运动失调、阿尔斯特伦综合征、多发性雀斑综合征等多种疾病，但由于其大部分发病率极低且无有效的治疗方法，一般仅采用对症治疗，在此不做赘述。

（王　涛　刘继红　谷翊群）

第三节 迟发性性腺功能低下

男性迟发性性腺功能低下（LOH），又称年龄相关性睾酮缺乏综合征（age-associated testosterone deficiency syndrome，TDS），是一组与增龄相关的临床和生化综合征，其特征为具有典型的临床症状和血清睾酮水平低下，严重影响多器官系统的功能和生活质量。部分患者可能出现明显的生活自理能力退化，增加了社会负担。流行病学数据表明，睾酮缺乏患者的死亡率显著高于正常睾酮水平人群。调查显示，我国40～49岁男性LOH患病率为19%，50～59岁男性LOH患病率38%，60～69岁男性LOH患病率则高达56%。男性性腺功能低下在老年男性、肥胖男性、有其他合并症的男性和健康状况差的男性中更为普遍。随着中国人口结构老龄化，LOH高危人群的监测、诊断及干预必将成为公共卫生领域的重要课题。

一、诊断

LOH的诊断必须包括患者有雄激素缺乏的症状和体征，同时证实持续性的血清睾酮水平降低。相关量表及检查可以为LOH的诊断提供更全面的信息。

1. 症状和体征 睾酮缺乏的症状和体征，与性腺功能低下最相关的症状是性欲低下，其他表现包括：勃起功能障碍、肌肉质量和力量下降、体脂增加、骨密度减少和骨质疏松及活力下降和情绪低落。值得注意的是，这些症状都不是诊断睾酮缺乏的特异性症状。与睾酮缺乏相关的症状和体征，如精力下降、耐力下降、工作表现变差、体力状态下降、身体毛发脱落、胡须生长减少、疲劳、肥胖、抑郁症状、认知功能障碍、运动力减弱、注意力较差、记忆力较差、烦躁、性冲动下降等。

2. 实验室检查 睾酮水平的测定是诊断LOH的另一个不

可或缺的环节。这个环节的正确实施，依赖于两个方面：一是可靠的实验室检测手段，二是需要通过研究确立睾酮的切点值水平。最近美国泌尿外科协会（American Urological Association，AUA）性腺功能低下指南将总睾酮（total testosterone，TT）低于10.41 nmol/L（300 ng/dl）作为诊断睾酮缺乏的切点值。不推荐使用游离睾酮（free testosterone，FT）测定结果作为睾酮缺乏的主要诊断方法。当总睾酮水平介于8.00 ~ 11.00 nmol/L时，测定游离睾酮可能有益于睾酮缺乏的诊断，即当总睾酮水平处于低/正常范围或模糊范围时，游离睾酮水平在诊断睾酮缺乏方面有一定作用。在临床实践中，部分男性的总睾酮水平＞10.41 nmol/L（300 ng/dl），却出现较严重的症状，且在采用睾酮治疗后，以上症状/体征改善，此时临床医师应根据临床情况进行判断。最近的EAU指南则认为，最能预测40 ~ 79岁的男性性腺功能低下的是性冲动次数减少、晨勃减弱、勃起功能障碍三种症状，以及总睾酮水平＜8 nmol/L，或者血清睾酮在8 ~ 11 nmol/L，但游离睾酮＜0.22 nmol/L。

由于患者的健康状态、睾酮的昼夜节律、个体变异和检测方法本身都对睾酮水平的检测存在影响，因此，有必要在非同日的清晨，进行至少2次血清总睾酮测定。如果患者的睾酮水平首次＜10.41 nmol/L（300 ng/dl），但第二次检测结果正常，临床医师应根据实际情况判断，确定是否需要做第三次检测。目前暂无明确的证据表明，2次单独检测之间的最佳间隔时间。有一些文献提示，食物摄取可能影响睾酮水平，但证据力度弱，因此不建议临床医师坚持要求患者在检测之前禁食。

另外，对于不明原因且催乳素水平较高的患者，应接受内分泌性疾病的评估；在开始睾酮治疗之前，表现乳腺症状或男性乳腺发育的患者，还应测定血清雌二醇；关注生育力的患者应接受生育健康评价；还应该测定血红蛋白和血细胞比容，并告知患者红细胞增多症的风险增加；40岁以上男性患者应测定PSA，以排除前列腺癌。

3. 量表筛查　目前使用以自我报告为基础的症状量表，对可疑的患者进行筛查，但不作为诊断依据。应用较多的症状量表有1999年德国Heinemann等制定的老年男性症状量表（aging male symptoms' scale，AMS）和2000年由美国Morley教授制定的ADAM问卷（androgen deficiency in the aging males questionnaire）。

4. 体格检查　主要包括身体体重指数（body mass index，BMI）、腰臀比、体毛、男性脱发、男性乳房女性化、睾丸大小和阴茎检查，此外还应包括前列腺的直肠指检（DRE）。

二、鉴别诊断

1. 原发性或继发性性腺功能低下　原发性性腺功能低下主要病变在睾丸，睾丸和阴茎较小，第二性征不明显，LH和FSH增高，TT和FT低，以克兰费尔特综合征和睾丸肿瘤最常见。继发性性腺功能低下主要病变在下丘脑、垂体，LH和FSH水平一般偏低，血中TT和FT低下，常见的原因有孤立性低促性腺激素性性腺功能低下、垂体瘤、多垂体激素缺乏症等。

2. 心理精神科疾病　患有心理精神科疾病的中老年男性常会出现与LOH类似的症状，通过症状筛查评价、血清睾酮检测，必要时行TST试验以明确诊断。

3. 勃起功能障碍　可通过询问病史、IIEF-5评分及症状筛选量表评价、血清生殖内分泌激素检测及对试验性治疗的反应进行鉴别诊断。

4. 内科慢性疾病　如糖尿病、肝肾功能损伤、恶性肿瘤晚期及甲状腺疾病等发展到一定阶段时，常出现一些与LOH类似的症状。可通过内科慢性疾病病史，结合临床表现、实验室检查和影像学检查进行鉴别诊断。

三、治疗

1. 一般治疗　LOH与肥胖、代谢综合征及其他系统性疾病、药物及生活习惯相关，应注意评估患者是否有上述共患疾病的存在，应首先针对这些状况进行适当的处理。

2. 睾酮补充治疗　TST治疗是治疗男性性腺功能低下的有效方法，但相对于其他类型的性腺功能低下，TST对于LOH的治疗存在诸多争议。LOH患者的血清睾酮缺乏比较轻微，症状不具有特异性，加上血清睾酮水平区间范围较大，临床上血清睾酮水平降低程度与症状的严重程度并不一致，对于血清睾酮低于何切点值时应该进行补充，目前仍未达成共识。2016年来自欧洲老龄化研究（European male aging study，EMAS）的数据认为，对于50岁以上的男性，如果同时具备以下3种情况，应采用TST治疗：①有血清睾酮缺乏的临床表现；②生物有效性睾酮（bioavailable testosterone，Bio-T）或FT水平低下；③不存在TST治疗禁忌证。该研究将LOH的血清睾酮水平定为TT 11 nmol/L（3.2 ng/ml）以下，且FT220 pmol/L（64 pg/ml）以下。2018年AUA男性性腺功能低下指南将睾酮缺乏症的诊断切点值定为10.41 nmol/L（300 ng/dl）。2019年欧洲泌尿外科协会（European Association of Urology，EAU）男性性腺功能低下指南中，总睾酮水平＜8 nmol/L，或血清睾酮8～11 nmol/L，游离睾酮＜220 pmol/L作为诊断LOH的切点值。

到目前为止，还缺乏60岁以上大样本的LOH人群进行TST治疗疗效及风险的随机、安慰剂对照试验，目前的研究存在样本量少、观察时间过短等问题。美国内分泌协会男性性腺功能低下指南建议，对于大于65岁的男性，如果仅有血睾酮降低，但无明显睾酮缺乏的临床症状，不建议给予TST治疗；如果血睾酮降低同时有睾酮缺乏的症状和体征，则与患者详细地沟通TST治疗的风险和获益，并使其充分理解与知情同意后，可开展TST治疗。治疗期间，须对患者进行密切随访。

3. 睾酮补充治疗的禁忌证 局部进展或转移性前列腺癌；男性乳腺癌；有迫切生育需求；血细胞比容＞0.54；严重慢性心力衰竭（纽约心脏协会分级Ⅳ级）。

关于TST治疗与前列腺癌的关系，目前尚无结论性的证据表明，TST治疗增加前列腺癌及良性前列腺增生的风险，也无证据证明，TST治疗能促使亚临床型前列腺癌转换为临床型前列腺癌。然而，有明确的证据表明，睾酮能刺激局部进展性和转移性前列腺癌的生长。因此，45岁以上患性腺功能低下的男性在接受TST治疗前，应告知其TST治疗的潜在风险，并严密监测前列腺的情况，以确保安全。

4. 其他治疗 甲基睾酮因其有肝毒性已基本不用。hCG可以刺激睾丸间质细胞产生睾酮，有生育需求的LOH患者，可使用hCG、芳香化酶抑制剂、选择性雌激素受体调节剂或其组合进行治疗。

四、监测与随访

研究表明，TST治疗可能改善勃起功能、性冲动次数、贫血、骨密度、低体重和/或抑郁症状；但能否改善认知功能、糖尿病检测指标、精力、疲劳、脂质特征、生活质量指标，当前证据尚无定论。大多数男性在治疗的前3个月内症状得到显著改善，因此，一般在治疗开始3个月内，应对患者进行症状/体征的再次评估，确定是否需要进行剂量调整。如果患者在达到设定的睾酮目标水平后，并未出现症状缓解，或者即使症状/体征改善，但仍然缺乏睾酮时，应停止睾酮治疗，并重新评估患者睾酮缺乏的病因。一般性欲、性功能、肌肉功能及身体脂肪可能在3～6个月改善，而骨密度的改善则需要2年左右。

如果治疗有效，患者应在第3、6、12个月时定期监测血细胞比容、血红蛋白及PSA水平，并做直肠指检，之后转为每

6～12个月监测1次。同时，患者应在第6、12、24个月时分别监测骨密度。在治疗与监测过程中，需要考虑患者可能的自行缓解情况，应在停药适当的时间后，评估患者的症状、检测血清睾酮水平，判断患者是否自发缓解。

五、健康教育

LOH是中老年男性常见、与年龄增长有密切关系的临床综合征，是中老年男性从成熟走向衰老的必然，其发病还受一些疾病和药物、肥胖、不良生活方式、环境与遗传因素、精神与心理因素、社会经济水平和文化教育水平等的影响。

广大中老年男性及其家属，首先要了解LOH的存在及其常见的表现。当中老年男性出现性情改变等状况时，有可能患LOH，此时不必惊慌。

对共患病进行诊治，控制饮食，改变不良生活习惯，积极与家属沟通，获得家属的理解与支持，同时放松心情，必要时接受心理咨询，对控制病情也很重要。

（王　涛　刘继红　谷翊群）

参 考 文 献

［1］Mulhall JP，Trost LW，Brannigan Re，et al. Evaluation and management of testosterone deficiency：AUA guideline. J Urol，2018，200（2）：423-432.

［2］Corona G，Goulis DG，Huhtaniemi I，et al. European Academy of Andrology（EAA）guidelines on investigation，treatment and monitoring of functional hypogonadism in males：Endorsing organization：European Society of Endocrinology. Andrology，2020，8（5）：970-987.

［3］Richard-Eaglin A. Male and female hypogonadism. Nurs Clin North Am，2018，53（3）：395-405.

［4］Libman H，Cohen ML，Irwig MS，et al. How would you manage this male patient with hypogonadism：Grand rounds discussion from beth israel deaconess medical center. Ann Intern Med，2021，174（8）：1133-1142.

[5] La VS，Izzo G，Emerenziani GP，et al. Male hypogonadism：therapeutic choices and pharmacological management. Minerva Endocrinol，2020，45（3）：189-203.

[6] Zitzmann M，Aksglaede L，Corona G，et al. European academy of andrology guidelines on Klinefelter Syndrome Endorsing Organization：European Society of Endocrinology. Andrology，2021，9（1）：145-167.

[7] Deebel NA，Bradshaw AW，Sadri-Ardekani H. Infertility considerations in klinefelter syndrome：From origin to management. Best Pract Res Clin Endocrinol Metab，2020，34（6）：101480.

[8] Grinspon RP，Bergadá I，Rey RA. Male Hypogonadism and disorders of sex development. Front Endocrinol（Lausanne），2020，11：211.

[9] Cohen J，Nassau DE，Patel P，et al. Low testosterone in adolescents & young adults. Front Endocrinol（Lausanne），2020，10：916.

[10] Marcelli M，Mediwala Sn. Male hypogonadism：a review. J Investig Med. 2020，68（2）：335-356.

[11] Young J，Xu C，Papadakis GE，et al. Clinical Management of congenital hypogonadotropic hypogonadism. Endocr Rev，2019，40（2）：669-710.

[12] Raivio T，Miettinen PJ. Constitutional delay of puberty versus congenital hypogonadotropic hypogonadism：Genetics，management and updates. Best Pract Res Clin Endocrinol Metab，2019，33（3）：101316.

[13] Boehm U，Bouloux PM，Dattani MT，et al. Expert consensus document：European Consensus Statement on congenital hypogonadotropic hypogonadism-pathogenesis，diagnosis and treatment. Nat Rev Endocrinol，2015，11（9）：547-564.

[14] Swee DS，Quinton R，Maggi R. Recent advances in understanding and managing Kallmann syndrome. Fac Rev，2021，10：37.

[15] Pellikaan K，Ben Brahim Y，Rosenberg Agw，et al. Hypogonadism in adult males with Prader-Willi Syndrome-Clinical recommendations based on a dutch cohort study，review of the literature and an international expert panel discussion. J Clin Med，2021，10（19）：4361.

[16] Yeap BB，Wu FCW. Clinical practice update on testosterone therapy for male hypogonadism：Contrasting perspectives to optimize care. Clin

Endocrinol（Oxf），2019，90（1）：56-65.

［17］Kalra S，Kalhan A，Dhingra A，et al. Management of late-onset hypogonadism：person-centred thresholds，targets，techniques and tools. J R Coll Physicians Edinb，2021，51（1）：79-84.

［18］Al-Sharefi A，Quinton R. Current national and international guidelines for the management of male hypogonadism：helping clinicians to navigate variation in diagnostic criteria and treatment recommendations. Endocrinol Metab （Seoul），2020，35（3）：526-540.

［19］Salter CA，Mulhall JP. Guideline of guidelines：testosterone therapy for testosterone deficiency. BJU Int，2019，124（5）：722-729.

［20］Bhasin S，Brito JP，Cunningham GR，et al. Testosterone therapy in men with hypogonadism：an endocrine society clinical practice guideline. J Clin Endocrinol Metab，2018，103（5）：1715-1744.

第十章
男性生殖系统感染与结核

··

男性生殖系统感染是影响和危害广大男性的常见病、多发病。男性生殖系统感染影响精子生成、精子活力及精子运输，造成少精子症、弱精子症而致男性生育能力降低，如生殖系统结核可使精子生成抑制、运输受阻等，睾丸炎症引起睾丸萎缩，附睾炎、输精管炎等可导致输精管道梗阻造成无精子症。生殖道感染还可引起精液的液化时间改变，使精液中缺乏液化因子，因此发生精液不液化症，从而使精子在黏稠状的液体中无法自由游动，是不育症的直接原因。

根据感染部位分类，男性生殖系统感染大致可分为睾丸炎、附睾炎、精囊炎、输精管炎、尿道炎等。生殖系统成染可由多种细菌和病毒等病原体引起，如结核分枝杆菌、病毒、生殖支原体、沙眼衣原体、滴虫及其他非特异性致病菌，其中以细菌、支原体和衣原体引起的生殖系统感染最常见。还有一部分男性生殖系统感染是由性传播疾病病原体引起，如淋病奈瑟球菌、衣原体、单纯疱疹病毒感染等。近年来，性传播疾病发病率逐年上升，这不仅使男性生殖系统感染高危人群迅速扩大，也对女性的健康造成极大的危害。

本章阐述了男性生殖系统感染常见病的临床特征、诊断及治疗方法等，力求让基层医师对以上疾病准确诊断，并采取规范化的治疗措施。

（诸靖宇）

第一节 睾丸、附睾、精囊及输精管炎症

睾丸、附睾、精囊及输精管炎症有时为单个器官受累，有时为两者或多者同时受累，附睾炎最多见，多发生于青壮年，可继发于尿道炎、前列腺炎。病原体经后尿道射精管、精囊及输精管逆行而到达附睾、睾丸引起炎症。

一、睾丸炎

睾丸炎是指睾丸或睾丸及附睾被病原体感染，致其发生炎症反应的过程。主要表现为阴囊肿胀、睾丸疼痛等，需要根据情况给予抗感染、抗病毒治疗。

1. 病因 睾丸炎为感染性疾病，致病病原体包括细菌、病毒和支原体、衣原体等，可通过性传播与非性传播。非性传播主要是通过泌尿系统感染经尿道输精管逆行，累及睾丸所致，多合并附睾炎，或者是由其他部位的病原体经血液、淋巴循环扩散侵犯睾丸引起。

2. 临床表现 睾丸炎急性期症状，包括高热，寒战，睾丸疼痛剧烈，可向腹股沟放射，可伴恶心呕吐；急性腮腺炎性睾丸炎，多在腮腺炎发生后3～4天出现，高热时体温可达40 ℃，常伴虚脱，阴囊红肿，睾丸肿大，鞘膜积液，有明显触痛。睾丸炎慢性期的睾丸疼痛较轻、泛化，可有放射性疼痛，不易判断炎症的确切部位。睾丸的疼痛不一定与炎症的轻重程度成正比。

3. 辅助检查

（1）血常规：判断是否为细菌或病毒感染所致，并区分急、慢性感染等。

（2）尿常规：判断是否由泌尿系统感染逆行所致，白细胞升

高提示合并泌尿道感染。

（3）阴囊B超：睾丸炎症感染的直接证据，可用来鉴别睾丸扭转引起的睾丸肿痛。

（4）病原体检查：检验尿液中是否存在支原体、衣原体等。

4. 鉴别诊断

（1）睾丸肿瘤：患者多无痛感，肿块与正常睾丸易于区别，EPS及尿常规检查均正常，必要时可做组织病理检查。

（2）睾丸扭转：常见于儿童，彩色多普勒超声可见血流减少。而睾丸炎B超发现睾丸血流丰富。

5. 治疗　寻找病因是治疗睾丸炎的关键，细菌感染需应用抗生素治疗，病毒感染主要以对症治疗为主。同时需解除引起原发病的病因，避免复发。

睾丸炎急性炎症期，若考虑为细菌感染，应早期静脉应用广谱抗生素控制炎症，直至体温正常，再改为口服抗生素，以减少病情加重或迁延不愈，转变为慢性炎症。睾丸炎患者应警惕发生急性腮腺炎性睾丸炎，因无特效药，治疗时可给予抗病毒药物，如干扰素（抑制病毒复制，缩短病程，还可防止睾丸萎缩）。还应重视针对病原微生物的治疗，如支原体、衣原体感染，治疗后需复查是否转为阴性。若为急性睾丸炎，通过规范药物治疗，一般2周可治愈。

睾丸炎慢性期可辅以局部热敷、理疗，若阴囊皮肤肿胀明显，可用50%硫酸镁溶液湿热敷，以利炎症消退。慢性睾丸炎治疗疗程一般需要1～3个月。

二、附睾炎

附睾炎以附睾肿胀和疼痛为主要临床特征，是一种常见的男性生殖系统炎症，多见于中青年。当身体抵抗力低下时，大肠埃希菌、葡萄球菌、链球菌等致病菌便会进入输精管，逆行侵入附睾，引发炎症。

1. 病因 附睾炎最常见的致病原因是细菌感染，常见的致病菌为大肠埃希菌，其次是变形杆菌、葡萄球菌、肠球菌及铜绿假单胞菌等，沙眼衣原体也可引起急性附睾炎。致病菌多经输精管逆行进入附睾，少数患者也可经淋巴管或经血行感染引起附睾炎。经尿道器械操作、频繁导尿、前列腺切除术后留置尿管等均是引起附睾炎的因素。前列腺切除术特别是经尿道切除术后，射精管在前列腺窝内开放，由于排尿时压力或用力排尿使有菌尿液反流入输精管；即使尿液无菌，但反流入输精管亦可引起化学性附睾炎。输精管结扎术后局部感染常并发附睾炎。若急性附睾炎治疗不彻底，可转为慢性附睾炎。

2. 临床表现

（1）急性附睾炎：患侧阴囊胀痛，沉坠感，下腹部及腹股沟有牵扯痛，站立或行走时加剧，伴发热。患侧附睾肿大，有明显触痛。炎症范围较大时，附睾和睾丸均有肿胀，两者界限触摸不清，称为附睾睾丸炎。严重时患侧的精索增粗，亦有触痛。急性附睾炎患者可出现寒战、高热等全身症状，以及恶心、呕吐等消化道症状。伴发尿道炎或尿路感染时，患者多有排尿困难及尿频、尿急、尿痛等尿路刺激症状。

（2）慢性附睾炎：急性附睾炎患者急性过程未能彻底治愈可转为慢性附睾炎，但部分患者并无明确的急性期，患者阴囊局部会有隐痛和不适感，疼痛常牵扯到下腹部及同侧腹股沟，用手触摸附睾可有硬块，输精管和精索也可有增粗。

3. 辅助检查

（1）B超：可见患侧附睾体积增大、血流信号增多，对慢性附睾炎与局部肿瘤鉴别诊断也有意义。

（2）CT或MRI：对附睾肿块的良、恶性进行鉴别。

（3）尿常规：如显示为脓尿或菌尿，提示尿路感染。

（4）血常规：白细胞总数可明显升高。

4. 鉴别诊断

（1）精索、睾丸扭转：常在夜间或剧烈运动后出现，多发于青少年。鉴别二者首选的辅助检查是彩色多普勒超声。睾丸扭转是一种外科急症，须及时处理，因此，若难以鉴别又高度怀疑睾丸扭转时，应紧急手术探查。

（2）嵌顿性腹股沟斜疝：可出现阴囊局部疼痛、肿胀症状，可伴有肠梗阻症状，如腹痛、腹胀、肛门停止排气等。

（3）创伤性睾丸破裂：患者一般有典型的外伤史，可见阴囊皮肤损伤、淤血，局部血肿形成，B超检查可以明确诊断。

（4）附睾结核：起病缓慢，也可表现为阴囊肿胀，伴或不伴疼痛，体温一般无明显升高。触诊时可发现附睾长大、变硬、表面凹凸不平，患侧输精管呈典型的串珠样结节改变。

（5）附睾囊肿：患者常先发现附睾局部肿物，偶有不适，彩色多普勒超声可证实诊断。

（6）附睾肿瘤：患者附睾同样出现肿大，质地坚硬，可经影像学检查（B超、磁共振）协助诊断，要明确诊断主要采用组织学检查手段。

5. 治疗　急性附睾炎除缓解疼痛、肿胀等症状的一般对症治疗外，主要包括抗菌药物的合理应用和手术治疗方式。治疗的目的不仅是改善患者本身的症状和体征，同时要避免迁延不愈，发展成慢性附睾炎，还要避免潜在的衣原体、淋病奈瑟菌等感染传播给性伴侣，以及预防并发症等。

急性附睾炎需选择对细菌敏感的药物，通常静脉给药，持续1～2周；为预防炎症转为慢性，需继续口服抗生素2～4周。常用药物种类包括头孢菌素类、喹诺酮类、大环内酯类等；由性传播感染引起的附睾炎多选用头孢类药物，加用多西环素、左氧氟沙星等；大肠埃希菌感染引起的附睾炎，多首选氧氟沙星或左氧氟沙星。

慢性附睾炎以口服抗生素治疗为主，合并急性发作时，可给予静脉滴注抗生素治疗。一般先根据经验用药，待细菌培养和药敏试验结果出来后，再选择有针对性的抗生素治疗，疗程一般为2周。若患者同时合并慢性前列腺炎，必须同时进行治疗，避免因感染源处理不彻底造成反复发作。

经过各种经验性的长期治疗和抗生素、抗炎药的反复使用，仍然无效的患者，可考虑附睾切除，作为缓解症状的最后手段。

三、精囊炎

精囊炎是男性常见感染性疾病之一，发病年龄多在20～40岁，以血精为主要临床表现，但有急性和慢性之分，个体差异大。临床表现不尽相同。精囊炎是一种自限性、良性疾病，但如果症状久治不愈或反复复发，容易导致患者紧张、焦虑，严重者可导致勃起功能障碍和不育。

1. 病因　精囊炎是男性常见感染性疾病之一，主要由下尿路生殖道炎症引起，病原体上行感染精囊。精囊炎的致病菌包括大肠埃希菌、克雷伯菌属、葡萄球菌、链球菌等，可通过淋巴、血源等感染。精囊炎与过多食用辛辣、刺激性食物有关，且不洁性生活也与精囊炎有关。

2. 临床表现

（1）精囊炎急性期：可有下腹疼痛，并牵涉会阴和两侧腹股沟，疼痛症状可在射精时明显加剧。可伴有尿急、尿痛症状，并可伴有排尿困难，射精时排出血精，精液呈粉红色、鲜红色或带血块。

（2）精囊炎慢性期：多数患者除血精外无明显症状，精液可呈暗红色或咖啡色，可出现耻骨上区隐痛，可伴会阴部不适、尿频、尿急、排尿不适及射精疼痛等，部分患者可出现性欲低下、遗精、早泄等情况。少数患者仅表现为性功能障碍。

3. 辅助检查

（1）血常规检查：检测是否出现白细胞计数增高。

（2）精液检查：精液检查可见是否出现许多红细胞、白细胞。精子活动率、活力可下降。

（3）精液培养、药敏试验：常可培养出致病菌，可以指导用药。

（4）经直肠B超、MRI：常见精囊体积增大、囊壁增厚、边缘粗糙、囊内透声差。

4. 鉴别诊断

（1）精囊结核：精囊结核发生时间较晚，精液量减少，呈粉红色，带有血丝。精子计数减少，甚至无精。直肠指检前列腺及精囊有浸润及硬结。X线片显示精囊区有钙化灶。造影见精囊轮廓不规则、扩张或破坏，结核菌素试验呈阳性，通过X线检查、临床表现可与精囊炎相鉴别。

（2）精囊囊肿：精液呈淡红色，精子计数及精液量略减少，无射精痛，囊肿较大压迫周围组织时可有腹部、腰部疼痛。通过直肠指检、临床表现可与精囊炎相鉴别。

5. 治疗　根据患者情况选择局部或全身抗菌药物，一般可采用全身与局部治疗相结合的综合治疗方法，根据患者的临床分类决定疗程的长短。左氧氟沙星、罗红霉素可用于治疗泌尿生殖系统感染引起的精囊炎；泼尼松可针对精囊炎患者精液带血症状进行治疗。精囊炎治疗周期较长，一般1个月左右。除药物治疗外，患者可辅以温水坐浴缓解疼痛，促进精囊部位的血液循环，慢性炎症可以考虑前列腺按摩，可促进血液循环，有利于炎症的消退。顽固性血精患者，可以考虑精囊镜探查等方式进入精囊内进行处理，精囊镜本身既是检查，也是一种治疗手段，对于慢性精囊炎治疗效果比较显著。

四、输精管炎

输精管炎是指由于多种原因导致的输精管感染的炎症性疾病，输精管炎是一种常见疾病，主要病因与感染、手术、免疫等因素有关。主要临床症状包括阴囊肿大、阴囊疼痛、发热，可导致结节增生、无精子症等并发症。目前主要通过药物及手术等方式治疗，预后尚可。

1. 病因 输精管炎的主要病因与感染、手术、免疫等因素有关。好发于泌尿生殖系统感染患者、既往输精管结扎术者等，病原菌为白色葡萄球菌、产碱杆菌等，绝大多数为毒力较低的条件致病菌。

2. 临床表现 输精管炎的典型症状包括阴囊肿大、阴囊疼痛、发热，患者常伴有全身性发热、寒战、恶心、呕吐。结节增生和无精子症是输精管炎的常见并发症。

3. 辅助检查

（1）血常规：若合并细菌感染，白细胞计数及中性粒细胞升高。

（2）B超：可见输精管的炎症表现或结节形成，有助于明确诊断。并对周围组织进行检查，排除有无其他疾病以明确病因。

4. 鉴别诊断 前列腺炎的主要表现为排尿不适，尿道滴液及下腹、会阴疼痛。一般没有血精，通过影像学检查可与输精管炎相鉴别。

5. 治疗 输精管炎主要是通过抗感染治疗杀灭细菌，可选药物包括左氧氟沙星、头孢克肟等，疼痛严重者可使用非甾体抗炎药对症镇痛治疗，多数患者的治疗周期为4周左右。对于药物治疗无效，有输精管结节生成，或者不育的患者需早期手术治疗，切除有结节部位的输精管，并进行断端吻合，可以通畅堵塞的输精管，缓解部分炎症症状，治愈患者因输精管堵塞导致的不育。

（诸靖宇 商学军）

第二节 尿道炎与性传播疾病

一、尿道炎

尿道炎是男科及泌尿外科门诊常见的疾病之一，是指尿道由于不同病原微生物感染导致的炎症反应，多表现为尿道分泌物增多、尿痛或尿道不适感等。

1. 分类 根据病原微生物不同，可分为淋菌性尿道炎（gonococcal urethritis，GU）和非淋菌性尿道炎（non-gonococcal urethritis，NGU）两大类。GU是由淋病奈瑟球菌感染所致；NGU是由除淋病奈瑟菌以外的其他病原微生物感染所致。沙眼衣原体（chlamydia trachomatis，CT）是NGU最常见的病原体，生殖支原体（mycoplasma genitalium，MG）近年来被证实是仅次于沙眼衣原体的NGU病原体，此外还有解脲脲原体（ureaplas-ma urealyticum，UU）、微小脲原体（ureaplasma parvum，UP）、人型支原体（mycoplasma hominis，MH）、腺病毒（adenoviruses）、阴道毛滴虫（trichomonas vaginalis，TV）、单纯疱疹病毒（herpes simplex virus，HSV）、副流感嗜血杆菌（haemophilusparainfluenzae，HP）等。

2. 流行途径

（1）传染源：感染淋病奈瑟菌、沙眼衣原体、支原体、阴道毛滴虫、单纯疱疹病毒等病原体患者和携带者。

（2）传播途径：主要是通过性接触传播，少数患者也可通过贴身衣物、毛巾、坐便器或手接触传播。

3. 临床表现

（1）淋菌性尿道炎：约10%无明显临床症状，潜伏期为3～5天，有症状者常表现为尿痛、尿道刺痒或尿急、尿频。患者尿道分泌物开始为黏液性、量较少，数天后，出现大量脓性或脓血性分泌物。尿道口潮红、水肿，严重者可出现包皮阴茎头炎，表现为阴茎头、包皮内板红肿，有渗出物或糜烂，包皮水肿，可并发包皮嵌顿；腹股沟淋巴结红肿疼痛。偶见尿道瘘管和窦道。少数患者可出现后尿道炎，尿频明显，会阴部坠胀，夜间有痛性阴茎勃起。部分患者可并发附睾炎、精囊炎、系带旁腺（Tyson腺）或尿道旁腺炎和脓肿、尿道狭窄等。

（2）非淋菌性尿道炎：20%～50%患者无明显临床症状，仅在较长时间不排尿或清晨首次排尿前，尿道口可出现少量黏液性分泌物，有时仅表现为痂膜封口或内裤污秽。潜伏期一般为1～3周，发病时感尿痛、尿频或尿道刺痒和不适感；尿道分泌物增多，呈浆液性或浆液脓性，较稀薄，量少；少数情况下尿道分泌物可呈脓性，甚至带血性；有时感觉阴茎体局部疼痛，部分患者可伴发莱特尔综合征（Reiter syndrome），即关节炎、结膜炎、尿道炎三联征及附睾炎等。

4. 实验室检查

（1）淋菌性尿道炎：常用的检测方法有直接显微镜检查、分离培养法及分子生物学检测。

1）直接显微镜检查。采用尿道分泌物作为标本，在显微镜下可找到革兰染色阴性的双球菌，该方法的敏感性和特异性可高达95%～99%，具有诊断价值，但阴性结果不能除外感染，需做培养检查。对无症状的男性尿道拭子，其敏感性较低，仅为40%～70%，同时，不推荐使用该方法检测眼结膜、直肠、咽部等部位的标本。

2）分离培养法：为确诊淋病奈瑟菌感染的"金标准"，其敏感性为81%～100%，特异性可达100%，对急慢性淋菌性尿道炎、无症状性感染或直肠、咽部感染者均有诊断价值。

3）分子生物学检测：在目前所有检测方法中，分子生物学检测的敏感性和特异性最高，是首选的检测方法。分子生物学检测主要有DNA和RNA检测两大类。RNA检测与以DNA为靶标的聚合酶链反应（PCR）等技术相比，其敏感性和准确性更高，并且可以检测包括尿液在内的各种样本，且不同部位的样本结果一致性高，并且可以用于疗效判断，符合目前精准医疗的要求，是目前为止最为先进的检测方法。

（2）非淋菌性尿道炎：常用的检测方法有细胞分离培养法、免疫学检测及分子生物学检测等。

1）细胞分离培养法：一直以来，细胞分离培养法被认为是诊断非淋菌性尿道炎的"金标准"，该方法敏感性及特异性均较高，但是由于分离培养操作复杂、技术及设备要求高、所需时间长（UU需1～2天，沙眼衣原体需3～5天，MG需1～5个月）和敏感性受标本采集等限制，难以作为临床常规检查和流行病学筛查，只能作为其他方法的参考标准应用。

2）免疫学检测：常用的免疫学方法有直接荧光抗体试验（direct fluorescent antibody techique，DFA）和酶联免疫法（enzyme-linked immuno sorbent assay，EIA），这2种方法的特点，①适用于多种类型的标本；②特异性和敏感性较培养法高，但判定结果带有主观性，人为因素影响大，阴性不能排除感染；③对操作有较高要求，不适用于大量标本的检测。

3）分子生物学检测：沙眼衣原体、解脲脲原体及生殖支原体均可以通过分子生物学检测，目前国际上推荐核酸检测为MG检测的金标准。

5. 治疗 男性尿道炎的治疗应遵循及时、足量、规则用药的原则；根据不同的病情采用不同的治疗方案；治疗后应进行随访；性伴侣应同时进行检查和治疗。告知患者在其本人和性伴侣完成治疗前禁止性行为。注意多重病原体感染，应做梅毒血清学检测，以及HIV咨询与检测。

（1）淋菌性尿道炎：头孢曲松250 mg，单次肌内注射；大观霉素2 g，单次肌内注射。替代方案为头孢噻肟1 g，单次肌内注射；其他第三代头孢菌素类，如已证明其疗效较好，亦可选作替代药物。

（2）非淋菌性尿道炎

1）初发NGU病例：多西环素100 mg，口服，2次/天，连服7～10天；阿奇霉素1 g，一次顿服，需在饭前1 h或饭后2 h服用。替代方案有：①红霉素500 mg，口服，4次/天，连服7天；②琥乙红霉素800 mg，口服，4次/天，连服7天；③氧氟沙星300 mg，口服，2次/天，连服7天；④米诺环素100 mg，口服，2次/天，连服10天。

2）复发性或持续性NGU：尚无有效的治疗方案。推荐方案为，①甲硝唑2 g单次口服，加红霉素碱500 mg，口服，4次/天，共7天；②琥乙红霉素800 mg，口服，4次/天，连服7天。随着抗生素的广泛应用，微生物耐药性越来越多，必要时做培养＋药敏试验，按照药敏试验选择敏感药物。

6. 预后与随访　男性尿道炎经推荐方案规则治疗后，一般不需复诊作为判愈试验。治愈标准为自觉症状和体征全部消失，无尿道分泌物。预后好，一般无任何后遗症。如经规则治疗后症状持续存在、怀疑再感染者，需行细胞分离培养，并完善药敏试验，选择有效的药物治疗，并加强教育及伴侣的诊治。

二、性传播疾病

性传播疾病（sexually transmitted diseases，STD）是指以性行为为主要传播途径及可经性行为传播的一组传染病。性传播疾病涉及8类病原体引起的20余种疾病类型。病原体包括细菌、病毒、螺旋体、衣原体、支原体、真菌、原虫及寄生虫。目前我国重点监测的性传播疾病主要有8种，除上文提到的淋病及非淋菌性尿道炎外，还包括梅毒、获得性免疫缺陷综合征（AIDS）、尖锐湿疣、软下疳、性病性淋巴肉芽肿和生殖器疱疹，其中梅毒、淋病、AIDS被列为《中华人民共和国传染病防治法》乙类传染病。初发部位除为性行为中直接接触部位生殖器以外，也可在口唇、舌、扁桃体、肛门等处。

1. 梅毒（syphilis）　梅毒是由梅毒螺旋体（treponema pallidum，TP）引起的一种慢性传染病，主要通过性接触和血液传播。本病危害极大，可侵犯全身各组织器官或通过胎盘传播引起流产、早产、死产或新生儿的垂直感染。

梅毒可分为后天获得性梅毒和先天性梅毒（胎传梅毒）。获得性梅毒又分为早期和晚期梅毒。早期梅毒指感染梅毒螺旋体时长在2年内，包括一期、二期和早期隐性梅毒，一、二期梅毒也可重叠出现。晚期梅毒的病程在2年以上，包括三期梅毒、心血管梅毒、晚期隐性梅毒等。梅毒的唯一传染源是梅毒患者，患者的皮损、血液、乳汁和唾液中均有螺旋体存在。常见传播途径为性接触传染（约95%）、垂直传播及其他传播途径。男科门诊中先天性梅毒少见，绝大部分都为获得性梅毒，而且多为早期梅毒。

（1）临床表现

1）一期梅毒：主要表现为硬下疳（chancre）和硬化性淋巴结炎，一般无全身症状。①硬下疳。为TP在侵入部位引起的无痛性炎症反应。好发于外生殖器（90%）。初起为小片红斑，迅速发展为无痛性炎性丘疹，数天内丘疹扩大形成硬结，表面发生坏死，形成单个直径为1～2 cm、圆形或椭圆形的无痛性溃疡，境界清楚，周边水肿并隆起，基底呈肉红色，触之具有软骨样硬度，表面有浆液性分泌物，内含大量的TP，传染性极强；②硬化性淋巴结。发生于硬下疳出现1～2周。常累及单侧腹股沟或患处附近淋巴结，呈质地较硬的隆起，表面无红肿破溃，一般不痛。消退常需要数月。

2）二期梅毒：梅毒一期梅毒未经治疗或治疗不彻底，TP由淋巴系统进入血液循环形成菌血症播散全身，引起皮肤黏膜及系统性损害，称二期梅毒。常发生于硬下疳消退3～4周后（感染9～12周），少数可与硬下疳同时出现。可表现为皮肤黏膜损害，包括梅毒疹、扁平湿疣、梅毒性秃发和黏膜损害。其次，还包括骨关节损害、眼损害、神经损害、多发性硬化性淋巴结炎及内脏梅毒等。

3）三期梅毒：早期梅毒未经治疗或治疗不充分，经过3～4年，40%的患者发生三期梅毒。皮肤黏膜损害主要为结节性梅毒疹和梅毒性树胶肿，近关节结节少见，其次还包括骨梅毒、眼梅毒、心血管梅毒、神经梅毒等。

4）隐性梅毒（潜伏梅毒）：凡有梅毒感染史，无临床症状或临床症状已消失，除梅毒血清学阳性外无任何阳性体征，并且脑脊液检查正常者称为潜伏梅毒。①早期隐性梅毒：在过去2年内有明确的高危性行为史，而2年前无高危性行为史；在过去2年内，有符合一期或二期梅毒的临床表现，但未得到诊断和治疗者；在过去2年内，性伴侣有明确的梅毒感染史。②晚期隐性梅毒：无法判断病程者作为晚期隐性梅毒处理。

5）胎传梅毒：生母为梅毒患者。①早期先天性梅毒：一般2岁发病，类似获得性二期梅毒，发育不良，皮损常为红斑、丘疹、扁平湿疣、水疱-大疱；梅毒性鼻炎及喉炎；骨髓炎、骨软骨炎及骨膜炎；可有全身淋巴结肿大、肝脾大、贫血等；②晚期先天性梅毒：一般2岁时发病，类似于获得性三期梅毒。出现炎症性损害（间质性角膜炎、神经性耳聋、鼻或腭树胶肿、克勒顿关节、胫骨骨膜炎等）或标记性损害（前额圆凸、马鞍鼻、佩刀胫、胸锁关节骨质肥厚、哈钦森牙（俗称郝秦生齿、口腔周围皮肤放射状皲裂等）；③先天性梅毒：即隐性胎传梅毒未经治疗，无临床症状，梅毒血清学试验阳性，脑脊液检查正常，年龄<2岁者为早期隐性先天性梅毒，>2岁者为晚期隐性先天性梅毒。

（2）实验室检查

1）暗视野显微镜检查法：主要的梅毒病原学诊断方法，是最特异的一期梅毒检测方法。其准确性受操作者的经验、病灶中活螺旋体的数量及口腔、肛门破损处存在的非致病性螺旋体等因素的影响。

2）镀银染色法：与暗视野检查法的临床意义基本相同。该法利用梅毒螺旋体具有亲银性，可被银溶液染成棕黑色，再通过高倍显微镜进行观察。

3）DFA：是目前国外采用较多的方法，其特异性及敏感性均优于暗视野显微镜检查法。

4）PCR：能对生殖器溃疡进行早期鉴别诊断，区分梅毒、生殖器疱疹和软下疳。

5）梅毒血清学试验：①非特异性梅毒血清学试验是以心磷脂、卵磷脂及胆固醇作为抗原检查血清中的反应素，用于初筛试验及疗效观察；②特异性梅毒血清学试验是用梅毒螺旋体作为抗原检测血清中的抗螺旋体的IgM或者IgG抗体，其敏感性和特异性均高于非梅毒螺旋体抗原血清试验，但不能用作疗效观察的指标。

（3）治疗

1）一般原则：①及早发现，及时正规治疗，愈早治疗效果愈好；②剂量足够，疗程规则。不规则治疗可增多复发及促使晚期损害提前发生；③治疗后须长时间的追踪观察；④对所有性伴侣同时进行检查和治疗。

2）治疗方案：青霉素类为首选药物。常用苄星青霉素G、普鲁卡因水剂青霉素G、水剂青霉素G。头孢曲松钠是高效的抗TP药物，可作为青霉素过敏者优先选择的替代治疗药物。四环素和红霉素类疗效较青霉素差，通常作为青霉素过敏者的替代治疗药物。

2. 尖锐湿疣　尖锐湿疣（condyloma acuminatum，CA）是由人乳头状瘤病毒（human papilloma virus，HPV）所致，常发生在肛门及外生殖器等部位，主要通过性行为传染。

（1）临床表现：好发生于性活跃的中青年。潜伏期1～8个月，平均为3个月。好发于外生殖器及肛周的皮肤黏膜湿润区，少数可见于肛门生殖器以外部位。皮损初起为单个或多个散在的淡红色小丘疹，质地柔软，顶端尖锐，逐渐增多增大。依疣体形态可分为无柄型（即丘疹样皮损）和有柄型，后者可见乳头状、菜花状、鸡冠状及蕈样状；疣体常呈白色、粉红色或污灰色，表面易糜烂、渗液、浸渍及破溃，尚可合并出血及感染。少数患者疣体过度增生成为巨大型尖锐湿疣。少数患者表现为潜伏感染或亚临床感染。

（2）实验室检查：主要有组织病理检查和核酸检测。

1）病理学检查：乳头状瘤或疣状增生、角化过度、片状角化不全、表皮棘层肥厚、基底细胞增生、真皮浅层血管扩张，并有淋巴细胞为主的炎症细胞浸润。在表皮浅层（颗粒层和棘层上部）可见呈灶状、片状及散在分布的空泡化细胞；有时可在角质形成细胞内见到大小不等浓染的颗粒样物质，即病毒包涵体。

2）核酸扩增试验：扩增 HPV 特异性基因（L1、E6、E7 区基因）。目前有多种核酸检测方法，包括荧光实时 PCR、核酸探针杂交试验等。应在通过相关机构认定的实验室开展。

（3）治疗

1）一般原则：尽早去除疣体，尽可能消除疣体周围亚临床感染和潜伏感染，减少复发。

2）治疗方案：①医院外治疗：推荐方案为 0.5% 鬼臼毒素酊（或 0.15% 鬼臼毒素乳膏）每天外用 2 次，连续 3 天，随后停药 4 天，7 天为 1 个疗程。如有必要，可重复治疗，但不超过 3 个疗程。或应用 5% 咪喹莫特乳膏，涂药于疣体上，隔夜 1 次，每周 3 次，用药 10 h 后，以肥皂和水清洗用药部位，疗程最长可至 16 周；②医院内治疗：推荐方案为，CO_2 激光或高频电治疗、液氮冷冻、微波、光动力治疗；替代方案为，30% ～ 50% 三氯醋酸溶液，单次外用。如有必要，间隔 1 ～ 2 周重复 1 次，最多 6 次；外科手术切除；皮损内注射干扰素。

（4）随访：尖锐湿疣治疗后的最初 3 个月，应嘱患者至少每 2 周随诊 1 次，如有特殊情况（如发现有新发皮损或创面出血等）应随时就诊，以便及时得到恰当的临床处理。同时应告知患者注意皮损好发部位，仔细观察有无复发，复发多发生在最初的 3 个月。3 个月后，可根据患者的具体情况，适当延长随访间隔期，直至末次治疗后 6 个月。为降低复发率，对合并存在的包皮过长建议手术切除，有文献报道，包皮手术可有效降低尖锐湿疣复发率。咪奎莫特有一定的预防复发的作用。

3. 生殖器疱疹 生殖器疱疹（genital herpes，GH）是单纯疱疹病毒（herpes simplex virus，HSV）感染外阴、肛门生殖器皮肤黏膜引起的性传播疾病。导致生殖器疱疹的单纯疱疹病毒有HSV-1型和HSV-2型。多数生殖器疱疹由HSV-2引起。HSV进入人体后，可终身潜伏，潜伏的病毒在一定条件下可再度活跃而复发，因此，生殖器疱疹常呈慢性反复发作的过程。

（1）临床表现

1）初发生殖器疱疹：指第1次出现临床表现的生殖器疱疹。初发可以是原发性生殖器疱疹，也可以是非原发性感染。①原发性生殖器疱疹。既往无HSV感染，血清HSV抗体检测阴性，为第1次感染HSV而出现症状者。是临床表现最为严重的一种类型。潜伏期1周（2～12天），2～4天后破溃形成糜烂和溃疡。局部可出现瘙痒、疼痛或烧灼感。病程持续15～20天。常伴发热、头痛、肌痛、全身不适或乏力等症状。可有尿道炎、膀胱炎等表现。腹股沟淋巴结肿大，有压痛；②非原发性生殖器疱疹。既往有过HSV感染（主要为口唇或颜面疱疹），血清HSV抗体检测阳性，再次感染HSV出现生殖器疱疹的初次发作。与上述的原发性生殖器疱疹相比，自觉症状较轻，皮损较局限，病程较短，全身症状较少见，腹股沟淋巴结多不肿大。

2）复发性生殖器疱疹：首次复发多出现在原发感染后1～4个月。个体复发频率的差异较大，平均每年3～4次，甚至可达10余次者。多在发疹前数小时至5天有前驱症状，表现为局部瘙痒、烧灼感、刺痛、隐痛、麻木感和会阴坠胀感等。皮损数目较少，为集簇的小水疱，很快破溃形成糜烂或浅表溃疡，分布不对称，局部轻微疼痛、瘙痒、烧灼感。病程常为6～10天，皮损多在4～5天愈合。全身症状少见，多无腹股沟淋巴结肿大。

3）亚临床感染：无临床症状和体征的HSV感染。但存在无症状排毒，可有传染性。

4）不典型或未识别的生殖器疱疹：不典型损害可为非特异性红斑、裂隙、硬结（或疖肿）、毛囊炎、皮肤擦破、包皮红肿渗液等。

（2）实验室检查

1）培养法：HSV培养阳性。

2）抗原检测：酶联免疫吸附试验或免疫荧光试验检测HSV抗原阳性。

3）核酸检测：PCR等检测HSV核酸阳性。核酸检测应在通过相关机构认证的实验室开展。

4）抗体检测：特异性血清学诊断试验可检测不同HSV型别的血清抗体，可用于复发性生殖器疱疹患者无皮损期的辅助诊断，也可用于判断患者性伴侣的HSV感染状况及作为不典型生殖器疱疹的辅助诊断。在血清中检出不同型别的IgM抗体，表明有该型HSV的首次感染，且只出现在近期感染时。而IgG抗体持续存在的时间更长，其阳性则更能提示HSV感染，尤其对无明显皮损患者的辅助诊断。

（3）治疗

1）一般原则：无症状或亚临床型生殖器HSV感染者通常无需药物治疗。有症状者治疗，包括全身治疗和局部处理两方面。全身治疗主要是抗病毒治疗和治疗合并感染，局部处理包括清洁创面和防止继发感染。同时应在患病早期及时给予医学咨询、社会心理咨询、药物治疗等综合处理措施，以减少疾病复发。

2）治疗方案：①局部处理：皮损局部可采用0.9%氯化钠溶液或3%硼酸液清洗，要保持患处清洁、干燥。可外用3%阿昔洛韦乳膏或1%喷昔洛韦乳膏等，但单独局部治疗的疗效远逊于系统用药；②系统性抗病毒治疗：口服阿昔洛韦200 mg，每天5次，共7～10天；或者阿昔洛韦400 mg，每天3次，共7～10天；或者伐昔洛韦500 mg，每天2次，共7～10天；或者泛昔洛韦250 mg，每天3次，共7～10天。疱疹性直肠炎、口炎或咽炎及播散性HSV感染则需适当增大剂量或延长疗程。

4. 软下疳 软下疳（chancroid）是由杜克雷嗜血杆菌感染所致的生殖器部位疼痛剧烈、质地柔软的化脓性溃疡，常合并腹股沟淋巴结化脓性病变。

（1）临床表现：男性好发部位有冠状沟、包皮、包皮系带、阴茎头、阴茎体、会阴部以及肛周等处，潜伏期为3天至2周。发病早期感染部位出现一个小炎性丘疹或脓疱，1～2 h后迅速变为脓疱，3～5天后损害继续侵蚀患处形成疼痛剧烈的深溃疡。溃疡多呈圆形或卵圆形，直径多为0.2～2 cm。质地柔软，易出血，边缘粗糙不整齐，呈潜蚀性。表面覆有恶臭的黄灰色渗出物，去掉表面分泌物，溃疡基底部可见颗粒状肉芽组织增生。溃疡周围有炎性红斑。可出现多个溃疡。

（2）实验室检查

1）显微镜检查：直接涂片检查可见革兰染色阴性杜克雷嗜血杆菌。此法敏感性差。

2）培养法：杜克雷嗜血杆菌培养阳性。

3）病理学检查：有符合软下疳溃疡的组织病理表现。组织切片中有时可找到杜克雷嗜血杆菌。

4）核酸检测：聚合酶链反应等检测杜克雷嗜血杆菌核酸阳性。

（3）治疗

1）治疗原则：应遵循及时、足量、规则用药的原则。

2）治疗方案：头孢曲松250 mg，单次肌内注射；或者阿奇霉素1 g，单次口服；或者环丙沙星500 mg，口服，每天2次，共3天；或者红霉素500 mg，口服，每天4次，共7天。

5. 性病性淋巴肉芽肿 性病性淋巴肉芽肿（venereal lymphogranuloma，LGV）又称第四性病，是第一代性病之一，其病原体最近被认为是沙眼衣原体，主要通过性接触传播，偶尔经污染或实验意外传播。

（1）临床表现

1）早期症状：初疮多发生在男性阴茎体、阴茎头、冠状沟及包皮、尿道口周围的 5 ～ 6 mm 的极小疱、溃疡，常为单个，有时数个，无明显症状，数日不愈，愈后不留瘢痕。亦可发生于肛周、口腔等处。

2）中期症状：初疮出现 1 ～ 4 周，男性腹股沟淋巴结肿大（第四性病性横痃），疼痛，压痛，粘连，融合，可见"槽沟征"（腹股沟韧带将肿大的淋巴结上、下分开，皮肤呈出槽沟状）。数周后淋巴结软化，破溃，排出黄色浆液或血性脓液，形成多发性瘘管，似"喷水壶状"，数月不愈，愈后留下瘢痕。

3）晚期症状：数年或数十年后，长期反复性的腹股沟淋巴管（结）炎可致阴部象皮肿、直肠狭窄等。

4）全身症状：淋巴结肿大化脓期间可有寒战、高热、关节痛、乏力及肝脾大等全身症状。亦有皮肤多形红斑，结节性红斑，眼结膜炎，无菌性关节炎，假性脑膜炎。

（2）实验室检查

1）血清学试验：可采用补体结合试验、微量免疫荧光（multiplex immunofluorescence，MIF）试验、单一包涵体免疫荧光试验和酶联免疫吸附试验等。高滴度的衣原体抗体（补体结合试验滴度 ≥ 1：64，MIF 滴度 ≥ 1：512），或者间隔 2 周以上，前后 2 次的抗体滴度相比有 4 倍增对本病有诊断意义。

2）培养法：沙眼衣原体细胞培养阳性。

3）组织病理学检查：有符合本病的组织病理改变。

4）核酸检测：聚合酶链反应等检测沙眼衣原体核酸阳性。

（3）治疗

1）治疗原则：及时治疗；足量、规则用药；不同病情采用不同的治疗方案；治疗期间应避免性行为；性伴侣应接受检查和治疗；治疗后应随访和判愈。及时、有效的抗生素治疗可以治愈感染，缓解临床症状，阻止进一步的组织损伤，缩短病程，消灭传染性。但晚期患者组织损伤严重时可遗留后遗症。

2）治疗方案：多西环素100 mg，口服，每天2次，共21天；米诺环素100 mg，口服，每天2次，共14～21天；红霉素500 mg，口服，每天4次，共21天；四环素500 mg，口服，每天4次，共21～28天。

6. 获得性免疫缺陷综合征　获得性免疫缺陷综合征又称艾滋病，是由人免疫缺陷病毒（human immunodeficiency virus, HIV）所引起的慢性致命性传染病。主要通过性接触和血液传播。男性同性恋者、多个性伴侣者、静脉药瘾者和血制品使用者为本病的高危人群。

（1）临床表现：本病潜伏期长，一般认为2～10年可发展为AIDS。临床表现十分复杂，多与机会性感染或肿瘤有关。感染早期可有急性感染的表现。然后在相当长的时间内，可达10年无任何症状，或者仅有全身淋巴结肿大，常因发生机会性感染及肿瘤而发展为AIDS。

1）分期及临床表现：①急性感染期（Ⅰ期）。感染HIV后，部分患者出现血清病样症状，包括轻微发热、全身不适、头痛、畏食、肌肉关节疼痛及颈、枕部淋巴结肿大等。此期症状常较轻微，易被忽略；②无症状感染期（Ⅱ期）。由原发感染或急性感染症状消失后延伸而来，无任何症状；③持续性全身性淋巴结肿大期（Ⅲ期）。表现为除腹股沟淋巴结以外，全身其他部位（如颈、枕、腋下等）2处或2处以上淋巴结肿大。淋巴结肿大直径＞1 cm，质地柔韧，无压痛，能自由活动。淋巴结一般持续肿大1年以上消散，也可反复肿大；④AIDS期（Ⅳ期）。是AIDS病毒感染的最终阶段。

2）其他系统临床表现：①肺部。以肺孢子菌肺炎最为常见，且是本病机会性感染死亡的主要原因，表现为间质性肺炎；②消化系统。念珠菌、疱疹和巨细胞病毒引起口腔和食管炎症或溃疡最为常见，表现为吞咽疼痛和胸骨后烧灼感。胃肠道黏膜受到疱疹病毒、隐孢子虫、鸟分枝杆菌和卡波西肉瘤的侵犯，引起腹泻和体重减轻。巨细胞病毒、隐孢子虫、鸟分枝杆菌感染肝脏，可出现肝大及肝功能异常；③中枢神经系统。临床可表现为头晕、头痛、癫痫、进行性痴呆、脑神经炎等；④皮肤黏膜。肿瘤性病变，如卡波西肉瘤可引起紫红色或深蓝色浸润或结节。机会性感染可有白念珠菌或疱疹病毒所致口腔感染等。外阴疱疹病毒感染、尖锐湿疣均较为常见；⑤眼部。巨细胞病毒、弓形虫可引起视网膜炎，眼部卡波西肉瘤等。

（2）实验室检查

1）HIV-1/2抗体检测：包括筛查试验和补充试验。HIV-1/2抗体筛查方法包括酶联免疫吸附试验（ELISA）、化学发光或免疫荧光试验、快速试验（斑点ELISA和斑点免疫胶体金或胶体硒、免疫层析等）、简单试验（明胶颗粒凝集试验）等。

2）$CD4^+T$淋巴细胞检测：$CD4^+T$淋巴细胞是HIV感染最主要的靶细胞，HIV感染人体后，出现$CD4^+T$淋巴细胞进行性减少，$CD4^+/CD8^+T$淋巴细胞比值倒置，细胞免疫功能受损。$CD4^+T$淋巴细胞检测能够了解机体免疫状态和病程进展、确定疾病分期、判断治疗效果和HIV感染者的临床并发症。

3）HIV核酸检测：常用方法有逆转录PCR（RT-PCR）、核酸序列扩增法（nucleic acid sequence-based amplification，NASBA）技术和实时荧光定量PCR扩增技术（real-time PCR）。可预测疾病进程、评估治疗效果、指导治疗方案调整，也可作为HIV感染诊断的补充试验，用于急性期/窗口期诊断、晚期患者诊断、HIV感染诊断和小于18月龄的婴幼儿HIV感染诊断。

4）HIV基因型耐药检测：HIV耐药检测结果可为AIDS治疗方案的制订和调整提供重要参考。

（3）治疗

1）一般原则：最大限度和持久地降低病毒载量；获得免疫

功能重建和维持免疫功能；提高生活质量；降低HIV相关的发病率和死亡率。

2）药物治疗：抗病毒治疗是AIDS治疗的关键。采用高效抗反转录病毒联合疗法，大幅度提高了抗HIV的疗效。

（诸靖宇　商学军）

第三节　男性生殖系统结核

男性生殖系统结核是指由泌尿系统结核和/或原发感染经血行播散引起，绝大多数起源于肾结核，通过前列腺导管、射精管进入男性生殖系统。前列腺是男性生殖系统结核最常见的部位，其次是精囊、输精管、附睾，偶可发生于睾丸和阴茎。

一、临床表现

1.前列腺结核　男性生殖系结核从病理学检查结果来看，前列腺是最常发生的部位，但由于前列腺结核缺乏肯定的临床症状，很难发现，故临床见到的病例远较实际少，直到附睾结核出现临床症状，此时行直肠指检才发现前列腺精囊硬结。前列腺结核患者早期常无症状或类似于慢性前列腺炎的症状，表现为会阴部不适和坠胀感，若膀胱颈受累，则可出现尿频、尿急和尿痛症状。尿液可浑浊，尿道内有少量分泌物，少数严重病例可形成尿道空洞，并于会阴部溃破，流脓形成窦道。

2.精囊和输精管结核　早期症状不明显，可出现射精痛、血精及精液减少，或者伴有尿频、尿急、尿痛、血尿等症状。进展期表现为患侧阴囊坠胀疼痛或红肿，疼痛放射至腹部、大腿根部；且有反复发作史。体检可见阴囊段输精管增粗变硬，病情严重者输精管与周围组织粘连，提睾肌紧张，阴囊及睾丸上缩。

3.附睾结核　多合并泌尿系统结核，进展缓慢，附睾逐渐肿大，肿块质硬且不规则，无明显疼痛，其典型表现为可触及粗硬

"串珠"样的输精管。但非典型附睾结核有时仅表现为附睾头部结节，有时表现为附睾部占位性病变，无串珠样改变，无泌尿系统结核灶，亦无尿路刺激症状，常为血行播散所致。个别严重患者起病急，伴高热、疼痛、阴囊迅速肿大，类似急性附睾炎，待炎症消退后留下硬结、皮肤粘连、阴囊窦道。

4.睾丸结核　早期均无明显症状，待病灶发展为肿块时才发现。常因睾丸增大或出现结节伴有尿频、尿急、尿痛、性欲低下、血精等表现而就诊，无盗汗等症状，易误诊为睾丸肿瘤，需行穿刺活检后才可确诊。

5.阴茎结核　主要表现为阴茎头、冠状沟、阴茎系带或尿道外口处出现略带红色的结核小结节，伴或不伴轻度疼痛。结节处可见长期不愈溃疡，溃疡边缘清楚，周围硬，基底为肉芽组织或干酪样坏死。

二、辅助检查

1.尿液检验　尿常规检查中，尿液一般呈酸性，尿蛋白阳性，有较多红细胞和白细胞。50%～70%的患者尿沉渣涂片抗酸染色可找到抗酸杆菌，以清晨第1次尿液检测阳性率最高，至少连续检测3次。尿结核分枝杆菌培养时间需4～8周，但阳性率可达80%～90%，对诊断有决定性意义。

2.精液检验　抗酸染色法检出率低，假阳性率高，结核分枝杆菌（tubercle bacilli，TB）培养则耗时。而利用PCR技术对结核分枝杆菌DNA进行直接快速检测具有高敏感性和特异性，TB-PCR敏感性为80%～95%，相当于1～20个TB水平，特异性为85%～98%。同样因其操作复杂，在检测中应注意标本采集、送检和检验过程中的污染防护，严格按规程操作，必要时应重复检验，尽可能减少假阳性和假阴性的发生。

3.影像学检查　包括B超、X线检查、CT及MRI等，附睾结核B超表现为低回声结节，可单发或多发，外形不规则、边界不清晰，内部回声不均匀。当附睾结核侵犯睾丸，寒性脓肿与窦道形成，以及小钙化灶伴声影时，声像图表现则具有特征性。骨盆平片偶可发现前列腺结核钙化。CT可发现前列腺及精囊的干酪样坏死。MRI既能清楚显示结核病变部位，又能显示附睾结核的侵犯范围，可用于早期诊断。

4.尿道镜检查　前列腺结核急性期前列腺部尿道呈红褐色，偶见浅表溃疡，慢性者前列腺部尿道后壁出现纵行黏膜皱褶及小梁形成，前列腺导管周围因瘢痕收缩而成高尔夫球洞状，精阜近端的前列腺部尿道扩张（并发前列腺增生者不明显），尿道黏膜充血增厚，必要时行组织活检，排除前列腺肿瘤可能。

三、鉴别诊断

男性生殖系统结核因无典型泌尿系统结核症状，常易误诊，故在诊断方面需对患者进行详细的病史采集，结合直肠指检等体格检查及辅助检查，同时也应与下列疾病进行鉴别诊断。

1.慢性前列腺炎　下腹、腰骶部或会阴区疼痛及坠胀不适感为常见症状，部分患者有排尿紊乱。两者鉴别点在于慢性前列腺炎无结核病史，直肠指检前列腺外形正常或肿大，质地多正常或稍硬，而前列腺结核直肠指检前列腺表面不光滑，呈质韧或质硬的多发硬结，压痛轻或无，且慢性前列腺炎尿常规可正常，EPS和精液抗酸染色、涂片或结核菌培养阴性。

2.前列腺癌　晚期可出现排尿困难及尿路刺激症状，直肠指检前列腺表面高低不平、质地坚硬、有时可触及硬结并有压痛。二者可经PSA检查、CT及前列腺穿刺活检进行鉴别。

3.前列腺结石　有尿频、排尿困难，腰骶部或会阴部疼痛症状，亦可出现性功能障碍，如勃起功能障碍、早泄、血精、射精痛等症状，二者可通过直肠指检扪及结石或结石摩擦感或B超、CT等影像学检查发现结石鉴别。

4.非特异性慢性附睾炎　阴囊坠痛不适，常有后尿道炎、前列腺炎及精囊炎病史，或者有尿道内使用器械史。二者鉴别点在于附睾结核硬块不规则，常可触及"串珠"样、粗硬的输精管，附睾病变常与皮肤粘连或形成阴囊皮肤窦道。而非特异性慢性附睾炎很少形成局限性硬结，阴囊与皮肤一般无粘连。

四、治疗

1.药物治疗　前列腺精囊结核一般用抗结核药物治疗，不需要手术治疗，但应清除泌尿系统可能存在的其他结核病灶。药物治疗需遵循早期、联合、适量、规律、全程使用敏感用药原则，由于男性生殖系统结核早期临床表现均不明显，故一旦明确诊断，立即给予抗结核治疗。推荐方案为一线抗结核药物短疗程化学治疗（治疗时间共6个月），即2个月异烟肼（isoniazid，INF）＋利福平（rifampin，RMP）＋吡嗪酰胺（pyrazinamide，PZA）＋乙胺丁醇（ethambutol，EMB）的强化阶段和4个月INF＋RMP或INF＋RMP＋EMB的巩固阶段治疗。

2.对症治疗　结核毒性症状严重者，糖皮质激素可起到一定的抗炎、抗毒性作用，使用糖皮质激素的前提是，必须确保在有效抗结核药物治疗情况下使用。使用剂量一般依据病情而定，一般用泼尼松口服每天20 mg，顿服，1～2周，之后每周递减5 mg，用药时间为5～8周。

3.手术治疗　对于病变较重，抗结核药物治疗欠佳，已有脓肿或阴囊皮肤窦道形成的附睾睾丸结核患者，应至少使用抗结核药物治疗2周，再行睾丸/附睾切除术，手术应尽可能保留附睾、睾丸组织。

五、随访

结核患者需要多种抗结核药物联合使用，不间断用药6个月以上，可能出现各种不良反应而影响结核病的防治。全面了解并观察可能出现的不良反应，及时处理，使患者能坚持完成治疗，避免发生严重的不良反应。停药后仍需长期随访检查，定期做尿液结核分枝杆菌检查至少3～5年。

（诸靖宇　商学军）

参 考 文 献

［1］Edwards S，Boffa MJ，Janier M，et al. 2020 European guideline on the management of genital molluscum contagiosum. J Eur Acad Dermatol Venereol，2021，35（1）：17-26.

［2］WOrkowski KA，Bachmann LH，Chan PA，et al. Sexually transmitted infections treatment guidelines，2021. MMWR Recomm Rep，2021，70（4）：1-187.

［3］Matsumoto M，Yamamoto S. AAUS guideline for acute bacterial prostatitis 2021. J Infect Chemother，2021，27（9）：1277-1283.

［4］Wada K，Hamasuna R，Sadahira T，et al. UAA-AAUS guideline for M. genitalium and non-chlamydial non-gonococcal urethritis. J Infect Chemother，2021，27（10）：1384-1388.

［5］中华医学会皮肤性病学分会，中国医师协会皮肤科医师分会，中国康复医学会皮肤性病委员会. 中国尖锐湿疣临床诊疗指南（2021完整版）. 中国皮肤性病学杂志，2021，35（4）：359-374.

［6］St CS，Barbee L，Workowski KA，et al. Update to CDC's treatment guidelines for gonococcal infection，2020. MMWR Morb Mortal Wkly Rep，2020，69（50）：1911-1916.

［7］Krist AH，Davidson KW，Mangione CM，et al. Behavioral counseling interventions to prevent sexually transmitted infections：US preventive services task force recommendation statement. JAMA，2020，324（7）：674-681.

［8］Palfreeman A，Sullivan A，Rayment M，et al. British HIV Association/British Association for Sexual Health and HIV/British Infection Association adult HIV testing guidelines 2020. HIV Med，2020，21（6）：1-26.

［9］Saxon LAG，Edwards A，Rautemaa-Richardson R，et al. British Association for Sexual Health and HIV national guideline for the management of vulvovaginal candidiasis（2019）. Int J STD AIDS，2020，31（12）：

1124-1144.

[10] 柯吴坚，杨斌. 2017年欧洲生殖器疱疹临床管理指南解读. 中国皮肤性病学杂志，2019，33（01）：107-114.

[11] De Vries H，De Barbeyrac B，De Vrieze N，et al. 2019 European guideline on the management of lymphogranuloma venereum. J Eur Acad Dermatol Venereol，2019，33（10）：1821-1828.

[12] Owens DK，Davidson KW，Krist AH，et al. Screening for HIV infection: us preventive services task force recommendation statement. JAMA，2019，321（23）：2326-2336.

[13] Owens DK，Davidson KW，Krist AH，et al. Screening for Asymptomatic Bacteriuria in Adults: US Preventive Services Task Force Recommendation Statement. JAMA，2019，322（12）：1188-1194.

[14] Gross GE，Werner RN，Becker JC，et al. S2k guideline: HPV-associated lesions of the external genital region and the anus - anogenital warts and precancerous lesions of the vulva，the penis，and the peri- and intra-anal skin（short version）. J Dtsch Dermatol Ges，2018，16（2）：242-255.

[15] 陆小年，徐金华. 尖锐湿疣治疗专家共识（2017）. 临床皮肤科杂志，2018，47（02）：125-127.

[16] Street EJ，Justice ED，Kopa Z，et al. The 2016 European guideline on the management of epididymo-orchitis. Int J STD AIDS，2017，28（8）：744-749.

[17] 非淋菌性尿道炎病原学诊断专家共识编写组，商学军. 非淋菌性尿道炎病原学诊断专家共识. 中华男科学杂志，2016，22（11）：1038-1043.

第十一章

男性生殖系统肿瘤

男性生殖系统可分为内生殖器和外生殖器。男性内生殖器包括睾丸、附睾、输精管、射精管、精囊、前列腺；男性外生殖器包括阴囊、阴茎。上述器官均可发生肿瘤。发生于附睾、精索、阴囊皮肤、精囊的原发性肿瘤均罕见。附睾肿瘤通常为良性，包括腺瘤样肿瘤、平滑肌瘤、囊腺瘤等。附睾恶性病变极为罕见；精索肿瘤通常为良性病变，其中脂肪瘤最多见。恶性病变中以横纹肌肉瘤最常见，其次为平滑肌肉瘤、纤维肉瘤；皮脂腺囊肿是阴囊最常见的良性病变。鳞状细胞癌是阴囊最常见的恶性肿瘤，也有罕见的黑色素瘤、基底细胞癌和卡波西肉瘤的病例报告；精囊肿瘤多发于青壮年，以良性病变多见。前列腺癌、睾丸肿瘤及阴茎癌为男性生殖系统最常见的恶性肿瘤。

男性生殖系统的恶性肿瘤常威胁患者生命。早期诊断、早期治疗是提高治愈率，挽救患者生命的关键。大多数的基层医院有诊治的男性生殖系统恶性肿瘤的医疗条件。基层医师掌握男性生殖系统肿瘤的临床表现，进行相应的实验室和影像学检查，早期发现恶性肿瘤，及时进行相应治疗，可大大提高男性生殖系统肿瘤的治愈率、改善患者预后。

本章主要介绍较常见的男性生殖系统恶性肿瘤——睾丸肿瘤和阴茎癌的诊治。睾丸肿瘤是15～34岁男性最常见的恶性肿瘤，但由于总体发病率低，容易被误诊和漏诊。阴茎癌的发病率已逐年降低，但在经济条件比较落后的地区仍有不少的患者。本章通过对睾丸肿瘤和阴茎癌的临床特征和诊治方法作了简明扼要的介绍，力图使广大基层医师对这两种男性生殖系统恶性肿瘤有较深刻的认识，最终达到规范诊治，提高患者生活质量和生存率的目的。

（金晓东）

第一节　睾　丸　肿　瘤

睾丸肿瘤较少见，仅占男性肿瘤的1% ～ 1.5%，占泌尿系统肿瘤的5%。然而在15 ～ 34岁的年轻男性中，其发病率居所有肿瘤之首。20世纪60年代至90年代，睾丸肿瘤的生存率从60% ～ 65%上升至90%以上。睾丸肿瘤治愈率的提高依赖于早期诊断，准确判断临床和病理分期；早期治疗，包括手术结合化学治疗和放射治疗的综合治疗，以及严格的随访及挽救性治疗。

一、分类及分期

睾丸肿瘤病理来源复杂。一般分为生殖细胞肿瘤和非生殖细胞肿瘤两大类。生殖细胞肿瘤发生于生精小管的生殖上皮，其中精原细胞瘤最为常见，生长速度较缓慢，预后一般较好；非精原细胞瘤如胚胎癌、畸胎癌、绒毛膜上皮癌等较少见，但恶性程度高，较早出现淋巴和血行转移，预后较差。非生殖细胞肿瘤发生于睾丸间质细胞，来源于纤维组织、平滑肌、血管和淋巴组织等睾丸间质细胞。现国际上多采用2016年版WHO睾丸肿瘤分类方案进行分类，根据肿瘤起源与原位生殖细胞肿瘤（germ cell neoplasia in situ，GCNIS）关系将睾丸生殖细胞肿瘤分为与GCNIS相关的生殖细胞肿瘤和与GCNIS无关的生殖细胞肿瘤，在诊治睾丸畸胎瘤和卵黄囊瘤时应注意区分。青春期前型畸胎瘤属于睾丸良性肿瘤，多发生于1 ～ 2岁的婴儿；青春期后型畸胎瘤最常发生于青年人，属于恶性肿瘤。皮样囊肿、表皮样囊肿被列为青春期前型畸胎瘤的高度特化亚型，伴有体细胞恶性成分的畸胎瘤，只见于青春期后型畸胎瘤。表2-11-1和表2-11-2为睾丸肿瘤常用分级方法。

表2-11-1　睾丸肿瘤的TNM分期（AJCC，2002）

原发肿瘤（T）

　pTx　原发肿瘤未能评价（用于未行睾丸切除术时）

　pT0　无原发肿瘤证据（如睾丸组织学为瘢痕）

　pTis　精曲小管内生殖细胞瘤

　pT1　肿瘤限于睾丸和附睾，无血管/淋巴的侵犯，或者肿瘤可能侵入白膜，但未侵犯睾丸鞘膜

　pT2　肿瘤限于睾丸和附睾，有血管/淋巴的侵犯，或者肿瘤透过白膜已侵犯睾丸鞘膜

　PT3　肿瘤侵犯精索、尚未或已有血管/淋巴的侵犯

　pT4　肿瘤侵犯阴囊、尚未或已有血管/淋巴的侵犯

区域淋巴结（N）：主动脉旁及腔静脉旁淋巴结，阴囊手术后同侧腹股沟淋巴结

　NX　区域淋巴结未能评价

　N0　无区域淋巴结转移

　N1　孤立淋巴结转移，最大径≤2 cm；或者多个淋巴结转移，最大径均未超过2 cm

　N2　孤立淋巴结转移，最大径＞2cm，≤5cm；或者多个淋巴结转移，其中最大径可＞2 cm，但均≤5 cm

　N3　淋巴结转移，最大径＞5 cm

远处转移（M）

　MX　远处转移未能评价

　M0　无远处转移

　M1　远处转移

　　M1a　区域淋巴结以外的淋巴结转移或肺转移

　　M1b　肺以外的脏器转移

血清肿瘤标志物（S）

　SX　标志物分析未进行或结果不能评价

　S0　标志物测定在正常限度以内

　S1　LDH＜1.5×N和hCG＜5000 mU/ml和AFP＜1000（μg/L）

　S2　LDH1.5～10×N或hCG5000～50 000 mU/ml或AFP1000～10 000（μg/L）

　S3　LDH＞10×N或hCG＞50 000 mU/ml或AFP＞10 000（μg/L）

注：N表示正常LDH的正常值上限；LDH. 乳酸脱氢酶；AFP. 甲胎蛋白；hCG. 人绒毛膜促性腺激素。

表2-11-2　睾丸肿瘤的临床分期

分期	T	N	M	血清指标
0期	pTis	N0	M0	S0
Ⅰ期				
Ⅰ A期	pT1	N0	M0	S0
Ⅰ B期	pT2	N0	M0	S0
	pT3	N0	M0	S0
	pT4	N0	M0	S0
Ⅰ S期	任何T	N0	M0	S1～3
Ⅱ期				
Ⅱ A期	任何T	N1	M0	S0
	任何T	N1	M0	S1
Ⅱ B期	任何T	N2	M0	S0
	任何T	N2	M0	S1
Ⅱ C期	任何T	N3	M0	S0
	任何T	N3	M0	S1
Ⅲ期				
Ⅲ A期	任何T	任何N	M1a	S0
	任何T	任何N	M1a	S1
Ⅲ B期	任何T	N1～3	M0	S2
	任何T	任何N	M1a	S2
Ⅲ C期	任何T	N1～3	M0	S3
	任何T	任何N	M1a	S3
	任何T	任何N	M1b	任何S

二、临床表现

1. **睾丸肿大**　多数患者的睾丸呈不同程度肿大，有时睾丸完全被肿瘤取代，质地坚硬，正常的弹性消失。早期表面光滑，晚期表面可呈结节状，可与阴囊粘连，甚至破溃，阴囊皮肤可呈暗红色，表面常有血管迂曲。若为隐睾发生肿瘤多于腹部、腹股沟等处扪及肿块，而同侧阴囊空虚。部分睾丸肿瘤患者伴有鞘膜积液。有的患者睾丸正常或稍大，故很少自己发觉，常在体检或治疗其他疾病时发现，部分患者因睾丸肿大引起下坠感而就诊。

2. 疼痛　绝大多数患者无明显痛感；睾丸肿大时有下坠感。临床还可见到急剧疼痛性睾丸肿瘤，但常被误认为是炎症。发生疼痛的原因是肿瘤内出血或中心坏死，或者因睾丸肿瘤侵犯睾丸外的组织而发生疼痛。

3. 转移症状　睾丸肿瘤以淋巴结转移为主，常见于髂内、髂总、腹主动脉旁及纵隔淋巴结，若转移灶较大，腹部可触及。患者主诉腰、背痛。睾丸绒毛膜癌患者，可出现乳房肥大，乳头乳晕色素沉着。

三、辅助检查

1. B超检查　对临床怀疑睾丸肿瘤或体检未发现睾丸肿块时，应该进行睾丸B超。B超主要用来确定睾丸肿块和探测对侧睾丸是否有肿块，判别肿块是位于睾丸内还是睾丸外。另外，B超可探测锁骨上区是否有淋巴结转移。

2. 腹腔CT扫描　由于腹主动脉旁淋巴结是睾丸肿瘤淋巴转移的第一站，腹腔CT能够准确判断腹主动脉旁淋巴结是否有转移。非精原细胞瘤患者建议胸腔CT，以排除纵隔和肺部肿块。

3. 肿瘤标志物　甲胎蛋白（alpha fetoprotein，AFP）是一种相对分子质量为70 000糖蛋白，由睾丸卵黄囊细胞，肝脏和胃肠道细胞分泌产生，其半衰期为5～7天。有50%～70%非精原细胞瘤患者的AFP升高，精原细胞瘤患者一般AFP正常。β-hCG半衰期为2～3天，据报道，40%～60%的非精原细胞瘤患者和30%精原细胞瘤患者血清β-hCG均升高。如果精原细胞瘤患者在睾丸切除术后血清β-hCG仍然高，预示肿瘤残存。乳酸脱氢酶（lactate dehydrogenase，LDH）在睾丸肿瘤中的特异性较低，但是在转移性患者中，其预后价值较大，能够反映肿瘤负荷和肿瘤增长速度。80%的转移性精原细胞瘤患者和60%非精原细胞瘤患者血清LDH升高。其他的肿瘤标志物还有神经特异性烯醇酶（neuro-specific enolase，NSE）和碱性磷酸酶等，但不常用。

四、鉴别诊断

睾丸肿瘤尚需与其他疾病进行鉴别诊断。

1. 附睾炎　有时与附睾炎难以鉴别，可用抗生素治疗2周，如无变化或发展，多数为肿瘤，必要时手术探查。

2. 鞘膜积液、精液囊肿　肿物有囊性感，透光试验阳性，B超示肿物为囊性或位于睾丸外的肿块。

3. 阴囊血肿　有外伤史，B超可以鉴别。

4. 附睾结核　肿物位附睾尾，输精管串珠状结节，肿物与阴囊皮肤粘连，抗结核治疗有效。

5. 腹股沟疝　腹股沟区有可回纳肿物史，B超检查腹股沟区，可探及疝内容物。

6. 睾丸血肿　有睾丸外伤史，睾丸肿大多随时间延长吸收而变小。在鉴别困难时可手术探查。

7. 睾丸梅毒　有梅毒病史，睾丸较小、质硬、光滑、无沉重感，睾丸感觉消失，梅毒血清学检查阳性。

五、治疗

睾丸肿瘤除了少数良性肿瘤（如皮样囊肿和表皮样囊肿）可考虑行保留睾丸的手术，绝大多数睾丸肿瘤为恶性肿瘤。一般先做经腹股沟切口根治性睾丸切除术。再根据病理组织类型、分期和患者意愿等决定下步治疗。对标本应进行多处连续切片，因为可能存在多种成分。治疗的选择应由组织类型决定。如为混合性肿瘤则按恶性程度最高的一种治疗。在所有的生殖细胞肿瘤中90%可以治愈，即使在进展期病变中亦有70%～80%的患者通过综合治疗达到痊愈，目前针对各期别病变均有相应标准治疗方案，在临床治疗中应严格按照这些原则处理，尽可能达到根治。

1. 精原细胞瘤　Ⅰ期精原细胞瘤患者术后应给予放射治疗。ⅡA及ⅡB患者术后同Ⅰ期一样，应给予放射治疗。ⅡC及Ⅲ期为进展期病变，术后应给予全身化学治疗。

2. 非精原细胞瘤　ⅠA期患者术后可以密切观察，亦可行改良腹膜后淋巴结清扫术。对于不能严格随访计划的患者，可以行改良腹膜后淋巴结清扫术，如手术证实无腹膜后淋巴结转移，无须再给予辅助化学治疗；如手术证实存在腹膜后淋巴结转移，应考虑给予辅助化学治疗。ⅠB期患者术后应首先行改良腹膜后淋巴结清扫术，对于不愿手术的患者，可以给予全身化学治疗；ⅠS期患者几乎都存在病变播散的可能，故术后应给予化学治疗。Ⅱ期患者术后应根据肿瘤标志物的情况决定治疗方案，如果患者的肿瘤标志物正常，可以行腹膜后淋巴结清扫术，手术后N1患者定期随访，N2患者给予2个周期的化学治疗；如果患者的肿瘤标志物升高，应给予化学治疗，如果化学治疗后肿瘤标志物恢复正常，CT提示腹膜后有残存病变，可以考虑行腹膜后淋巴结清扫术。进展期患者（ⅡC及Ⅲ期）应以全身化学治疗为主；如果ⅡC患者化学治疗后肿瘤标志物恢复正常，CT提示腹膜后有残存病变，此时可以考虑行腹膜后淋巴结清扫术；ⅢA期患者如果有脑转移存在，可以根据临床情况选择放射治疗或手术治疗。

（金晓东　张　炎）

第二节　阴　茎　癌

阴茎癌是阴茎最常见的恶性肿瘤，它曾是我国男性泌尿生殖系统常见的恶性肿瘤，占男性恶性肿瘤发病率的10%。随着人民生活和卫生条件的改善，发病率不断在下降。阴茎癌的病因不明，目前公认包茎与包皮过长是阴茎癌的诱发原因。包皮腔内长期包皮垢堆积刺激和炎症，诱发阴茎癌。犹太民族和伊斯兰教徒都有行包皮环切的习俗，因而阴茎癌的发病率极低。此外，人乳头状瘤病毒（HPV）感染、吸烟、外生殖器疣、阴茎损伤、性伙伴数量与阴茎癌的发病也有一定关系。

一、分类及分期

阴茎癌多从阴茎头、冠状沟和包皮内板发生，从肿瘤形态上可分为原位癌、乳头状癌和浸润癌3种。阴茎恶性肿瘤多数为鳞状细胞癌，占95%，其他如基底细胞癌、腺癌、恶性黑色素瘤、肉瘤等相对少见。阴茎转移癌罕见，但膀胱、前列腺、肾脏、直肠等部位的肿瘤偶然可以转移到阴茎。Broders分级是阴茎鳞状细胞癌常用分级方法（表2-11-3）。TNM分期（表2-11-4）为阴茎癌常用分期方法。

表2-11-3　阴茎鳞状细胞癌Broders分级

分级	组织学特征
1级，高分化	明显的细胞间桥，明显的角化珠，形成细胞核，轻度异形核，分裂象少
2/3级，中分化	偶见细胞间桥，少数角化珠，细胞核中度异形核，分裂象增多
4级，低分化	细胞核明显多形性，大量核分裂象，肿瘤坏死，无角化珠

表2-11-4　阴茎癌TNM分期

原发肿瘤（T）

Tx　原发肿瘤不能评估

T0　未发现原发肿瘤

Tis　原位癌

Ta　非浸润性疣状癌

T1　肿瘤侵犯皮下结缔组织 T1a　肿瘤侵犯皮下结缔组织，无淋巴血管浸润，且分化良好 T1b　肿瘤侵犯皮下结缔组织，伴淋巴血管浸润或分化差

T2　肿瘤侵犯阴茎海绵体或尿道海绵体

T3　肿瘤侵犯尿道

T4　肿瘤侵犯其他相邻组织结构

区域淋巴结（N）

  Nx 局部淋巴结不能评估N0：未发现局部淋巴结转移

  N1 单个活动的腹股沟淋巴结转移

  N2 多个或双侧活动的腹股沟淋巴结转移

  N3 单侧或双侧固定的腹股沟淋巴结或髂淋巴结转移

远处转移（M）

  Mx 不能评估远处转移

  M0 无远处转移

  M1 远处转移

二、临床表现

肿瘤发生在阴茎头者最多；冠状沟、包皮内板者次之，阴茎干、包皮系带者最少，早期常无任何症状或仅有轻微的不适如瘙痒、热灼或隐痛。由于患者有包茎或包皮过长，一般早期病变不易被发现。若包皮能上翻或切开包皮，可见到红斑、丘疹、小结节、小溃疡或疣状新生物。包皮阴茎头炎显著时，包皮红肿，呈梭形肿大，从包皮囊外口流出恶臭脓性或血性分泌物，伴有难忍之剧痛。此时，病灶已发展成为典型的菜花状肿瘤、蕈状溃疡、不规则的硬结节、多发乳头状肿物。

病变可广泛侵犯阴茎海绵体、尿道及邻近结构，造成排尿困难、尿潴留或形成尿瘘。肿瘤因血供供给不良，造成局部坏死脱落。晚期常有周身症状如消瘦、贫血、食欲缺乏、乏力、恶病质，终致丧失劳动力。患者常死于肿瘤坏死合并感染，腹股沟大血管受到癌侵蚀发生急性大出血，或者两者同时存在。腹股沟转移的淋巴结可能成为坏死感染的部位，覆盖在表面的皮肤发生溃疡，以致治疗非常困难。

三、辅助检查

1. B超　B超在评估原发肿瘤方面有一定价值，能够判断有无阴茎海绵体侵犯，但常低估肿瘤的浸润深度，对阴茎头部肿瘤侵犯皮下结缔组织或尿道海绵体难以鉴别。阴茎B超检查有时对微浸润难以判定。

2. MRI　B超检查不能明确时，可选用MRI检查。特别是在肿瘤侵犯阴茎海绵体时，可以判别浸润深度，有助于肿瘤分期。对临床T1期肿瘤，MRI的价值不大。应用增强剂或人工勃起后行MRI检查可能更有利于肿瘤的局部分期。对于阴茎头部较小的肿瘤，影像学检查在评估原发肿瘤方面意义不大，但疑有海绵体侵犯时，B超或MRI有相当价值，特别是考虑行保留阴茎手术时。

3. CT　CT由于其软组织分辨率低，在评估原发肿瘤方面价值不大。主要应用于扫描腹股沟区、盆腔及鉴别有无远处器官转移。阴茎癌最常见的转移部位为肺、肝、骨。

4. 组织活检　在采取初始治疗之前，需要对原发肿瘤及可触及的淋巴结进行活检，除可获取病理诊断外，尚可明确肿瘤浸润深度、有无侵犯血管、组织学分级等信息。活检可单独进行。

四、鉴别诊断

阴茎肿瘤尚需与其他疾病进行鉴别诊断，具体如下。

1. 阴茎梅毒　阴茎头部以及包皮处无痛性溃疡，肉芽呈紫红色，边缘高起发硬，是与阴茎癌早期表现相似。但有冶游史，血清梅毒螺旋体血凝试验（treponema pallidum haemagglutination Assay，TPHA）试验阳性，溃疡分泌物暗视野检查可以查到梅毒螺旋体。

2. 阴茎结核　病变大多位于阴茎头、系带及尿道外口处。约2/3开始即为溃疡，边缘清楚，溃疡底覆有一层干酪坏死组织，其下是为新鲜肉芽组织。约1/3开始为结核结节，逐渐发展成为溃疡，部分可形成瘘管。若病变累及阴茎海绵体并发生纤维瘢痕可使阴茎弯曲。分泌物涂片、培养或动物接种，检出结核分枝杆菌或局部活组织检查为结核病变。

3．阴茎阿米巴病　阴茎头部溃疡，表面出血，有分泌物，可误认为阴茎癌早期。但溃疡渗出物及局部活组织检查可以发现阿米巴原虫及阿米巴包囊。

4．软下疳　本病病原体为杜克雷嗜血杆菌，经不洁性交感染。常发生于阴茎头或会阴部，开始为小红色丘疹，继而变为脓疮、扩大、破溃，形成卵圆形或圆形溃疡，深浅不一，有轻度触痛，严重者发生阴茎坏死。腹股沟淋巴结可肿大、疼痛、化脓、溃破。分泌物直接涂片或培养及核酸检测可检出杜克雷嗜血菌。

5．阴茎乳头状瘤　本病是阴茎较为常见的良性肿瘤。初起为一小的局部隆起，渐增大呈乳头状，有蒂或无蒂，呈红色或淡红色，质较软，生长缓慢，继发感染者可有恶臭样分泌物，易误为阴茎癌。通过活检可作出鉴别。

6．阴茎尖锐湿疣　阴茎冠状沟处病毒感染后，引起上皮细胞增生的瘤样病变，可形成溃疡，与阴茎癌早期相混淆。但病理组织学检查可见上皮呈乳头状增生，表皮向下延伸，棘细胞层增厚，有多数核分裂。但没有细胞的不典型性和多形性生长，更没有浸润性生长。

五、治疗

阴茎癌治疗前必须做出准确的肿瘤分期及分级，明确肿瘤的浸润范围和所属淋巴结是否转移，然后选择适宜的治疗方法。以手术治疗为主，对晚期肿瘤辅以化学治疗、放射治疗和免疫治疗等综合治疗。

1．原发病灶的治疗

（1）保留阴茎的治疗：原发灶为局限于包皮早期小肿瘤，深部没有浸润，无淋巴结转移的T1期前肿瘤，可选择保留阴茎的手术治疗。

（2）阴茎部分切除术：分化差的T1期肿瘤、T2期肿瘤，推荐阴茎部分切除术。病灶局限于阴茎头时可切除部分和全部阴茎头。

（3）阴茎全切除术：T2期以上的阴茎癌推荐阴茎全切除术和会阴尿道造口术。当阴囊受累及时（T4期），阴茎全切术和阴囊、睾丸切除术同时进行。

2. 淋巴结的处理　区域淋巴结有无转移、能否根治切除是影响生存率的决定因素。有研究显示，无区域淋巴结转移的患者术后5年生存率可达到95%～100%，当出现单个腹股沟淋巴结转移时，5年生存率降低到80%，出现多个腹股沟淋巴结转移时，5年生存率降低到50%，出现盆腔及周围淋巴结转移则为0。

推荐对于下列情况之一者：①阴茎癌为低分化，G3级及以上；②T2期及以上；③肿瘤伴有血管及淋巴管浸润；进行双侧腹股沟淋巴结清扫。

对有多个腹股沟淋巴结转移或囊膜破裂的患者，术后放射治疗可降低局部肿瘤复发。术前放射治疗适用于淋巴结≥4 cm，或者淋巴结固定患者。对有多个腹股沟淋巴结转移，盆腔淋巴结阳性或淋巴结固定患者术后进行辅助化学治疗。

3. 远处转移灶的手术治疗　阴茎癌的远处转移并不常见，发生率在1%～10%。通常发生在疾病晚期，原发灶切除之后。通常转移的部位包括肺、肝、骨、脑。通常采用手术治疗远处转移灶，同时可结合放射治疗。

4. 阴茎癌化学治疗

（1）辅助化学治疗：辅助化学治疗应用范围较广，常用的药物有，顺铂、氟尿嘧啶、长春新碱、甲氨蝶呤、博来霉素。

（2）伴有腹股沟淋巴结转移的新辅助化学治疗：联合应用顺铂和5-氟尿嘧啶等，部分患者可行根治性切除术。

（3）晚期阴茎癌的化学治疗：晚期阴茎癌的化学治疗多采用联合用药。

5. 阴茎癌放射治疗　放射治疗对部分阴茎癌原发灶具有显著疗效，并可保存阴茎的形态与功能。如果不能实现局部控制，挽救性手术仍有效，因此，以放射治疗作为阴茎癌初始治疗是一种合理的综合治疗策略。外照射放射治疗和间质内放射治疗是目前治疗阴茎癌原发灶的有效方法。

（金晓东　张　炎）

参 考 文 献

[1] de Kretser D. Testicular cancer and infertility. BMJ, 2000, 321: 781-782.

[2] Brinton LA, Li JY, Rong SD, et al. Risk factors for penile cancer: results from a case-control study in China. Int J Cancer, 1991, 47: 504-509.

第十二章

其他男科常见疾病

除了与男性生育、性功能及生殖健康直接相关的男科疾病，临床上对于其他男科疾病的了解和重视程度亟待提高。本章重点介绍了睾丸鞘膜积液、慢性睾丸痛、阴茎硬结症及男性生殖系统囊肿等男科常见疾病，并对男性避孕和节育的方法做了归纳。在这些疾病中睾丸鞘膜积液在临床中常见，其发病率相对较高。慢性睾丸痛病因较复杂，阴茎硬结症的临床治疗相对困难。男性生殖系统囊肿是附睾囊肿、精囊囊肿、射精管囊肿、前列腺囊肿、睾丸囊肿及其他部位囊肿的总称，其治疗原则基本相同。男性避孕和节育是健康管理过程中需要特别重视的问题。

本章通过对上述疾病的诊断、治疗及健康管理措施进行阐述，希望帮助临床医师更加全面、系统地认识男科常见疾病，逐步形成更为规范化的疾病诊疗和健康管理理念。

（许　松）

第一节　睾丸鞘膜积液

鞘膜腔内积聚液体超过正常量形成的囊性病变，称为鞘膜积液。正常情况下，鞘膜腔内存在少量液体，当鞘膜本身或睾丸附睾发生病变时，液体的分泌与吸收失去平衡，分泌过多或吸收过少均可形成睾丸鞘膜积液。

一、病因

可分为原发性和继发性两种。原发性睾丸鞘膜积液病因不清，病程缓慢。继发性睾丸鞘膜积液为原发疾病导致，如急性睾丸炎、附睾炎、精索炎、创伤、疝修补、阴囊手术后，或者继发于高热、心力衰竭、腹水等全身疾病或症状时，表现为急性鞘膜积液。慢性鞘膜积液见于睾丸附睾炎症、梅毒、结核及肿瘤等。在热带地区和我国南方，可见因丝虫病或血吸虫病引起的睾丸鞘膜积液。婴儿型鞘膜积液与其淋巴系统发育较迟有关，当鞘膜的淋巴系统发育完善后，积液可以自行吸收。

二、病理

原发性鞘膜积液为渗出液。继发性鞘膜积液常具有原发病灶的病理改变，如为炎症引起积液可为脓性，鞘膜壁常呈斑块、钙化、增厚改变。寄生虫疾病引起者，可见虫卵及微丝蚴。长期的慢性鞘膜积液因张力大，而对睾丸的血供和温度调节产生不利的影响，严重时可引起睾丸萎缩，影响生育能力。

三、临床表现

阴囊内或腹股沟区囊性肿物。积液量少时无自觉症状，多偶然发现。积液量较多时，可因囊肿增大张力增高出现阴囊下坠感、胀痛或牵拉痛。巨大积液可导致排尿及性生活困难和行动不便。

鞘膜积液可分为交通性和非交通性两类。交通性鞘膜积液肿物时大时小，多在睡眠或挤压时变小，甚至消失，站立或松压时又恢复原状；非交通性鞘膜积液的肿物大小不变或慢慢增大，用手触诊时感觉较硬，加压时亦不缩小。

透光试验：阴囊皮肤较薄，组织疏松，易透过光线，若将光源从阴囊下方照射阴囊，可在阴囊表面看到皮肤及阴囊内组织呈鲜红色，睾丸呈黑色阴影，称作透光试验。由于鞘膜积液囊内为液体，可以透光，当光源照射后，光线能透过肿物，阴囊皮肤仍呈鲜红色，称为透光试验阳性；而腹股沟斜疝，疝囊内是肠管，内有混浊肠内容物，就不易透光，肿物发暗，即透光试验阴性。

四、分类

1. 睾丸鞘膜积液　鞘状突闭合正常，睾丸鞘膜腔内有较多积液，表面光滑，呈囊性，无压痛，睾丸与附睾触摸不清，透光试验阳性。

2. 精索鞘膜积液　精索段鞘状突未闭合且有积液。积液位于阴囊内睾丸上方或腹股沟内，表面光滑，随精索移动，透光试验阳性，下方可触及睾丸与附睾。

3. 混合型鞘膜积液　睾丸与精索鞘膜积液同时存在，互不相通。

4. 交通性鞘膜积液　鞘状突未闭合，睾丸鞘膜腔与腹腔相通。表现为积液量与体位有关，平卧位积液量减少或消失，站立位时增多。可触及睾丸和附睾，透光试验阳性。若鞘状突与腹腔的通道较大，肠管或大网膜可进入鞘膜腔，出现腹股沟斜疝。

5. 婴儿型鞘膜积液　鞘状突在内环处闭合，精索处未闭合。精索和睾丸鞘膜腔内均有积液且相通。睾丸与附睾触摸不清，外环口因受压扩大。

五、辅助检查

1. 彩色多普勒超声　推荐作为首选检查，鞘膜积液肿块呈液性暗区。有助于与睾丸肿瘤、腹股沟斜疝等相鉴别。

2. 精液质量检查　评估睾丸功能和生育力。

六、诊断要点

1. 透光试验阳性。

2. 肿物触诊呈囊性，部分有波动感。

3. 咳嗽时冲击感阴性（婴儿型为阳性）。

4. 不可回纳。

5. 睾丸不能触及。

七、鉴别诊断

1. 腹股沟斜疝　阴囊内或腹股沟可触及肿物，有时可见肠型、闻及肠鸣音，在卧位时肿物可回纳（除非发生嵌顿），咳嗽时内环处有冲击感，透光试验阴性。

2. 睾丸肿瘤　阴囊内实性肿块，质地坚硬，患侧睾丸有下坠感，透光试验阴性。

3. 精液囊肿　位于睾丸上方，附睾头部，多成圆形，体积较小，一般在 2 cm 左右，可清楚扪及睾丸，诊断性穿刺可抽出乳白色液体，内含死精子。

4. 鞘膜积糜　阴囊穿刺可抽到液体，通常为淡黄色，如因丝虫病引起，积液可能为乳白色的乳糜。

5. 鞘膜积血　如果由外伤或出血性疾病所致的鞘膜积液，为血性液体或血液，透光试验阴性。

八、治疗

1. 随访观察　2 岁以下婴儿型鞘膜积液多可自行吸收，可暂不治疗。成年患者病程缓慢、积液少、张力小、无明显症状者，也可不必治疗。继发性鞘膜积液需针对原发疾病进行治疗，治疗成功后积液可逐渐被吸收。

2.手术治疗

（1）手术指征

1）2岁以下儿童如合并腹股沟疝或积液量大且未明显自行吸收，经长期非手术疗法未能治愈者。

2）2岁以上患者如为交通性鞘膜积液或临床症状影响生活质量时。

3）较大的睾丸鞘膜积液特别是鞘膜增厚或丝虫病所致者。

（2）手术方式

1）鞘膜翻转术：临床最为常用，适用于鞘膜无明显增厚者，操作简便，手术效果好。

2）鞘膜切除术：临床常用，适用于鞘膜明显增厚者。

3）鞘膜折叠术（Lord手术）：适用于鞘膜较薄者。

4）交通性鞘膜积液于内环口处高位结扎并切断未闭合的鞘状突，行鞘膜翻转。

（许　松　商学军）

第二节　慢性睾丸痛

慢性睾丸痛指单侧或双侧的间断或持续性睾丸疼痛达3个月或以上，且严重影响患者的生活质量。

一、病因

慢性睾丸痛的病因复杂，且多达50%的患者无明显病因，即特发性慢性睾丸痛。引起睾丸内容物疼痛的直接原因包括精索静脉曲张、精子肉芽肿、肿瘤、睾丸扭转、感染、鞘膜积液等，另外，直接创伤及手术，如输精管切除术和腹股沟疝修补术等，导致的医源性损伤也是引起疼痛的原因。

睾丸部位的疼痛还可能是其他部位病变引起的牵涉痛，如输尿管结石、腹股沟疝、盆底肌痛或肌痉挛、椎间盘病变以及罕见的腹膜后肿瘤、结节性多动脉炎和腹主动脉瘤等。

二、病理生理

阴囊内的神经分布主要来源于生殖股神经和髂腹股沟神经的生殖支（体神经），以及支配附睾和输精管来源于 T_{10} ～ L_1 的副交感神经节的自主神经分支。髂腹股沟、髂腹下与生殖股神经之间都存在传入神经的交叉和重叠。任何与阴囊内容物共享相同传入通路的器官，如输尿管和臀部，都可能引起睾丸区域的牵涉痛。慢性疼痛的具体机制尚不清楚，可以确定的是疼痛的发生和传递与伤害感受器密切相关。伤害感受器是没有特异结构的游离神经末梢，能被伤害性刺激如冷、热或某些化学物质激活。这些神经终末包括有髓鞘的 AΔ 神经纤维和无髓鞘的 C 类神经纤维。神经冲动由脊髓内的神经通路传到脊髓背角，又经过中侧和背侧脊髓丘脑束，向上传到大脑从而引起疼痛感觉。相比急性疼痛，慢性疼痛的产生有更为复杂的病理生理过程。在正常情况下，伤害性刺激随着损伤愈合的过程慢慢消失，痛觉感受也随之减少，直至最终消失。然而，持续、强烈的疼痛刺激能引发外周和中枢的调节机制，导致一个较低的阈刺激就能引起动作电位的产生，同时反应频率增加，疼痛信号放大的反应潜伏期减少，最终引起这些神经的自发放电导致异常疼痛和痛觉过敏。Parekattil 等的一项研究将慢性睾丸痛患者与正常人的精索活检结果进行了比较，发现慢性睾丸痛患者中精索内沃勒变性的神经数目比对照组明显更多。该研究还发现，精索内神经最密集的地方在输精管和精索内动脉周围，以及提睾肌和精索筋膜内。这项研究为慢性睾丸痛的致病机制及显微精索去神经术等治疗手段提供了潜在的证据支持。

三、临床表现

患者通常表现为单侧或双侧的间断或持续性睾丸疼痛，疼痛可局限于阴囊或向腹股沟、下腹部、会阴部、股后部放射。体格检查可有睾丸、附睾或者精索组织的触痛，但是大多数患者都无明显异常。需要注意的是，慢性疼痛的患者常伴有焦虑、抑郁等心理问题。

四、辅助检查

阴囊多普勒超声是必查项目，其对睾丸痛的诊断至关重要。有腰背痛病史的患者还建议做MRI或CT。

五、诊断与鉴别诊断

慢性睾丸痛的诊断应首先筛选出有明确病因的病变，因此详细的病史采集和体格检查非常重要。特发性慢性睾丸痛是指无明显病因的慢性睾丸痛，是一个排除性诊断。特发性慢性睾丸痛需与慢性附睾炎、输精管结扎后疼痛和慢性非细菌性前列腺炎/慢性盆腔疼痛综合征等能引起慢性睾丸痛症状的疾病鉴别。

六、治疗

治疗方式包括非手术治疗和手术治疗，手术治疗的预后根据不同的术式和病因也各有差别。对于能够找出明确病因的患者，应当以解决原发病变为主，辅以镇痛等对症治疗。

1. 非手术治疗　镇痛类药物治疗可应用非甾体抗炎药，有感染因素的患者可选用抗生素治疗。其他口服药物包括抗抑郁药，如阿米替林（10～25 mg每天临睡前服用）、去甲替林（10～150 mg/d），这类药物能抑制初级神经元和次级神经元释放去甲肾上腺素；抗惊厥药如加巴喷丁、普瑞巴林，作为中枢神经系统内的钙通道调节剂可缓解神经病理性疼痛。电生理技术在部分患者的精准诊断和治疗的初步应用也有较好的缓解疼痛的效果。此外，运用局部麻醉剂和类固醇药物进行外周神经阻滞即精索封闭术，能短期或长期缓解疼痛症状。

2. 手术治疗　手术治疗通常是非手术治疗失败后的选择，不同的手术方法适用性和疗效各有差异。附睾切除术是疼痛局限于附睾的患者的合理选择，对输精管结扎后疼痛的患者中预后较好。此外，对于输精管结扎术后疼痛的患者，还可选用显微输精管复通术。显微精索去神经术主要适用于特发性慢性睾丸痛患者，尤其是对精索封闭术有阳性反应的患者，但其适应证范围无明确限定，对任何其他疗法失败的患者在选择睾丸切除术前都可先尝试显微精索去神经术。睾丸切除术是其他非手术或手术治疗方式失败后的终极选择。

七、健康管理

目前对慢性睾丸痛的病因学、发病机制和心理方面的研究还有待进一步地深入和认识，有效的治疗方法还需逐步完善，故管理上需要一个多学科团队包括临床疼痛专家、心理治疗师和泌尿男科医师等共同协作处理对患者更加有益。

（余敬威　涂响安）

第三节　阴茎硬结症

一、流行病学

阴茎硬结症（peyronie disease's，PD）的流行病学资料有限，已公布的患病率为0.4%～9%。美国的一项研究调查显示，明确诊断PD的患病率为0.7%，而疑诊PD的患病率分别为0.7%和11%。PD高发年龄为55～60岁。

二、病因学

PD的病因尚不清楚。然而，对白膜的损伤（重复性微血管损伤或创伤）是对白膜病病因最广泛接受的假设。长期的炎症反应将导致结缔组织重塑成纤维斑块。阴茎斑块的形成可导致弯曲，严重时可影响性生活时的插入过程。

三、风险因素

最常见的合并症和危险因素是糖尿病、高血压、血脂异常、缺血性心脏病、勃起功能障碍、吸烟和过量饮酒。PD患者中9%～39%患有掌腱膜挛缩（Dupuytren挛缩），而4%的掌腱膜挛缩患者中有PD。

四、临床表现

该疾病发展可以分为的两个阶段。

1. 第一阶段　急性炎症期，可能与松弛状态下的疼痛或勃起疼痛及阴茎外膜上可触及的结节或斑块有关，典型者阴茎开始出现弯曲。

2. 第二阶段　纤维化期（慢性期），形成可触及的质硬钙化斑块，此阶段病情稳定，阴茎弯曲不会再进行性加重。随着时间的推移，30%～50%的患者阴茎曲度可能进一步加重，47%～67%的患者阴茎曲度不变，仅有3%～13%的患者报告有自发性减轻。在疾病的早期阶段，35%～45%的患者存在疼痛，其中90%患者的局部疼痛常会在发病后的前12个月，随着时间的推移而消失。

除了阴茎的生理和功能改变外，PD也会给患者带来苦恼，48%的PD患者有轻度或中度抑郁。

五、诊断评估

了解硬结出现及持续时间（勃起疼痛、可触及的结节、阴茎弯曲程度、长度、硬度和周长）和勃起功能的信息。必须获得有关症状引起的痛苦，以及 ED 和 PD 的潜在危险因素的信息。

应特别注意该病是否处于活跃期，其直接影响治疗方式的选择。症状持续时间短、勃起时疼痛或最近阴茎曲度明显改变的患者，提示活跃期阶段，以观察或非手术治疗为主。局部疼痛缓解和曲度稳定至少 3 个月，提示病情稳定，如符合手术指征可行外科手术治疗。

检查应该从常规的泌尿生殖系统评估开始，同时关注手和脚，以检测可能的掌腱膜挛缩或足底筋膜的 Ledderhoose 瘢痕。阴茎检查时，需确认是否存在可触及的结节或斑块。斑块大小与弯曲度之间没有相关性。勃起状态下需测量阴茎长度，以便决定后续的治疗方式。

必须进行勃起后阴茎弯曲度的客观评估，可以通过自然勃起的自我照片（最好），或使用真空辅助勃起装置诱发勃起，或者阴茎海绵体内注射血管活性药物获得。勃起功能可以使用量表评估，例如勃起功能国际问卷。PD 患者出现 ED 的比例较高（>50%），但需要确定 ED 的发生是在 PD 发病之前还是之后，以排除阴茎的血管疾病。PD 治理过程中需重视 ED 和心理因素的存在。

阴茎的多普勒 B 超检查，可评估血管参数，但对于阴茎斑块大小的测量并不准确。

六、治疗

1. 非手术治疗　PD 的非手术治疗主要用于疾病早期，包括口服药物治疗、斑块内注射治疗和其他局部治疗。冲击波治疗钙化斑块和梭状芽孢杆菌胶原酶注射治疗致密性纤维化或钙化斑块也被提出。梭菌胶原酶是美国食品药品监督管理局和欧洲药品管理局批准的唯一治疗 PD 的药物。对 PD 非手术治疗结果的评价比较困难，大多通过患者的自我报告。PD 非手术治疗如表 2-12-1。

表 2-12-1 阴茎硬结症非手术治疗

口服药物

　维生素 E

　对氨基苯甲酸钾

　他莫昔芬

　秋水仙碱

　左卡尼汀

　己酮可可碱

　磷酸二酯酶 5 型抑制剂

斑块内注射治疗

　类固醇

　维拉帕米

　梭菌胶原酶

　干扰素

　局部治疗

　维拉帕米

　离子导入

　H-100 凝胶

　体外冲击波治疗

　牵引装置

　2.外科治疗　大部分 PD 经非手术治疗可以解决勃起疼痛，一小部分需要手术治疗。手术的目的是矫正曲度，缓解性交不适。手术指征为阴茎弯曲不能完成满意性交，并造成性交困扰。患者必须有至少3个月的稳定期，或6～12个月的稳定期。

应与患者讨论手术的潜在目的和风险，以便患者做出选择。术前谈话应涉及术后阴茎缩短、ED、阴茎麻木的风险、弯曲复发风险、术后触及皮下结节和线头，以及手术时同时行包皮环切术的可能。手术方式主要为两种：阴茎缩短术和阴茎延长术。

阴茎缩短术指在阴茎凸侧Nesbit白膜楔形切除并阴茎白膜折叠技术。阴茎延长术是在阴茎的凹侧进行，需要使用补片，可尽量减少因白膜折叠引起的阴茎缩短，或在有复杂畸形时使用。阴茎脱套联合包皮环切术（作为预防术后包茎的一种方法）被认为是所有类型手术的标准方法。对于药物治疗无效的PD合并ED患者，应考虑手术矫正弯曲并同时植入阴茎假体。

根据对阴茎长度评估、弯曲严重程度和勃起功能状态，包括ED患者对药物治疗的反应，选择最合适的手术方式。术前评估还必须包括患者对手术效果的期望。

七、注意事项

1. 当PD稳定至少3个月（无疼痛或畸形进展）时才可进行手术，通常是在症状出现12个月后，且因畸形而明显影响性生活。

2. 术前评估阴茎的长度、曲度的严重程度、勃起功能（包括ED药物治疗的反应）和患者对治疗效果的期望。

3. 对于阴茎长度合适、曲率<60°且没有特殊畸形（沙漏形、铰链形）的PD，首选的治疗方法是白膜缩短术，尤其是白膜折叠术。

4. 补片技术适用于PD患者并勃起功能正常，阴茎长度不足、曲率>60º和特殊的畸形（沙漏形、铰链形）的存在。

5. 对于药物治疗无效的PD患者，可使用阴茎假体植入，可同时包括或不包括其他操作（塑形、折叠或补片）。

（袁亦铭）

第四节　男性生殖系统囊肿

男性生殖系统囊肿根据囊肿的解剖位置，可大致分为附睾囊肿、精囊囊肿、射精管囊肿、前列腺囊肿、睾丸囊肿及其他部位囊肿等。

一、附睾囊肿

1. 概述　附睾囊肿内含有大量精子，又称精液囊肿，常发生于附睾头部，而附睾体部及尾部很少发生，多由精液淤积造成，直径数毫米至数厘米，可为单一囊腔或分隔多腔，以单发多见，是一种良性病变。

2. 病因　发病原因尚不明了，可能与不适当的性刺激、睾丸附睾的慢性感染或输送精子的管道部分梗阻有关，还可能与附睾局部损伤、结核或性传播疾病感染有关。

3. 病理生理　附睾的管道屈曲、转向、梗阻或形成憩室，随时间推移和精子不断堆积，憩室小管不断增大，于是形成精液囊肿。

4. 临床表现　一般无明显症状。囊肿较大时，可有阴囊坠胀感，无特殊不适，病变发展缓慢。体格检查时可触附睾头部一圆形或卵圆形肿物，表面光滑，无压痛，囊性感，与周围组织界限分明，无粘连，可有透光试验阳性。

5. 辅助检查　B超可在附睾发现液性暗区。

6. 诊断　依靠触诊即可确定大部分囊肿，扪之虽然硬，但实则有波动。

（1）一般无症状，有时有阴囊部不适或下坠感。

（2）附睾触及圆形肿物，质软，境界清，有波动感，挤压不缩小。

（3）透光试验阳性。囊肿穿刺液乳白色或淡黄色，不透明。镜检可见有不活动精子、脂肪小体等。在室温下放置短时间后，液体中原先不活动的精子会变得活动起来。

（4）通过B超一般可直接诊断。

7. 鉴别诊断

（1）慢性附睾炎：一般整个附睾增大或仅尾部有小结节，质硬，有时可触及增粗的输精管。

（2）精索鞘膜积液：阴囊内囊性肿块，呈卵圆形或梭形，位于精索内。

（3）Yong综合征：双附睾头增大或呈囊性，多局限附睾头近端1～1.5 cm，附睾体尾部及输精管无异常，但本病是与慢性呼吸道感染有关的合并双侧附睾渐进性梗阻所致的无精子症。

8. 治疗　一般情况下，附睾囊肿不需治疗，必要时可采取手术切除。

（1）较小囊肿无须治疗，定期随访观察。

（2）穿刺抽吸后注入无水乙醇或其他硬化剂。

（3）手术切除囊肿适于囊肿较大且症状明显者。附睾囊肿可在阴囊内形成，可以形成大囊肿而不产生任何不适。任何年龄段的都可能发生附睾囊肿，但此病在40岁以上的男性中最为常见。

9. 注意事项

（1）建立良好的生活习惯，饮食均衡，调整心态，避免紧张、焦虑等不良情绪。

（2）生活中注意自检，查看阴囊内是否有肿块及是否变大。

（3）手术存在复发可能，出现异常及时就医。

（4）规律、适度的性生活。

（5）若存在原发疾病如泌尿生殖系统感染、性功能紊乱，需积极治疗，防该病发生。

二、精囊囊肿

1. 概述 精囊囊肿为精囊的良性病变,多发生在性功能旺盛期,根据发生的来源可分为先天性和后天性两种。

2. 病因及病理生理 先天性精囊囊肿根据其发生的来源可分为精囊本身和胚胎期中肾管发育异常形成的两类囊肿。男性胚胎在发育过程中,中肾旁管、中肾管及存留的一些中肾小管衍变成有用结构或退化无用,它们的某些部分常形成一些管状或泡状残余结构存留在睾丸、附睾或精囊的组织中,有的形成囊肿,有的则在出生后的长期生活中,因某些因素引起异常囊性扩张形成囊肿。近年来文献报告精囊囊肿发生与常染色体显性遗传的成年人多囊肾病有关,亦有学者认为此类囊肿相当于短缩的输尿管或是残留的输尿管芽发展成的一囊肿样憩室,故有学者称之为"假性精囊囊肿"。

后天性精囊囊肿是后尿道炎症或经尿道手术引起射精管精囊憩室口的狭窄或闭锁致精浆聚集有关。

3. 临床表现 本病症状可存在有血精,射精后会阴部疼痛,尿道血性分泌物、血尿、尿频、尿痛,囊肿较大者可有腹部疼痛、排尿障碍,直肠指检或双合诊可能触及囊性肿物。

精囊囊肿多见于中、青年人群。常见症状为血精、血尿和射精障碍。血尿可为全程血尿,也可初始或终末血尿,可伴有尿频、尿急等膀胱刺激症状。囊肿较大时可出现下腹部、腰骶部及会阴部不适。个别病例可合并精囊结石。精囊囊肿诱发的附睾炎或前列腺炎,可反复发作。

4. 辅助检查 B超或MRI不仅能显示膀胱后方结构的轮廓,且能区分实质性与囊性结构。

(1)B超:B超图像上可见精囊囊肿常发生于一侧精囊,呈无回声区,囊壁光滑、细薄,后壁回声增强。

(2)MRI:MRI图像上可见精囊内有囊性厚壁病变,其密度取决于囊液内蛋白含量，可清楚显影毗邻周围组织器官的关系。

（3）精囊造影：是精囊造影诊断的重要手段，因其为有创性检查，目前暂不推荐。

5. 诊断与鉴别诊断　依据临床症状、直肠指检和辅助检查可明确诊断。精囊较大的囊肿常被误诊为尿潴留或充盈的膀胱，但插入导尿管却收集不到尿液，直肠指检，腹部双合诊在前列腺上方可扪及包块。

精囊囊肿需与精囊癌相鉴别。精囊癌极少见，大多数继发于前列腺、膀胱、直肠或附近的组织。

本病还需与前列腺囊肿、包虫性囊肿、膀胱憩室和精囊炎相鉴别，后者经直肠指检、精囊造影和精囊镜检可鉴别。

6. 治疗　囊肿较小、症状轻、年轻患者以非手术治疗为主，定期随访。囊肿较大且症状明显者可考虑手术治疗，如精囊镜手术或行囊肿切除。如果合并输尿管口异位，可行输尿管再植术等。

三、射精管囊肿

1. 概述　射精管囊肿是由精道梗阻，射精管扩张、膨大引起，并且囊肿与精囊、输精管和后尿道相通。多为继发性，囊液内含有果糖和/或正常精子，囊内可伴或不伴有结石。

2. 临床表现　包括出血、感染、恶变、钙化及结石等。可继发不育、血精症、射精量减少、射精痛、会阴部不适、尿潴留，以及在精阜水平对射精管和尿道造成压迫，引起精囊充血等较严重的并发症。

3. 辅助检查　首先经直肠B超检查，MRI检查可选。

4. 诊断与鉴别诊断　据临床症状、直肠指检和辅助检查可明确诊断。

5. 治疗　根据囊肿的大小、临床症状及有无并发症来选择治疗的方法。

（1）非手术治疗：适于囊肿较小、症状轻的年轻患者，并定期随访。对合并感染、有血精症状者，应给予口服抗生素等治疗，必要时可用5α还原酶抑制剂联用。

（2）手术治疗：适于囊肿较大、并发结石、症状明显且难以治愈者。方法有精囊镜手术。

（3）经尿道手术：对射精管狭窄、闭锁引起的精囊囊肿者，应行经尿道射精管口切开或精阜切除术。

四、前列腺囊肿

1. 概述　前列腺囊肿是由于前列腺先天性或后天性原因而发生囊样改变。前列腺囊肿由正常的腺泡组成，或为多房性，腺泡内衬柱状上皮，有的为低立方上皮，囊内充满浆液性或浆液血性液体。

2. 病因及病理生理

（1）真性前列腺囊肿：前列腺在胚胎发育障碍，引起前列腺导管狭窄，造成阻塞，内容物逐渐潴留而形成，故属于潴留性前列腺囊肿。

（2）先天性囊肿：为中肾导管与中肾旁管发育异常、管腔部分扩张而形成囊肿。起于中肾旁管的囊肿常位于前列腺后正中处，而起自中肾导管的囊肿则居于两旁。这种囊肿实际并非起自前列腺，常与膀胱后壁粘连。其体积常可长到很大，压迫膀胱颈引起排尿困难，压迫直肠引起肛门坠胀感与排便困难。先天性前列腺囊肿常伴有尿道下裂、隐睾、肾发育不全等先天性疾病。

（3）后天性囊肿：系由坚韧的前列腺基质导致腺泡不完全或间断性梗阻，逐渐使腺泡上皮变厚，终至发生潴留性囊肿，可位于前列腺内的任何部位或突出至膀胱颈部。

（4）炎症性囊肿：系前列腺慢性炎症引起结缔组织增生，导致前列腺导管狭窄、分泌物潴留形成囊肿。

（5）寄生虫性囊肿：由寄生虫引起，如包虫能使前列腺管及周围发生慢性炎症；由肉芽增生，逐渐形成囊肿。

上述各种囊肿以潴留性前列腺囊肿最常见，可发生于腺体任何部分。

3. 临床表现　前列腺囊肿可并发感染及结石，较大的囊肿当其生长压向尿道或膀胱颈时，可使尿流受阻。常见症状有尿急、尿频、排尿费力、尿线细、尿潴留等，压向直肠时可引起排便困难。囊肿较大时直肠指检于前列腺部可触及囊肿。

4. 辅助检查

（1）膀胱镜：可见直径1～2 cm的半圆形或有蒂圆形的透明肿物，突出于膀胱颈部。多为后天性囊肿。

（2）X线片

1）静脉尿路造影可发现泌尿系统畸形，如肾不发育等。

2）尿道造影因囊肿与尿道不相通而不显示。

（3）B超：可在前列腺区发现内壁光滑、边缘清楚、无内部回声的圆形或椭圆形的透声区。经直肠B超显示，前列腺中央向后上方延伸之界清、圆形无回声区，呈泪滴状，借一小蒂与精阜相连。

（4）CT：前列腺囊肿和米勒管囊肿位于前列腺的中线后部，为圆形、边界清楚的囊性病变，呈水样密度。

（5）直肠或会阴穿刺：如囊肿过大，可经直肠或会阴穿刺抽出囊液。后天性囊肿为澄清黏液，亦可为暗褐色或血色，囊液内可含精子。

5. 诊断与鉴别诊断　依据临床症状和辅助检查可明确诊断。前列腺囊肿需与前列腺增生及前列腺肿瘤相鉴别，可根据B超等辅助检查明确诊断。

6. 治疗　囊肿较小或无症状时不必治疗，较大的囊肿或有症状的小囊肿可手术治疗。腹腔镜手术具有组织显露清楚、手术时间短、创伤小、出血少等优点，是治疗向尿道后方及膀胱颈突起的前列腺囊肿的首选方法。对于近尿道或突入膀胱的囊肿，经尿道电切手术囊肿去顶是手术最佳途径，但是对于年轻患者，保留精阜对正常射精至关重要。

当患者持续高热不退、尿路症状存在、尿道溢脓、大便不畅时，应考虑前列腺脓肿的可能，借助 B 超等检查确诊后，行脓肿切开引流或穿刺引流。只有当脓肿彻底消除，以上症状才会缓解。当脓腔较大、脓液较多时，以脓腔切开引流为佳。用肛门直肠镜暴露出前列腺部位，用尖刀将直肠壁切开脓肿腔内，将脓汁引流出来放置引流管，视引流情况并结合检查再决定拔除引流管时间。当前该治疗仍需用抗生素配合治疗。

五、睾丸囊肿及其他部位囊肿

除了上述的囊肿之外，睾丸囊肿、包皮囊肿、阴茎头囊肿、尿道外口囊肿在男性中仍存在，因其发病率较低，且一般均为良性病变居多，无须特殊处理，继续随访观察是目前的治疗方案，如囊肿过大，影响生活质量，可根据情况手术治疗。

（武志刚）

第五节　男性避孕和节育

男性避孕的概念是阻止男性精液通过女性生殖道与卵子结合，防止生育。男性理想的避孕措施是有效、安全、可逆及方便简单。男性避孕的方法主要包括自然避孕、药物避孕、工具避孕和手术节育。

一、自然避孕

自然避孕的方法分为体外排精和安全期避孕。体外排精是指将精子排到性伴侣体外，精子不能与卵子结合。安全期避孕则是利用女性月经周期中的不排卵期，在此期间性交，精子无法与卵子结合。一般女性的排卵期是在下次月经前的第14天，排卵期前、后1周为易受孕期，而月经期前、后1周则称为安全期。虽然此种方式简单方便，但有效性低，容易导致避孕失败。

二、药物避孕

药物避孕的机制是抑制下丘脑-垂体-性腺轴的性腺功能，阻碍精子的发生。常用的药物方案包括睾酮制剂、雄激素＋孕激素及抗雄激素＋雄激素制剂。虽然应用激素抑制生精功能可导致男性无精子症，以达到避孕效果，但是效果仍不可靠，且药物的剂量和时机难以控制，容易导致生精抑制不全或引起其他不良反应，因此不作为常规的避孕方式。

三、工具避孕

避孕工具主要包括避孕套和避孕药膜，其中避孕套是最普遍的一种避孕手段，方法简单，效果可靠，并且可预防性传播疾病。避孕药膜是一种可杀灭精子的药膜，将其事先置于女性体内以达到避孕效果。药膜避孕的优点是同房的质量比较好，效果也比较可靠，但缺点是使用相对较复杂。

四、手术节育

手术节育主要是指用手术的方法阻断精子的排出通道，从而达到避孕的目的，主要包括输精管结扎术和输精管注射节育法。输精管结扎是目前最常用的节育避孕方法。输精管结扎手术的优势是可达到永久避孕目的，而且效果可靠。结扎手术后睾丸仍能继续产生精子，如果有再生育的要求，还可行输精管复通术，接通输精管实现自然生育。输精管结扎手术属于微创手术，可在局部麻醉下完成，操作简单快捷，是理想的避孕方法。输精管内注射是用穿刺的方法注入凝固剂或栓塞剂堵塞输精管，达到阻断精子排出的目的，由于效果不确切，此种方式应用较少。

（黄燕平）

参 考 文 献

［1］Patoulias I，Koutsogiannis E，Panopoulos I，et al. Hydrocele in pediatric population. Acta Medica（Hradec Kralove），2020，63（2）：57-62.

［2］万学红，卢雪峰. 诊断学. 9版，北京：人民卫生出版社，2018：195.

［3］李宏军，黄宇烽. 实用男科学. 2版，北京：科学出版社，2015：309.

［4］黄健. 中国泌尿外科和男科疾病诊断治疗指南. 北京：科学出版社，2020：729.

［5］Levine LA，Hoeh MP. Evaluation and management of chronic scrotal content pain. CurrUrol，2015，16（6）：36.

［6］涂响安，余敬威. 慢性睾丸痛的诊断与治疗. 中华男科学杂志，2016，22（3）：195-199.

［7］Arafa M，A El-Badry HE，R Shamloul KEzz-Eldine. The prevalence of Peyronie's disease in diabetic patients with erectile dysfunction. Int J Impot Res，2007，19（2）：213-217.

［8］Kumar，B，Narang T，Gupta S，et al. A clinico-aetiological and ultrasonographic study of Peyronie's disease. Sex Health，2006，3（2）：113-118.

［9］Schwarzer U. Sommer F，Klotz T，et al. The prevalence of Peyronie's disease：results of a large survey. BJU Int，2001，88（7）：727-370.

［10］Stuntz M，Perlaky A，Vignes F，et al. The prevalence of peyronie's disease in the United States：A population-based study. PLoS One，2016，11（2）：e0150157.

［11］Rhoden EL，Riedner C E，Fuchs SC，et al. A cross-sectional study for the analysis of clinical，sexual and laboratory conditions associated to Peyronie's disease. J Sex Med，2010，7（4 Pt 1）：1529-1537.

［12］Ralph D，et al. The management of Peyronie's disease：evidence-based 2010 guidelines. J Sex Med，2010，7：2359.

［13］Hellstrom WJ，et al. Self-report and Clinical Response to Peyronie's Disease

Treatment: Peyronie's Disease Questionnaire Results From 2 Large Double-Blind, Randomized, Placebo-Controlled Phase 3 Studies. Urology, 2015, 86: 291.

[14] Greenfield, JM, Lucas S, A Levine L. Factors affecting the loss of length associated with tunica albuginea plication for correction of penile curvature. J Urol, 2006, 175: 238.

[15] Muller A, et al. Peyronie's disease intervention trials: methodological challenges and issues. J Sex Med, 2009, 6: 848.

[16] Shindel AW, et al. Urologist practice patterns in the management of Peyronie's disease: a nationwide survey. J Sex Med, 2008, 5: 954.

[17] Gur S, Ma LM, Hellstrom WJG. Current status and new developments in Peyronie's disease: medical, minimally invasive and surgical treatment options. Expert OpinPharmacother, 2011, 12: 931.

[18] Almeida JL, Felício J, Martins FE. Surgical Planning and Strategies for Peyronie's Disease. Sex Med Rev, 2021, 9: 478-487.

[19] Akman T, Sanli Q, Uluocak N, et al. The most commonly altered type of Peyronie's disease deformity under oral colchicine treatment is lateral curvature that mostly shifts to the dorsal side. Andrologia, 2011, 43: 28.

[20] Chung E, Ling DY, Brock GB. The role of PDE5 inhibitors in penile septal scar remodeling: assessment of clinical and radiological outcomes. J Sex Med, 2011, 8: 1472.

[21] Moskovic DJ, Alex B, Choi JM, et al. Defining predictors of response to intralesional verapamil injection therapy for Peyronie's disease. BJU Int, 2011, 108: 1485.

[22] Lipshultz, LI, Goldstein I, Seftel AD, et al. Clinical efficacy of collagenase Clostridium histolyticum in the treatment of Peyronie's disease by subgroup: results from two large, double-blind, randomized, placebo-controlled, phase III studies. BJU Int, 2015, 116: 650.

[23] Carson CC, Sadeghikmejad H, Tursi JP, et al. Analysis of the clinical safety of intralesional injection of collagenase Clostridium histolyticum (CCH) for adults with Peyronie's disease (PD). BJU Int, 2015, 116: 815.

[24] Twidwell J, Levine L. Topical treatment for acute phase Peyronie's disease

utilizing a new gel, H-100: a randomized, prospective, placebo-controlled pilot study. Int J Impot Res, 2016, 28: 41.

[25] Martinez-Salamanca JI, Alejandra Egui ED, Ignacio MMD, et al. Acute phase Peyronie's disease management with traction device: a nonrandomized prospective controlled trial with ultrasound correlation. J Sex Med, 2014, 11: 506.

[26] Langston JP, Carson CC. Peyronie disease: plication or grafting. Urol Clin North Am, 2011, 38: 207.

[27] Cormio L, Zucci A, Lorusso F, et al. Surgical treatment of Peyronie's disease by plaque incision and grafting with buccal mucosa. Eur Urol, 2009, 55: 1469.

[28] Hatzichristodoulou G, Fiechtner S, Gschwend JE, et al. Surgical therapy of Peyronie's disease by partial plaque excision and grafting with collagen fleece: feasibility study of a new technique. Int J Impot Res, 2013, 25: 183.

[29] Rolle L, Falcone M, Ceruti C, et al. A prospective multicentric international study on the surgical outcomes and patients' satisfaction rates of the 'sliding' technique for end-stage Peyronie's disease with severe shortening of the penis and erectile dysfunction. BJU Int, 2016, 117: 814.

[30] 朱有华. 泌尿外科诊疗手册. 北京: 人民卫生出版社, 2007.

[31] 杨益虎, 张玫玫, 周正国. 射精管囊肿的超声表现及其鉴别诊断. 临床超声医学杂志, 2011, 13 (2): 139-140.

[32] 祖雄兵, 陈敏丰, 叶章群, 等. 前列腺囊肿的临床特征及微创治疗选择. 中华男科杂志, 2009, 15 (8): 721-723.

[33] 袁冬林. 男性避孕节育技术现状及进展. 青海医药杂志 2015, 45 (10): 94-96.

[34] 谷翊群. 中国男性避孕节育有效性临床研究进展. 中国计划生育学杂志 2006, 14 (12): 757-758.

第十三章

男科少见病和罕见病

由于少见病和罕见病的发病率很低，导致临床医师对此类疾病见得少、认识不足，易出现诊断不清或误诊、误治。例如，肾静脉受压综合症易误诊为单纯的精索静脉曲张；阴茎阴囊佩吉特病（皮肤湿疹样癌）易被误诊为湿疹或股癣等常见皮肤病。误诊可导致治疗时机延误，待肿瘤发展至晚期甚至发生转移，患者失去了最佳治疗机会，生存时间也大大缩短。

少见病和罕见病的特点是在首次就诊时患者就非常容易被误诊。基层医院的基层医师或年轻医师在临床上常因未见过少见病和罕见病而更易误诊，使患者无法得到正确的治疗。患者被动观察、等待，而未及时转至上级医院会诊，延误对患者的诊断，错过了合适的治疗时机，造成患者终身遗憾或残疾。

本章汇总了11种男科少见病和罕见病，即克兰费尔特综合征、膀胱外翻和尿道上裂、干燥闭塞性阴茎头炎、男性神经源性膀胱、男性尿失禁、阴囊佩吉特病、肾静脉受压综合征、Young综合征、Zinner综合征、卡尔曼综合征及先天性输精管缺如。本章以上疾病做了详尽的介绍，便于基层医师和各级医院的青年医师对该类疾病有较全面的了解和认识，以便在首诊时做出准确判断，并给予正确的治疗或必要时转诊至相关医院或专科，让患者得到及时、有效地诊治，提高我国少见病和罕见病的诊治水平。

（王　忠）

第一节　克兰费尔特综合征

克兰费尔特综合征是一种先天性疾病，由染色体异常引起，是男性性腺功能减退的常见原因，也是男性不育症的主要遗传因素。正常男性染色体核型为46，XY，男性染色体核型中X增多即引起该病，最常见的染色体核型是47，XXY。该病的患病率在出生男孩中约占1/1000。

一、病因

克兰费尔特综合征是常见的染色体疾病之一，由美国内分泌专家Harry Klinefelter在20世纪40年代发现及命名。克兰费尔特综合征随机发生，额外的染色体来自父亲或母亲的概率无明显差异，且不具有遗传性。高龄产妇可能是产下克兰费尔特综合征后代的一个危险因素。

二、病理生理

本病患者的睾丸小而硬，组织学检查可见睾丸生精小管纤维化和透明样变，管腔闭塞，无精子发生，间质细胞增生或聚集成团，且功能低下，睾酮生成减少，血清睾酮浓度低，对外源性促性腺激素（gonadotropins，Gn）刺激反应低，而患者的血浆及尿中黄体生成素及卵泡刺激素升高，黄体生成素分泌多，刺激睾丸间质细胞，使雌二醇增高，雌二醇/睾酮比值上升。

三、临床表现

克兰费尔特综合征患者胚胎期睾丸发育正常，在不同时期有不同的相对突出的表现。

1. **出生时**　外生殖器可表现为正常男婴，也可出现尿道下裂、小阴茎、隐睾、腹股沟疝和腭裂等表现。

2. 学龄时 可能出现学习障碍、语言障碍、行为障碍等智力水平低下症状。

3. 青春期 出现发育不全或迟缓；小阴茎、睾丸小而硬、乳房发育及体毛稀少。故绝大多数患者在青春期后才确诊。

4. 成年后 睾丸较小（体积一般 1～2 ml），第二性征有不同程度的发育，有的为少许阴毛及胡须或无，喉结小或无，发音尖或女性声音。约25%的患者有乳房发育。身材较高大，骨骼较细，四肢相对较长。可能存在性欲低下、性功能低下、不育、骨质疏松症、糖耐量异常和代谢综合征等表现。

大多数患者不能生育。实验室金检查可见卵泡刺激素明显增高，黄体生成素偏高或增高，睾酮偏低。精液中无精子或精子量极少，因故称无精子症。

部分患者性格和行为也有异常表现，约1/4患者智力发育迟缓，胆怯，生活意志被动及薄弱，有依赖性，感情不稳定，情绪多变，性格和行为有个体差异，不同程度地表现为女性化倾向。

四、辅助检查

克兰费尔特综合征可通过病史、生殖系统检查、医学遗传学检查确诊。

1. 激素检查 睾酮、黄体生成素、卵泡刺激素、雌二醇、催乳素、游离睾酮、性激素结合球蛋白等；皮质醇。

2. 精液分析 收集至少3次精液样本，大部分为无精子症。

3. 血液检查 血常规、空腹血糖和血脂。

4. 染色体核型分析 有47，XXY，48，XXXY，49，XXXXY，46，XY/47，XXY等多种核型。

5. 睾丸活检 染色体嵌合型一般表现为生精小管透明样变和纤维化，生精功能障碍，间质细胞增生，此时需行睾丸活检。

五、诊断要点

患者多因不育症、无精子症就诊。

1. **体检**　睾丸小而硬，阴茎短小，第二性征发育不良，皮肤细白，阴毛、胡须稀少，喉结不明显，身材比例异常，男性乳房发育等。

2. **内分泌检查**　血清卵泡刺激素升高，血清黄体生成素可升高或正常。由于血清睾酮水平降低，血清雌二醇水平升高，睾酮/雌二醇比值降低。

3. **遗传学检查**　染色体核型多为47, XXY，部分或是嵌合型。

六、鉴别诊断

1. **低促性腺激素性性腺功能减退**　血清中卵泡刺激素与黄体生成素的浓度较正常偏低，染色体核型多正常。实验室内分泌检查及遗传学检查即可鉴别。

2. **无精子症**　男性第二性征发育正常，血清睾酮水平正常，染色体核型正常。实验室内分泌检查和遗传学检查即可鉴别。

七、治疗

本症的治疗现阶段均予睾酮补充治疗，以促进患者的男性化，改善其精神状态，增强性功能，从而提高患者的生活质量。睾酮补充治疗应在青春期开始之前，即11～12岁开始，早期睾酮补充治疗有助于改善患者行为和认知方面。睾酮制剂的给药途径包括口服、经皮吸收、肌内注射、舌下含服等。常用的注射用睾酮包括十一酸睾酮、庚酸睾酮等。不同年龄阶段存在不同的治疗侧重点。

1. **儿童期**　此期最重要的问题是语言和学习障碍，出现语言迟缓可能时，及时转诊语言治疗师。

2. **青春期**　12岁左右如果卵泡刺激素和黄体生成素升高，

考虑开始睾酮替代治疗促进第二性征发育，促使身体比例正常化，预防乳房发育，改善体能、情绪和注意力，使得黄体生成素和睾酮水平维持在适龄的中等正常范围。

3. 成年期　对成年克兰费尔特综合征患者的治疗分两大类。

（1）无生育需求的患者：终身睾酮替代治疗，防止出现骨质疏松症、肥胖、糖尿病和代谢综合征，改善情绪、减少疲劳。可以选择口服、注射及经皮等途径给药。睾酮替代治疗期间，每6个月检查前列腺特异性抗原和血常规。

（2）有生育需求的患者

1）获取精子前，建议停止睾酮替代治疗，以免外源性睾酮对生精功能可能的抑制作用。

2）少数患者精液中可以找到活动的精子。

3）对于无精子症患者，可通过显微外科睾丸切开取精术联合卵胞质内单精子注射（ICSI）获得。

4）患者夫妻在接受辅助生殖技术治疗之前，建议进行遗传咨询。

（冯　鑫　郭建华　涂响安　王　忠）

第二节　膀胱外翻和尿道上裂

膀胱外翻和尿道上裂是一种少见的中线畸形，由腹部和骨盆向腹侧中线融合异常造成。统称为外翻-上裂综合征（extrophy-epispa-dias and ectopocystis syndrome，EES）。EES可以仅表现为最轻度的阴茎头型尿道上裂到完全的泄殖腔外翻。泄殖腔外翻常会合并其他多个系统的脏器畸形，对于膀胱外翻，一般同时还合并有尿道上裂，耻骨联合分离和肛门前移。近20年来，手术方法的持续改善使得功能修复的成功率不断提高，但离膀胱外翻的最终治疗目标为，足够的膀胱容量，满意的排尿控制能力及良好的外翻还有很大距离。

一、诊断

1. 产前诊断 孕18周膀胱外翻的产前诊断率为40%。主要表现为，产检B超下缺乏充盈的膀胱（71%），下腹部膀胱突出（47%），男婴中阴囊前移、阴茎短小（57%），脐带偏低29%和髂嵴变宽18%等。

2. 主要临床表现和病理改变

（1）膀胱底部外翻于下腹正中。脐部位置偏下或无明显脐部，可有小型脐膨出。

（2）完全型尿道上裂：表现为两侧阴茎海绵体缩短、上弯；尿道底板外翻于海绵体背侧，与膀胱底板相连。

（3）耻骨联合分离；肛门前移；肛提肌复合体分离，造成盆底肌薄弱，容易出现直肠脱垂和不同程度大便失禁。

（4）双侧膀胱输尿管反流：由于双侧输尿管进入膀胱位置偏外，绝大部分患儿均有反流；其他上尿路畸形少见。

（5）双侧腹股沟斜疝：发生率男孩达80%，女孩10%；双侧睾丸回缩；尽管男孩很多体检发现阴囊空虚，但绝大部分为回缩睾丸，无须手术。

二、手术治疗

手术治疗的目的是修复腹壁和外翻膀胱，使能控制排尿，保护肾功能及在男性重建外观接近正常并有性功能的阴茎。

1. 新生儿期的一期手术，在新生儿期完成膀胱关闭、膀胱颈成形和尿道上裂修复手术，但新生儿期完成这种手术风险巨大，虽然有成功报道，但可能出现阴茎坏死等一系列严重并发症，临床应用较少。

现代分期功能性膀胱外翻修复，是应用较为广泛的一种手术。在新生儿期完成膀胱关闭手术；在2岁以内完成尿道上裂修复手术；在5岁以内，如果膀胱达到合适的容量，最低为麻醉下

60 ml，完成膀胱颈成形手术和输尿管再植手术。新生儿/儿童时期完成手术能够一并截骨完成耻骨联合成形。

2．膀胱关闭术后，膀胱外翻变成完全性尿道上裂。膀胱引流管在术后4周拔出，拔除前应夹管证实排尿有无梗阻，同时行B超检查了解骨盆和输尿管情况及有无尿潴留。手术后3个月应复查B超，以后每6个月复查1次。膀胱外翻术后都会有膀胱输尿管反流，应常规使用预防性抗生素抗感染治疗。

随访中需要了解膀胱容量，如果患儿在2岁以后还不能达到30 ml的膀胱容量，以后得到尿控的机会将降低。

是否存在膀胱出口梗阻也需要注意，如果出现尿潴留、输尿管扩张，需要进行尿道扩张和间歇性清洁导尿，严重的出口梗阻需要进行膀胱出口的成形手术。

3．尿道上裂修复术。传统的功能性膀胱修复手术要求在膀胱关闭后，在患儿2岁以内完成尿道上裂手术。最新的证据显示，尿道上裂的修复可增加膀胱容量，目前尿道上裂手术的年龄不断提前，可以在患儿6个月时完成尿道上裂手术。

目前常用的尿道上裂手术方法为Cantwell-Ransley手术和阴茎完全解剖方法，以Cantwell-Ransley手术最为常用。手术步骤包括：①纠正弯曲；②尿道重建；③阴茎皮肤覆盖；④阴茎头成形。两者差别在于阴茎完全解剖方法将尿道底板从阴茎头完全解剖下来放置腹侧，已获得更好的解剖复位，由于尿道底板过短，部分病例尿道口不能1期做到阴茎头，使尿道上裂变成尿道下裂，需要再次手术。

4．成年人膀胱外翻合并尿道上裂手术。成年人膀胱外翻合并尿道上裂较新生儿更加少见，可能与患儿反复出现上尿路感染、肾衰竭而无法存活有关。成年人可采用与新生儿/儿童相同的手术方法，一期或分期完成手术治疗，但要注意的是，成年人骨盆已发育定型，一般较少进行耻骨联合的重建。

5．尿流改道。尽管膀胱、尿道及腹壁的完整修复是膀胱外翻合并尿道上裂治疗的主流方向，但仍有少部分医师通过尿流改道治疗该病。目前，有少量文献报道利用 Mainz Ⅱ 式治疗膀胱外翻。该术式的优点是手术操作简易、并发症少、生活质量高，同时，利用肛门括约肌也能有效地控尿。但很显然，这种尿粪合流的手术方式可能增加上尿路感染的概率。

（包杰文　郑大超　王　忠）

第三节　干燥闭塞性阴茎头炎

　　干燥闭塞性阴茎头炎（balanitis xerotica obliterans，BXO）是一种较为常见的男性外生殖器皮肤病，又称阴茎头苔藓样硬化（genital lichen sclerosus，GLS），一种发生在阴茎头和包皮上以渐进性硬化萎缩为特征的疾病。临床特点为阴茎头、包皮及包皮系带渐渐萎缩发硬，呈淡白色，阴茎头干燥光滑，包皮缩紧，尿道狭窄致使排尿困难。本病病因不明，30% 的正常人有不同程度的此病，因此可能为生理发育上的变异，不引起任何功能上的障碍。局部因素（包皮过长、包茎、包皮垢刺激）可能是诱发本病的主要病因。自身免疫因素、感染或外伤、遗传因素、内分泌异常等也可能与本病的发生有关。

一、诊断

　　1. 临床表现及体格检查　皮损大多位于包皮内侧、阴茎头、尿道口、冠状沟，偶尔侵犯阴茎。病变早期为慢性阴茎头炎，皮肤浸润肥厚，色泽棕红，表面脱屑，有时可见出血性水疱。阴茎头部及尿道口出现牙色白斑，病变部位组织萎缩、纤维化，失去正常的海绵样感觉，并可引起尿道狭窄、包皮萎缩和粘连，一般患者无自觉症状。尿道口明显狭窄者可影响排尿，本病偶尔可伴发鳞状细胞癌。如损害发生于包皮末端者，除具上述皮损外，还可形成继发性包茎，少数可发生癌变，应予以警惕。

2. 组织病理检查　表皮角化过度、棘细胞层萎缩，基底细胞液化变性；真皮浅部胶原纤维明显水肿和均质化，弹性纤维消失，水肿区下有带状淋巴组织细胞浸润。病程呈慢性发展后，表皮可见萎缩，而炎症和水肿减轻，真皮乳头层变得更为致密和均质化。基底细胞空泡形成和真皮乳头层水肿严重时，表皮、真皮交界部可出现水疱。

3. 辅助检查　①尿道造影：有排尿困难患者，建议行尿道造影检查，典型表现为病变尿道变细，尿道黏膜毛糙，并呈串珠样改变；②盆腔MRI：可帮助了解尿道瘢痕程度及是否有癌变的可能。

二、鉴别诊断

1. 阴茎头银屑病　大多数患者在身体他处有银屑病的损害，也可单发于阴茎头和包皮内面，表现为边界清楚的光滑干燥性红斑，刮之可见鳞屑。

2. 云母状和角化性假上皮瘤性阴茎头炎　阴茎头上可见孤立的境界分明的浸润肥厚性皮损，或者角化过度性斑块，其上附有云母状银白色鳞屑，阴茎头萎缩并失去正常弹性，一般无自觉症状。

三、治疗

治疗的主要目的是缓解症状，减轻不适及防止恶变。皮质类固醇软膏外用或皮损内注射，可减轻局部症状。包皮缩窄者可行包皮松解术。尿道狭窄者可行尿道成形术。干燥闭塞性阴茎头炎导致的排尿困难，不建议使用外生殖器皮肤来进行尿道重建，因尿道狭窄容易复发。建议使用口腔黏膜包括舌黏膜、颊黏膜进行尿道扩大重建。同时，干燥闭塞性阴茎头炎需要警惕癌变的可能，若癌变需要手术切除。

（谢敏凯　王　忠）

第四节　男性神经源性膀胱

神经源性膀胱（neurogenic bladder，NB）是由于神经控制机制出现紊乱导致的下尿路功能障碍。神经源性膀胱的诊断，通常存在神经病变，根据神经病变的程度和位置不同，神经源性膀胱有不同的临床表现。神经源性膀胱可引起多种长期并发症，最严重的是上尿路损害、肾衰竭，因此，对神经源性膀胱的早期诊断、并且对后续并发症的风险进行早期评估和预防具有非常重要的意义。

一、诊断

神经源性膀胱的早期诊断和客观评估非常重要，早期诊断能及时治疗，同时防止并发症的产生与进展。神经源性膀胱诊断主要包括以下 3 个方面。

1. 导致膀胱尿道障碍与神经系统病变　如病变的性质、部位、程度、范围、病程等，应通过神经系统相关病史、体格检查、影像学检查和神经电生理明确。

2. 下尿路和上尿路功能障碍和泌尿系统并发症　如下尿路功能障碍的类型、程度，是否合并泌尿系统感染、结石、肿瘤，是否合并肾积水、输尿管扩张迂曲、膀胱输尿管反流等上尿路损害。

3. 其他相关器官、系统功能障碍　如是否合并性功能障碍、盆前脏器脱垂、大便失禁等。

二、临床表现

1. 泌尿生殖系统症状

（1）下尿路症状（LUTS）：症状开始出现时间为分析与神经系统疾病的因果关系提供依据。主要有储尿期症状，如尿频、尿急、夜尿、尿失禁；排尿期症状，如排尿困难、膀胱排空不全、尿潴留、尿痛等；排尿后症状，如尿后滴沥等。

（2）膀胱感觉异常：如异常膀胱充盈感及尿意等。

（3）泌尿系统管理方式调查：如腹压排尿、叩击排尿、自行漏尿、长期留置导尿等。

（4）性功能障碍：男性应注意是否存在勃起功能障碍、性高潮异常、射精异常等。

（5）其他：如腰痛、盆底疼痛、血尿等。

2. 肠道症状　排便频繁、大便失禁，直肠感觉异常，排便习惯改变等。

3. 神经系统症状　包括神经系统原发病病程全期症状，如肢体感觉运动障碍、肢体痉挛、自主神经反射亢进、精神症状及理解力等。

4. 其他症状　如发热、血压增高等自主神经障碍症状。

三、体格检查

1. 泌尿及生殖系统检查　所有怀疑神经源性膀胱的患者均应进行标准、完整的泌尿系统体格检查，包括肾脏、输尿管、膀胱、尿道、外生殖器等常规检查，还要注意腰腹部情况。常规进行直肠指检，了解肛门括约肌张力。男性应常规检查前列腺状况，因神经源性膀胱常并发前列腺炎症和前列腺脓肿，特别是长期留置导尿患者。

2. 神经系统检查　神经系统检查包括：①感觉和运动功能；②神经反射；③会阴部/鞍部及直肠指检。

四、辅助检查

1. 实验室检查　①尿常规，了解是否存在尿路感染，尿比重、血红蛋白等；②肾功能检查；③尿细菌学检查。

2. 影像学检查　①泌尿系统B超，重点了解肾、输尿管、膀胱的形态及残余尿量；②泌尿系统X线片，有无隐性脊柱裂等骶骨发育异常；③泌尿系统CT；④泌尿系统MR水成像，对上尿路的评估与CT相似，还可以辅助诊断脊髓硬脊膜粘连或脊椎手术形成的脊髓拴系综合征；⑤核素检查，了解肾功能、肾供血状态。

3. 膀胱尿道镜检查　对早期诊断价值不大，但可用于下尿路并发症评估，同时有助于评估尿道及膀胱的解剖学异常。

4. 尿动力学检查　①排尿日记；②自由尿流率与残余尿测定；③充盈膀胱压力－容积测定；④尿道压力测定等。

5. 神经电生理检查　神经电生理检查是对神经系统物理检查的延伸，目前已有专门针对下尿路和盆底感觉及运动功能的神经通路的电生理检查，对神经源性膀胱患者的膀胱和盆底功能障碍进行评估，为治疗方案的制订和患者的预后判断提供参考。

五、鉴别诊断

1. 良性前列腺增生　多发生于50岁以上男性，临床表现为排尿困难，尿潴留，严重者引起肾、输尿管扩张积水，直肠指检，膀胱镜检查、膀胱造影可明确诊断。

2. 膀胱颈梗阻　临床表现为排尿困难和尿潴留，肛门周围皮肤及会阴部感觉正常，通过膀胱镜检查或尿流动力学检查可鉴别。

3. 尿道狭窄　可为先天性或后天性，以排尿困难为主要表现，尿道探子检查有明显狭窄段，尿道造影可明确诊断。

4. 膀胱颈部梗阻　临床表现为排尿困难，多伴有排尿疼痛，在排尿过程中可突然发生尿流中断现象，B超检查发现强回声，膀胱区X线片见不透光阴影，膀胱镜检查可明确结石大小、数目。

5. 膀胱癌　膀胱癌位于膀胱颈部，三角区附近的带蒂肿瘤因堵塞尿道内口可引起排尿困难、尿潴留等症状，但患者一般有间歇性无痛性血尿，尿脱落细胞检查可发现癌细胞，静脉尿路造影可见膀胱区充盈缺损，膀胱镜检查可直接明确肿瘤的部位、大小、数目，并可同时取活组织检查。

六、治疗

神经源性膀胱的治疗目标：①保护上尿路功能；②恢复（或部分恢复）下尿路功能；③改善尿失禁、提高患者生活质量。

1. 非手术治疗

（1）手法辅助排尿和导尿治疗：手法排尿的方法有扳机点排尿、Crede手法排尿、瓦尔萨尔瓦动作等。导尿治疗，如间歇性导尿可促进储尿或排尿，能有效地治疗神经肌肉排尿功能障碍，免除长期带导尿管甚至耻骨上膀胱造瘘的痛苦，并为进一步治疗（膀胱扩大术、可控性尿流改道术）创造条件。

（2）康复训练：如膀胱行为训练，盆底肌肉锻炼和盆底生物反馈（biofeedback）等。

（3）电刺激：利用神经细胞对电刺激的应答来传递外加的人工电信号，通过外电流作用，在神经源性膀胱患者产生局部的肌肉收缩或松弛。常用方法有外周临时电刺激、膀胱腔内电刺激、盆底肌电刺激、外周阴部神经电刺激等。

（4）中医针灸。

2. 口服药物治疗

（1）治疗逼尿肌过度活动的药物：M受体阻断剂，5型磷酸二酯酶抑制剂（PDE5i）。

（2）治疗逼尿肌收缩无力的药物：M受体激动剂和胆碱酯酶抑制剂药物的不良反应较多，较少用于临床，目前尚无有效的药物能够治疗逼尿肌收缩，导尿仍然是治疗逼尿肌收缩无力的首选治疗。

（3）降低膀胱出口阻力的药物：α受体阻滞剂，可以降低膀胱出口阻力，改善排尿困难等排尿期症状。

（4）增加膀胱出口阻力的药物：α受体激动剂（如米多君）。

（5）减少尿液产生的药物：去氨加压素为一种合成抗利尿药，主要用于夜尿症、遗尿和尿崩症。

3．临床常用手术治疗方法

（1）重建储尿功能的术式

1）扩大膀胱容量的术式：如A型肉毒毒素膀胱壁注射术、自体膀胱扩大术（逼尿肌切除术）、肠道膀胱扩大术等。

2）增加尿道尿控能力的术式：填充剂注射术，尿道吊带术，人工尿道括约肌植入术。

（2）重建排尿功能的术式

1）增加膀胱收缩力的术式：骶神经前根刺激术，逼尿肌成形术。

2）降低尿道阻力的术式：A型肉毒毒素尿道括约肌内注射射术，尿道括约肌切断术，膀胱颈切开术，尿道支架置入术。

3）重建排尿和储尿功能的术式：如骶神经后根切断＋骶神经前根刺激术，骶神经调节术。

4）尿流改道术：分为可控尿流改道与不可控尿流改道。

（谷　猛　王　忠）

第五节　男性尿失禁

尿失禁（urinary incontinence）即尿液不受控制而自行流出。男性和女性尿失禁在不同年龄有所不同。童年时期，男孩在膀胱控制方面发育较女孩晚，所以夜间遗尿较常见。然而成年后，由于解剖学上的差异或是怀孕和分娩造成的结构变化，女性尿失禁发生率则较高。但在临床中，仍有许多男性患有各种类型尿失禁。

一、分型

根据原因不同，男性尿失禁主要分为4类。

1. **真性尿失禁**　主要是括约肌受损，即使平躺也会有尿液不断流出，多由医源性损伤或者外伤引起，如前列腺癌或前列腺增生术后。

2. **充溢性尿失禁**　通常和尿道梗阻相关或继发于糖尿病、骶神经和会阴部神经损伤等，膀胱过度充盈时尿液滴出，患者可无排尿感，排尿后膀胱内仍有很多残余尿。

3. **压力性尿失禁**　在咳嗽、打喷嚏或抬起重物时，由于腹压升高导致的漏尿。男性压力性尿失禁较为少见，尿道括约肌功能下降，但是没有完全丢失。

4. **急迫性尿失禁**　在产生尿急感后便无法自主控制的非自愿排尿。由于膀胱逼尿肌受到刺激而出现不稳定性的收缩，如前列腺炎刺激膀胱三角区的神经末梢、前列腺增生病史长导致膀胱逼尿肌代偿性增生伴功能亢进。

二、诊断

1. **病史询问**　病史询问是最重要的步骤。患者的一般病史，包括重大疾病或手术的细节、尿失禁发生的时间及伴随症状、每天摄取的液体量包括饮酒及咖啡等、近期服用的药物种类、最近有无便秘或者排便不畅等问题。

尿失禁诊断问卷（questionnaire for urinary incontinence diagnosis，QUID，图 2-13-1）于 2005 年由 Bradley 等制订的问卷表，共包括 6 个问题，主要用来诊断尿失禁的类型。这 6 个问题主要是关于患者在何种情况下漏尿和漏尿频率；前 3 个问题是关于压力性尿失禁，后 3 个问题是关于急迫性尿失禁。每个问题有 6 个选项（即等级），从 0～5 分；各个问题所得分数相加，得出最后的总分（0～30 分）；压力性尿失禁和急迫性尿失禁可各 15 分。前 3 个题得分 ≥4 分，可诊断压力性尿失禁；后 3 个问题得分 ≥6 分，可诊断为急迫性尿失禁；前 3 个问题得分 ≥4 分且后 3 个问题 ≥6 分，则可诊断为混合性尿失禁。

表2-13-1　尿失禁诊断问卷（QUID）

对于下面每一个问题，请结合自身和实际情况，回答每一个问题，并选择最合适的选项	从来没有（0分）	很少（1分）	有时（2分）	经常（3分）	大部分（4分）	总有（5分）	评分
当您咳嗽或打喷嚏时，是否有漏尿现象（即使只是一小滴）？							
当您弯腰、蹲下、提举东西时，是否有漏尿现象（即使只是一小滴）？							
当您快步走、慢跑或运动时，是否有漏尿现象（即使只是一小滴）？							
当您准备如厕，正在脱裤想小便之前，是否有漏尿现象（即使只是一小滴）？							
您是否产生过强烈的急需排尿的不适感，如不及时如厕就会漏尿（即使只是一小滴）？							
您一旦有突然而强烈的小便愿望，就必须马上如厕？							

2. 体格检查

（1）腹部检查：可排除膀胱和腹部肿块等。

（2）直肠指检：经由直肠指诊进行前列腺检查及评估，可初步评估前列腺增大的程度，或者有无前列腺癌的可能。

（3）局部神经系统检查：会阴部感觉神经有无麻木感或任何

感觉异常，肌肉张力、反射或是肛门括约肌张力变化来初步评估骨盆神经状况。

3. 辅助检查

（1）尿常规：应将尿常规作为尿失禁患者初诊时的一项常规检查，如伴有尿路感染，应给予恰当的治疗。

（2）排尿日记：可翔实地记录摄入液体量、排尿次数及尿量、尿失禁发生次数及时间，对于病因诊断上会有所帮助。

（3）影像学检查：可行泌尿系统B超/CT等，评估膀胱及上尿路情况，测量残余尿量。经直肠B超可以准确地评估前列腺的大小及膀胱颈的梗阻情况。

（4）尿流动力学检查：可协助判断膀胱容量是否过小、膀胱过度活动或膀胱功能低下、括约肌功能不足或膀胱出口梗阻。此检查着重于评估膀胱存储尿液和排空能力的稳定和完整，亦可评估尿道括约肌控制机制的能力。

（5）尿垫试验：患者症状不能详细记录尿量，可进行尿垫试验。如需要客观地评估治疗结果，可适当重复进行。

（6）膀胱镜检查：可直接看到尿道及膀胱情况，前列腺增大腺体和小梁、小室、膀胱结石等，但有严重梗阻时慎用。

三、鉴别诊断

1. 膀胱过度活动症　膀胱过度活动症是一种以尿急症状为特征的综合征，常伴有尿频和夜尿症状，可伴或不伴有急迫性尿失禁。尿动力学上可表现为逼尿肌过度活动。

2. 尿崩症　临床特点为多尿、烦渴、低比重尿或低渗尿，主要是由于下丘脑-神经垂体病变引起称抗利尿激素不同程度的缺乏，可进行血尿渗透压测定和禁水-加压素试验明确诊断。

3. 膀胱挛缩　结核所致的严重膀胱炎或高度的膀胱挛缩及盆腔放射治疗术后膀胱变性，尿不断从尿道中流出。病史结合泌尿系影像学检查可鉴别。

4. 输尿管异位开口　静脉尿路造影可了解异位输尿管开口的类型及开口的位置，此外计算机体层摄影尿路造影（computed tomography urography，CTU）、MRI亦有良好的鉴别诊断价值。

5. 尿道憩室　B超、MRI能够明确诊断。

6. 尿瘘　亚甲蓝试验可明确诊断。

四、治疗

尿失禁治疗方式取决于尿失禁的类型、症状的严重程度、患者的生活方式等，而一般以行为治疗作为治疗的开始。许多男性在改变生活习惯或通过运动加强盆底肌肉功能后可好转。如果行为治疗无效，还可以尝试药物或是留置导尿。对于一些有严重症状的男性，手术则是有效的治疗选择。

1. 行为治疗　对于某些轻微尿失禁的男性，可以采取在某些时段限制液体摄取或定时排尿控制。当症状改善后，逐渐延长排尿的间隔时间。也可借由凯格尔运动（Kegel exercises）来训练骨盆底的肌肉群，有助于改善膀胱储尿功能。

2. 药物治疗　许多药物可以应用于膀胱功能的控制，常使用的药物包括以下5类。

（1）α受体阻滞剂：主要是用于改善前列腺增生造成膀胱出口阻塞所导致的排尿障碍。药物可以放松前列腺及膀胱颈的平滑肌，使得膀胱能较完全排空尿液，减少排尿次数也可预防导致尿失禁的膀胱异常收缩。

（2）5α还原酶抑制剂：药物作用主要是抑制睾酮化为强效的双氢睾酮，减小部分前列腺体积，改善排尿及残余尿情况，进而降低尿失禁机会。

（3）丙米嗪：属于一种三环类抗抑郁药，可阻止中枢神经导致膀胱痉挛的神经信号，使得平滑肌放松，减少尿失禁。

（4）抗毒蕈碱类药物：这类药物通过M受体使膀胱平滑肌放松并减少膀胱痉挛的机会，多用于急迫性尿失禁的患者。但若是年龄较大，或者原本残余尿较多的患者，易导致急性尿潴留。

（5）度洛西汀：是一种选择性的5-羟色胺和去甲肾上腺素再摄取抑制药，在女性压力性尿失禁中被证实是有效的药物之一，亦可用于男性，但只能对约50%患者有效。

3. 手术治疗　在药物治疗效果不理想，或者尿失禁症状严重时，手术可以作为治疗的选择。但要注意术前评估，明确诊断。

（1）填充剂：即在膀胱颈尿道旁注射填充物质。目前多用透明质酸作为填充物的选择，但是注射填充物易造成周围组织炎症反应，尿道弹性变差，建议用于术后较轻微的压力性尿失禁。

（2）经直肠B超引导的PROAC^{TM}植入：PROAC^{TM}是一种半环状装置，可置放于膀胱颈两侧，以挤压尿道达到改善漏尿效果。

（3）尿道悬吊术：通常的适应证是前列腺增生或根治性前列腺癌术后的轻、中度尿失禁。利用手术方式经会阴将尿道吊带置放于尿道球部，当压力上升时，吊带便会挤压尿道达到控尿效果。

（4）人工尿道括约肌植入术：可用于尿道括约肌收缩功能差的患者，通常发生在控制括约肌的神经受损后，如前列腺癌根治术后等，特别适用于术后严重压力性尿失禁的患者。

（5）尿液分流：若是因神经受损导致膀胱逼尿肌收缩功能已经完全丧失，则考虑尿液分流手术，包括耻骨上膀胱造瘘手术或者肾造瘘手术。

（刘　冲　王　忠）

第六节　阴囊佩吉特病

阴囊佩吉特病（Paget disease of scrotum）又称阴囊湿疹样癌，是一种临床上较为少见的皮肤恶性肿瘤，根据肿瘤细胞Paget累及的部位——乳房和乳房外皮肤区域（外生殖器和肛门等），分为乳房肿瘤细胞佩吉特病（mammary Paget's disease,

MPD）和乳房外肿瘤细胞佩吉特病（extramammary Paget's disease，EMPD）。阴囊佩吉特病为乳腺外佩吉特病最主要的表现形式。

一、病因

病因未明，目前多认为本病可能起源于皮肤附属器或异位细胞，也可能是由于其他部位的肿瘤（如直肠癌、前列腺癌等）迁移而来。

二、临床表现

本病好发年龄为45～75岁，进展缓慢。临床表现缺乏特异性，早期主要表现在阴囊、阴茎等顶泌汗腺分布的部位出现湿疹样皮损，皮损边界不清、不规则的斑块，可有糜烂、破溃、渗出、脱屑或结痂，通常伴有瘙痒，酷似阴囊湿疹或皮炎，造成误诊。因此，阴囊佩吉特病又称阴囊湿疹样癌、阴囊炎性癌。但随着病变迁延，可形成局部陈旧性橘皮样斑块或导致溃疡，炎性渗出，严重者出现恶臭。阴囊佩吉特病的皮损无明显特异性，易误诊为湿疹、皮炎、真菌感染等疾病，因此常导致确诊本病的时间较晚，延误治疗。因此，对于连续治疗6～8周无效的阴囊皮肤湿疹样改变者，应常规行皮肤活检以排除本病。

三、诊断

由于阴囊佩吉特病常表现为瘙痒、皮疹和红斑，缺乏特异性的临床表现，常被误诊为湿疹或皮炎。在临床查体中，对生殖器的检查不像其他部位彻底，导致该病易被漏诊。确诊主要靠病理活检发现Paget细胞。阴囊佩吉特病典型的病理特征为，即在病变表皮内见到Paget细胞，胞体大而圆、核大、胞质丰富而淡染，有的呈空泡状单个散在，或者呈巢状分布，核分裂象常见，无细胞间桥，真皮内常可见炎细胞浸润。此外，细胞角蛋白

T（cytokeratin，CK7）免疫染色已被证明是检测乳房外佩吉特病（extramammary Paget disease，EMPD）的标志物。

四、鉴别诊断

本病应与湿疹、慢性皮炎、鲍恩病、无黑色素颗粒的恶性黑色素瘤、皮肤原位癌、浅表型恶性黑色素瘤等相鉴别，病理可通过某些特殊染色方法如过碘酸希夫（periodic acid schiff，PAS）染色、阿新蓝染色、多巴反应及免疫组化、酶组化染色等相鉴别。

1. 慢性湿疹　外观与本病相似，但发作呈间歇性，局部应用皮质类固醇可以缓解瘙痒症状，活检找不到 Paget 细胞。

2. 皮肤表浅真菌感染　股癣蔓延至会阴部及肛周附近，皮肤损害类似本病，局部应用皮质类固醇治疗症状不缓解，但抗真菌治疗有效，刮屑行镜检可以找到菌丝或孢子。

3. 鲍恩病　为病变皮肤内鳞状细胞癌，亦称表皮内癌，任何年龄段均可发生，但此病多发生于中老年人。临床表现病初为小红色脱屑斑伴瘙痒和灼痛，逐渐扩大融合，去除表面脓、血痂后可见糜烂溃疡，经久不愈，病变与正常皮肤边界清楚。PAS 反应呈阴性，活检可以鉴别。

4. 基底细胞癌　多发生在肛缘，生长缓慢。显微镜下可见不同程度角化，中心有钙化，细胞核大、胞质少。

5. 凯拉增生性红斑（erythroplasia of Queyrat）　较为少见，多为壮年，病变多发生于阴茎头、尿道口及包皮等部位，进展缓慢。临床主要表现为，界线清楚的红色小斑片，覆以灰白色鳞屑，可为1个或数个硬结、溃疡，溃疡常呈光亮圆形隆起周围组织包绕，因瘙痒引起皮炎性瘢痕区。可转变成侵袭性的鳞癌。诊断主要依据病理检查。

6. 皮肤原位癌　癌胚抗原呈阴性反应，病理检查可见胞核簇集的多核巨上皮细胞和个别角化不良细胞。

7. 浅表型恶性黑色素瘤　癌细胞直接与真皮接触，癌胚抗原、多巴、PAS染色和阿新蓝染色均呈阴性反应。

五、治疗

关于阴囊佩吉特病的治疗包括局部治疗、放化学治疗、光动力、激光和手术等，但应依据患者阴囊佩吉特病的发展阶段、肿瘤分级分期情况、患者的一般情况来综合选择治疗方案。

1. 手术治疗　阴囊佩吉特病对放化学治疗均不敏感。目前公认外科扩大切除手术可作为首选，手术应切除阴囊皮肤全层，包括表皮、真皮及阴囊肉膜，切除范围宜距病灶边缘2 cm以上。由于边界不规则且不清楚，故切除范围很难确定，对于扩大切除的范围尚无统一定论，需进一步探索。为避免切缘阳性，目前多数主张早期病灶边缘2 ~ 3 cm扩大切除，且对术中切除病灶周围的组织冷冻活检，若切缘阳性，则继续扩大切除的范围。Kato等曾建议，对于边界清晰或通过组织病理确定边界的皮损应扩大切除1 cm，而边界不清的皮损应扩大切除3 cm；皮损扩大切除2 cm，59%患者的病灶可完全切净；扩大切除5 cm后，97%的患者手术切缘阴性。面对高复发率和多次手术，切缘问题受到越来越重视，目前在围手术期对切缘的识别尝试术中使用冷冻切片活检引导或荧光显影。手术中皮肤缺损可行皮肤松解后缝合。若缺损较大，可行邻近皮瓣成形、游离植皮术及创面负压治疗。皮瓣修复创面采用随意性皮瓣以病灶附近位置为佳，其转移时张力少，易成活，且色泽与病灶处相近，感觉功能相同，但需避免血管蒂扭曲、过度牵拉或压迫等。病变区要整块切下，标本应注明方位，以便病理学检查，一旦证实切缘有肿瘤累及时，可准确定位切缘阳性的部位，再次手术扩大切除范围。如有条件最好做Mohs外科手术。虽然Mohs外科手术方式不仅能确保完全切除且又尽可能地保留正常皮肤，但因费时费力，尚未在大面积EMPD治疗中作为首选。

对于原位癌和侵犯真皮乳头层佩吉特病患者，若未发现淋巴结转移，则不必行淋结清扫；对于侵犯真皮网状层和皮下组织者，即使未发现淋巴结转移，应根据肿瘤侵犯深度，选择性的清扫淋巴结。当患者临床出现淋巴结转移或活检证实淋巴结转移时，应行腹股沟淋巴结清扫。有远处转移者，同时要进行化学治疗，病灶反复者仍可选择手术治疗。

2. 非手术疗法　主要包括放射治疗、化学治疗（5-氟尿嘧啶，丝裂霉素C，多西他赛＋顺铂等）、局部用药（1% 5-氟尿嘧啶乳膏或5%咪喹莫特乳膏涂抹）、免疫调节剂的应用、光动力治疗（20% 5-艾拉光动力治疗仪）、激光治疗、分子靶向治疗等。

（姚海军　庄锦涛　涂响安　王　忠）

第七节　肾静脉受压综合征

肾静脉受压综合征（renal vein entrapment syndrome）又称胡桃夹综合征（nutcracker syndrome，NCS），是指左肾静脉受压所导致的一系列临床症状和体征，最早由比利时放射科医师De Schepper教授于1972年命名。根据左肾静脉（left renal vein，LRV）的解剖学特点，肾静脉受压综合征分为前肾静脉受压综合征（指左肾静脉经过肠系膜上动脉和主动脉的夹角时受压）和后肾静脉受压综合征（指左肾静脉走行于主动脉和椎体之间受压）。

该病临床表现缺乏特异性，好发于青春期到40岁左右的患者，主要表现为血尿，蛋白尿，腰痛和男性精索静脉曲张等。此外，解剖学上的胡桃夹现象并不一定出现疾病表现，可能是一种正常的变异。因此，影像学评估联合临床症状体征是肾静脉受压综合征诊断的关键。由于肾静脉受压综合征在临床中发病率低，属于男科少见罕见病。目前尚无大样本研究评估其治疗方案的优劣。开放手术、腹腔镜手术、血管内支架、血管外支架、肾静脉成形术及非手术治疗等在国内外均有报道。而实践过程中，最终治疗方案的确定常取决于临床医师的经验和治疗方案的可及性。患者的诊断和治疗实施个体化全程管理是提高患者预后的重要措施。

一、诊断

由于肾静脉受压综合征在临床上主要表现为非特异性的血尿和腰痛等，因此临床上多为排除性诊断，首先排除更常见的病因，如尿路感染、肾炎、尿路结石、自身免疫性疾病等。当患者具有典型的临床症状，辅助检查能够证明存在胡桃夹现象，同时排除其他可能病因后方可诊断。

影像学检查在诊断有着重要的作用，包括无创的多普勒超声、CT、MRI和有创的静脉造影以及血管内B超等。

1. 多普勒超声 多普勒超声诊断左肾静脉压迫的敏感性和特异性分别为69% ～ 90%和89% ～ 100%，是左肾静脉的首选检测方法。同时多普勒超声检查可实时测量左肾静脉的血流速度，当肠系膜上动脉段的左肾静脉流速与肾门处左肾静脉流速之比大于5.0时，即可诊断为肾静脉受压综合征。但是多普勒超声诊断结果易受检查时患者体位和检查实施者的主观因素影响。

2. CT和MRI CT和MRI均可显示肠系膜上动脉和腹主动脉夹角中的左肾静脉受压、性腺静脉扩张和骨盆充血情况。然而，尽管它们准确地显示左肾静脉和周围结构之间的解剖关系，但CT和MRI都不是血流动力学检测手段，因此不能准确地测量左肾静脉的流速和方向。肾静脉受压综合征的CT诊断参考标准为左肾静脉直径比（肾门左肾静脉与主动脉－肠系膜上动脉处左肾静脉之比）大于4.9（特异性100%），或者在横断面上观察到"鸟喙征（beak sign）"。CT血管成像（CTA）经过三维重建后，更可以清晰显示肠系膜上动脉和腹主动脉的空间结构和3D方向。

此外，可以通过CTA准确测量任何区域的前、后径和横截面积。鉴于此，当经多普勒超声检查怀疑肾静脉受压综合征后，有条件的单位应对患者进行CTA检查以明确血管的具体情况，且应在左肾静脉造影及压力梯度测定前进行。MRA（MR angiography，MRA）具有与CTA相同的诊断价值，因其无射线伤害，在特定人群中，如儿童肾静脉受压综合征、存在造影剂过敏或肾功能不全患者中更具优势。

3. 静脉造影与血管内B超　如果以上诊断方法均无法确诊，则可通过左肾静脉造影及测量左肾静脉和下腔静脉之间的静脉压力梯度来确定。尽管该方法为有创检查，但仍然是肾静脉受压综合征诊断的"金标准"。在大多数健康患者中，左肾门与下腔静脉之间的压力梯度＜1 mmHg，通过静脉造影确定压力梯度＞3 mmHg即可诊断为肾静脉受压综合征。然而，尽管该技术准确性高，但肾静脉受压综合征患者与健康个体之间的压力梯度范围仍有一定的重叠，少部分健康个体的压力梯度可＞3 mmHg。此外，无症状肾静脉受压综合征患者存在较广的压力梯度，部分患者因代偿性地形成侧支循环而导致压力梯度降低，甚至＜3 mmHg，使诊断更为复杂。另外，由于其侵袭性和放射危害，有学者认为在所有临床怀疑肾静脉受压综合征的儿童中使用左肾静脉造影是不适当的。

血管内B超（intravascular ultrasound，IVUS）可进行腔内和透壁血管成像，而非传统数字减影血管造影（digital substraction angiography，DSA）所展示的血管轮廓图像，且可允许介入放射科医师在不使用电离辐射的情况下测量二维腔内血管直径和病变长度，并评估支架的位置。有研究表明，与DSA相比，IVUS在诊断肾静脉受压综合征时，可提供更为准确的血管受压位置和更精确的血管直径。同时，IVUS使用更少的造影剂量和更少的射线暴露使其在儿童患者的诊断、治疗中具有更大的优势。因此，IVUS同样是目前公认的肾静脉受压综合征诊断的"金标准"。

临床上遇到血尿、精索静脉曲张、腹痛等患者，应依次进行常规实验室检查（血常规、尿常规、尿沉渣，必要时行尿培养及药敏试验），泌尿系统B超检查，膀胱镜，输尿管镜检查，以排除结石、肿瘤、畸形、感染等常规疾病。当排除以上疾病后，即应想到左肾静脉压迫的可能，尤其是青春期男性。在疑诊肾静脉受压综合征后，依次进行彩色多普勒超声、CTA/MRA检查以明确血管压迫具体情况，必要时行静脉造影或IVUS。鉴于不同的检测技术均存在各自的优缺点，即使静脉造影和IVUS作为"金标准"，但应用于临床诊断过程中依然存在不少问题。因此建议肾静脉受压综合征的诊断，应基于对详细的临床病史、实验室检查结果及影像检查的综合评估。

二、治疗

肾静脉受压综合征的治疗指征和治疗方案的选择一直以来存在较大的争议。目前大多数学者认为，对于轻度可耐受的症状，建议采取非手术治疗。18岁以下的患者随着年龄的增长，肠系膜上动脉起源处的纤维组织增加，可一定程度缓解左肾静脉的压迫。同时，静脉侧支的形成也有助于缓解左肾静脉的高压状态，因此，对18岁以下的患者首先给予非手术治疗。但是对于严重血尿、腹痛、贫血、自主神经功能紊乱、肾功能损害、精索静脉曲张形成及非手术治疗无好转的患者，应考虑外科治疗。外科治疗方案包括肠系膜上动脉切断再植术、左肾静脉下移－下腔静脉端侧吻合术、精索静脉（卵巢静脉）－下腔静脉吻合术、自体肾移植术、左肾静脉下腔静脉自体大隐静脉旁路转流术、左肾静脉血管内支架置入术、左肾静脉血管腔外支架置入术等。

1. 常规手术方式

（1）肠系膜上动脉切断再植术：在肠系膜上动脉近根部离断，远端下移至肾动脉以下与主动脉行端－侧吻合。完成吻合后，需进一步松解狭窄段肾静脉周围的纤维结缔组织，使受压的肾静脉段充分扩张。亦有将肠系膜上动脉游离后行悬吊外固定术。

（2）左肾静脉下移－下腔静脉端侧吻合术：在汇入下腔静脉处离断左肾静脉，充分游离左肾静脉，将左肾静脉下移5 cm，再与下腔静脉行端－侧吻合。

（3）精索静脉（卵巢静脉）－下腔静脉吻合术：主要用于左肾静脉压迫伴有盆腔静脉曲张，术后60%的患者症状得到改善。

（4）自体肾移植术：左肾切除后直接移植到自体左或右髂窝内。

（5）左肾静脉下腔静脉自体大隐静脉旁路转流术，亦有使用人工血管代替。然而，上述各种血管重建手术或者转流术因其手术创伤大，并发症多，临床运用越来越少。

2. 血管内支架置入　局部麻醉股静脉穿刺，在DSA监视下行血管内支架置入，置入血管鞘，将导管插入左肾静脉远端，行造影、测压后支架被送入左肾静脉最狭窄处，释放支架，其远端不超过左性腺静脉开口，近端不超过左肾静脉与下腔静脉汇合口。在自膨支架置入前一般不预先行球囊扩张。支架的长度一般选择4 cm，过短不易定位狭窄部位，过长远端可能覆盖生殖静脉开口；支架的直径根据彩色多普勒超声、CTA或MRA测得左肾静脉最宽处直径再加20%。术后常规使用抗凝剂治疗。由于肾血流量大，且支架置入后2个月左右内皮细胞就能覆盖支架，血栓形成机会少，一般术后需口服抗凝药2个月。血管内支架置入术虽然操作简单，但若发生支架移位或者血栓形成，后果较为严重。

3. 血管外支架置入　血管外支架支撑技术使用带环的聚四氟乙烯（poly tetra fluoroethylene，PTFE）、3D打印聚醚醚酮［poly（ether-ether-ketone），PEEK］的人工血管。最早报道是在开腹下进行，松解左肾静脉，然后将带环人工血管包绕在左肾静脉外。带环人工血管的长度一般以左肾上腺中央静脉或左性腺静脉到下腔静脉的距离。3D打印钛合金支架会干扰术后的影像学评估和增加MRI检测的风险。3D打印PEEK支架可根据患者左肾静脉和肠系膜上动脉的解剖学特点，实现个体化定制，最大限度减少支架对周围血管或其他结构的干扰。同时，PEEK材料拥有良好的组织相容性和足够的强度，且不影响术后影像学复查。短期随访数据显示，3D打印PEEK支架具有很好的安全性和有效性，是一种极具潜力的肾静脉受压综合征治疗方法。3D打印技术的可及性是制约该方法大规模使用的最主要原因。临床医师在治疗决策时应根据患者的自身情况与所在医疗中心的经验，在和患者充分沟通的情况下选择个体化的治疗方案。

虽然肾静脉受压综合征已发现了约50年，其治疗选择策略仍存在一些问题，解除压迫是治疗肾静脉受压综合征主要的目的，传统手术方式多种多样，缺乏规范统一的术式。新兴的介入治疗虽然有创伤小、恢复快等优点，但因为缺乏大样本长期随访，安全性存在疑问。随着血管外支架技术的进步，采用3D打印血管外支架支撑技术治疗肾静脉受压综合征已成趋势，并最终有可能成为首选治疗方法。

（李文智　王　忠）

第八节　Young综合征

Young综合征是一种与慢性呼吸道感染有关的男性不育症，以反复发作的鼻窦炎及肺部感染并双侧附睾渐进性梗阻导致无精子症为特征。1970年Young首次对该综合征进行了描述，1978年Hendry在报道中将其正式命名为Young综合征。Young综合征引起男性不育的梗阻部位位于双侧附睾管，可能是由于浓缩的分泌物在附睾管中渐进性存留所致，目前认为属于常染色体隐性遗传疾病。

一、诊断

对于睾丸活检证实生精基本正常的无精子症患者，若触诊双侧附睾头增大或囊性感，患者有早年发生的慢性鼻窦炎及肺部感染史，而无阴囊外伤及附睾炎病史，考虑为附睾梗阻性无精子症时，基本可作出 Young 综合征的诊断。

1. 临床表现

（1）呼吸道症状：多在幼年期出现反复咳嗽、多痰，被诊断为支气管炎；进入成年期后呼吸道感染的上述表现会逐渐好转，虽时有发作，但应用抗生素及对症治疗后可缓解，日常工作或体力活动不受限。

（2）慢性鼻窦炎：鼻塞、流鼻涕、嗅觉下降、头晕、头胀等。

（3）不育：以男性不育来就诊，但患者生长发育正常，性功能也正常。

2. 体格检查

（1）一般检查：面容正常，第二性征也正常。

（2）阴囊触诊：双侧附睾头增大或囊性感，无变硬及压痛，睾丸、输精管触诊正常。

3. 辅助检查

（1）精液常规：精液检查未找到精子。

（2）内分泌检查：生殖激素测定 FSH、LH 及睾酮均正常。

（3）呼吸功能检查：肺功能试验中的残余气量、最大呼气率等基本正常或有轻度损害，敏感的小气道功能试验可能减低。

（4）X线片：部分患者的胸部及鼻窦 X 线片中可发现慢性感染征象。

（5）睾丸活检：生精功能基本正常，具备生育力。

（6）精道造影：输精管通畅，一般未发现异常。

二、鉴别诊断

Young 综合征、囊性纤维化与纤毛不动综合征有许多相似之处，均为呼吸道疾病有关的不育症，三者间需要加以鉴别（表

2-13-2）。囊性纤维化是一种遗传性疾病，主要为外分泌腺功能紊乱，黏液腺增生，分泌液黏稠，引起呼吸道等其他器官被分泌物堵塞的表现，同时伴有生殖道异常引起男性不育。

精子鞭毛和纤毛轴丝异常而引起的一系列征象称为纤毛不动综合征。精子是存活的，但由于精子鞭毛中轴丝的结构异常而不能运动，同时合并有呼吸道等部位的纤毛运动障碍，即不能定向摆动，丧失了转运作用，表现为呼吸道阻塞性疾病、感染等征象。

表2-13-2　与呼吸道疾病有关的男性不育症的鉴别

	无精子症	精子和纤毛结构	输精管	附睾	呼吸道感染	呼吸功能	鼻窦X线片	胃肠道吸收试验	汗液氯含量
Young综合征	有	正常	正常	梗阻	有	轻度异常	异常	正常	正常
囊性纤维化	有	正常	异常	异常	有	重度异常	正常	异常	正常
纤毛不动综合征	无	异常	正常	正常	有	中度异常	异常	正常	正常

三、治疗

1. **精道灌洗**　精道灌洗后射出的精液中可有少量精子，但仍未能达到足以受孕的效果。

2. **手术治疗**　本病主要是由附睾管梗阻引起，随着显微外科技术的发展，可通过显微输精管附睾吻合术来治疗。但手术效果常并不理想，术后附睾管再梗阻可能是主要原因，相比无鼻窦及肺部感染的附睾梗阻，其预后较差。

3．辅助生殖技术　采取体外人工授精的方式受孕。

（庄锦涛　涂响安）

第九节　Zinner综合征

Zinner综合征是一种极其罕见的先天性精囊囊肿合并同侧肾发育不全或肾缺如的泌尿生殖系统病变，可合并泌尿生殖系统其他畸形，如隐睾、尿道下裂、两性畸形及多囊肾等。Zinner综合征最是由Zinner于1914年报道。根据临床统计，Zinner综合征的发病率仅为2.14/10万。

一、病因

Zinner综合征是罕见的泌尿生殖疾病，源自胚胎第4～13周中肾管发育畸形。

二、病理生理学

Zinner综合征的出现是由于在胚胎发育早期，中肾管出现发育畸形，中肾管不仅发育成输尿管、肾盂肾盏及集合系统，在男性生殖系统中也是精囊、输精管和射精管等的来源。因此，一旦出现中肾管发育畸形，常可同时出现肾脏及生殖管道的异常。

三、临床表现

1．症状　患者年龄多发生于20～40岁，发病隐匿，常无明显症状，常在查体或体检时偶然发现。部分患者可表现为盆腔或会阴部疼痛不适，尿频、尿急、尿痛、排尿困难等排尿症状；射精疼痛、血精及不育等。

2．体征　直肠指检于直肠前壁可触及表面光滑的囊性包块，并可了解精囊囊肿与直肠及前列腺之间的关系。

四、辅助检查

影像学检查见精囊囊肿合并同侧肾发育不全或肾缺如，可合并泌尿生殖系统其他畸形，如隐睾、尿道下裂、两性畸形及多囊肾等。精囊囊肿多位于一侧，与前列腺之间有前列腺包膜分隔，囊肿较大时可见对膀胱、前列腺及直肠的推压表现。经腹部或经直肠B超有助于发现盆腔内典型的囊性结构。CT及MRI检查对精囊囊肿的确诊均有一定的诊断意义，推荐MRI为确诊精囊囊肿的首选检查方法。

五、诊断要点

1. 精囊囊肿合并同侧肾发育不全或肾缺如。
2. 直肠指检于直肠前壁可触及表面光滑的囊性包块。
3. 影像学检查见精囊囊肿合并同侧肾发育不全或肾缺如等。

六、鉴别诊断

后天性精囊囊肿：后天性精囊囊肿多由于各种原因导致的射精管梗阻引起，多由炎症或经尿道前列腺电切术后造成的射精管梗阻所致。

七、治疗

精囊囊肿体积＜2.5 cm，且无临床症状，可开展非手术治疗，定期复查；囊肿体积＞3 cm，临床症状明显，行手术治疗，手术指征包括精囊囊肿引起相应症状；射精管梗阻导致不育者。手术方法有经直肠、会阴精囊囊肿穿刺抽液术、腹腔镜精囊囊肿切除术、开放手术等。穿刺抽液术虽创伤小，但易复发，不推荐作为首选方法；开放手术创伤大、并发症较多，临床多不采用。对于Zinner综合征的处理，学者们更倾向于腹腔镜手术治疗。据文献报道，内镜技术治疗精囊囊肿成功率约75%。也有学者认为，经尿道精囊囊肿去顶术效果更佳，但该术式的远期疗效仍需进一步验证。

八、注意事项

1. 通过临床表现、体检和影像学检查就可以确诊。

2. 精囊囊肿患者，需引起重视，明确是否合并其他泌尿系统畸形。

3. 由于解剖位置的特殊性，腹腔镜手术是一种比较安全有效的治疗方式。

（龙世颖 涂响安）

第十节 卡尔曼综合征

卡尔曼综合征（Kallmann syndrome，KS）是一种罕见的遗传性疾病，其特点是患者无法进入青春期或青春期发育不完全。该疾病也伴随着嗅觉丧失或嗅觉减退。此种疾病男女皆可发病，但多见于男性。患者若不进行治疗大多会出现不育的情况。

一、病因

卡尔曼综合征是一种遗传性疾病，目前已发现包括 *KAL1*、*FGFR1* 等20余种致病基因。卡尔曼综合征的发病机制目前尚不完全清楚，目前研究表明，可能是由于在胚胎发育过程中促性腺激素释放神经元无法迁移到正确的位置，导致下丘脑无法在适当的时间释放促性腺激素释放激素。

二、临床表现

1. 性腺功能减退 多数男性患者下部量大于上部量，呈类宦官体形，外生殖器幼稚状态，阴茎短小，睾丸小或隐睾，青春期第二性征发育缺如（无胡须、腋毛、阴毛生长，无变声）。

2. 嗅觉缺失或减退 患者可表现为完全的嗅觉缺失，不能辨别香臭，但部分患者可能仅表现为嗅觉减退。

3. 相关躯体异常表现 卡尔曼综合征除性腺功能减退的症状及嗅觉缺失外，可伴有各种各样的躯体异常，包括面中线发育缺陷如唇裂、腭裂、掌骨短及肾脏发育异常等。神经系统的表现包括感觉性听力下降，镜像运动（联带运动），眼球运动异常及小脑共济失调。但肾脏发育异常及镜像运动仅在X连锁的卡尔曼综合征中发现。此外，卡尔曼综合征患者智力大都正常。

三、诊断

目前实验室无法检测外周血GnRH的水平。常规的实验室检查包括：LH、FSH及睾酮的水平检测。卡尔曼综合征的诊断基于：①男性年龄＞18岁（选定18岁可排除一些在14～18岁才进入青春期的情况）；②有性腺功能减退症的临床表现；③LH、FSH、睾酮（睾酮＜3.47 nmol/L）的水平均低下；④甲状腺轴功能、肾上腺轴功能、生长激素轴功能及催乳素正常；⑤鞍区MRI未见下丘脑及垂体器质性异常；⑥嗅球/嗅束MRI：嗅球、嗅束发育不良或未发育；⑦骨龄落后；⑧GnRH兴奋试验表现为反应延迟；⑨染色体核型正常。

四、鉴别诊断

1. 特发性低促性腺激素性性腺功能减退症 目前，一般将嗅觉正常、临床上又找不到明确原因的性腺功能减退症，称之为特发性低促性腺激素性性腺功能减退症（normosmic isolated hypogonadotropic hypogonadism，nIHH）。因为卡尔曼综合征的嗅觉减退表现为不同程度，所以有时不易区分卡尔曼综合征和nIHH，尤其是性腺功能减退症的患者常无仔细的嗅觉功能评估。有遗传学证据表明，编码GnRH和Kisspeptin受体的基因和nIHH

相关，而与GnRH神经内分泌细胞的迁徙无关（卡尔曼综合征患者可能存在GnRH神经内分泌细胞的迁徙异常），提示卡尔曼综合征和nIHH可能有不同的遗传背景和发病机制。

2. **体质性青春期发育延迟** 由于GnRH脉冲发放器活动延迟，导致青春期启动时间较正常儿童晚，多有生长发育延迟的家族史，临床表现为，身材矮小，同时有性腺功能减退。常在18岁前有正常的青春期启动，青春期过程正常，最终可获得正常的性成熟。而卡尔曼综合征患者不会有正常的青春期启动。

3. **克兰费尔特综合征** 该疾病为染色体异常病，典型的染色体核型为47，XXY。患者表现为先天性睾丸生精小管发育不良，玻璃样变性，青春期可有一定程度的性发育，但睾丸体积一般小于4 ml。由于患者的促性腺激素不能有效地刺激睾丸产生睾酮，故第二性征发育不全。但因下丘脑-垂体功能正常，而睾丸分泌睾酮不足，故对垂体产生LH、FSH细胞的负反馈抑制作用减弱，因此表现为高促性腺激素性性腺功能减退症，既血LH、FSH水平明显升高，睾酮水平低于正常或为正常低限。

4. **CHARGE综合征** CHARGE综合征的发病率约为1/（8500～12 000）。该疾病的名称是由以下临床表现的首字母组成：眼缺损（coloboma），心脏畸形（heart anomalies），后鼻孔闭锁（atresia of choanal），生长和/或发育迟缓（retardation of growth and/or development），外生殖器畸形（genital anomalies）及耳畸形（ear anomalies）。由于大部分CHARGE综合征的患者也同时存在着嗅球不发育/发育不全和性腺功能减退症，而这亦是卡尔曼综合征的临床特点，故当临床上诊断卡尔曼综合征时，要辨别是否存在CHARGE综合征可能。研究发现CHARGE综合征与*CHD7*基因相关。CHARGE的诊断如下，眼缺损和后鼻孔闭锁为主要诊断标准，余4项为次要诊断标准，符合4条诊断标准（至少1条主要诊断标准）即可诊断。

五、治疗

目前，对男性卡尔曼综合征患者的主要治疗方案有以下3种。

1. **雄激素**　对于暂无生育需求患者，14岁以后可给予雄激素治疗，以促进男性第二性征发育，维持正常性功能、体脂成分、骨密度，同时有助于维持正常的情绪和认知，但是雄激素的治疗不能恢复生育能力。使用雄激素过程中，需监测骨龄，避免骨骺早闭，影响患者成年后的终身高；需要提醒注意的是，雄激素治疗6个月后，可停药观察，并重新评价下丘脑-垂体-性腺轴的功能，如单侧睾丸体积明显增大至4 ml以上，内源性睾酮水平明显增高，则应继续停药随诊，考虑有性腺功能逆转恢复正常的可能性。

2. **促性腺激素**　促性腺激素治疗有可能恢复患者的生育能力，给药方式为hCG 2000～3000 U，每周肌内注射2次。依据睾酮水平和睾丸生长情况调整用药剂量，当睾酮水平达正常成年男性中值后，再加用hMG/FSH 75～150 U每周肌内注射2～3次。研究表明，产生精子的中位数时间为7个月。男性乳房发育是hCG治疗常见不良反应。若调整hCG剂量，使血清睾酮维持在正常值下限，以避免生成过多雌激素，可以避免乳房发育。

3. **GnRH脉冲治疗**　当垂体前叶功能正常时，可考虑行GnRH脉冲治疗。使用便携式输注泵，以每1.5～2 h脉冲样皮下输注GnRH，模拟GnRH生理分泌模式，促进垂体前叶促性腺激素的合成和释放，进而促进睾丸生长发育，分泌睾酮和生成精子。有报道称，GnRH脉冲治疗12个月，患者精子生成率高达77%。

六、注意事项

1. **hCG治疗隐睾和小阴茎**　2岁内儿童，hCG治疗可促进隐睾下降至阴囊，但有造成睾丸损伤的文献报道。给予儿童短期hCG治疗（500～1000 U，肌内注射，每周2次，持续3个月），通过促进睾丸产生雄激素而促进阴茎长大。用药期间要监测阴茎、血睾酮、身高和骨龄变化。

2. 下丘脑-垂体-性腺轴功能自主恢复正常　3%～20%的患者在长期治疗过程中，下丘脑-垂体-性腺轴功能可自主恢复到正常，称为逆转。临床表现为内源性促性腺激素水平逐渐升高，睾丸体积逐渐增大，并自主产生睾酮和精子。诊断时基础状态或曲普瑞林兴奋试验中较高的LH水平、基础睾丸体积相对较大是性腺轴功能将来发生逆转的重要指标。因此在治疗过程中，必须监测睾丸体积和促性腺激素水平变化。对内源性LH≥1 U/L患者，应间断停药观察自主性性腺轴功能是否启动，必要时重复曲普瑞林兴奋试验评价下丘脑-垂体-性腺轴功能状态。

3. 遗传咨询　一旦患者致病基因诊断明确，可粗略推测子代患病风险。*KAL1*为X染色体连锁隐性遗传；*FGFR1*和*PROKR2*为常染色体显性遗传。大部分患者致病基因诊断并不明确。即使相同基因突变，性腺轴功能也可存在很大差异。由于基因型和临床表型之间的复杂关系，目前尚难以准确评估子代致病的风险。

4. 常规补充钙和维生素D　间隔2～3年复查骨密度。长期补充睾酮，一般情况下骨密度可恢复至正常水平。

5. 心理评估及治疗　长期性腺轴功能减退和第二性征发育差可导致患者自卑心理，严重影响生活质量。补充雄激素或生精治疗后，随着第二性征发育及精子的生成，情绪会有所改善。因此在诊治过程中要及时给予心理支持。

6. 睾酮对物质代谢的影响　长期睾酮缺乏和肥胖、胰岛素抵抗及糖尿病的发生有关，睾酮替代治疗会改善身体组分，增加胰岛素敏感性，降低C反应蛋白，从而改善血糖、血脂等代谢。因此在诊疗过程中应常规监测血糖、血脂水平，鼓励患者保持良好的生活方式、维持理想体重。

（汪富林　涂响安）

第十一节 先天性输精管缺如

先天性输精管缺如（congenital absence of the vas deferens，CAVD）是男性梗阻性无精子症及不育的重要原因之一，多分为先天性双侧输精管缺如（congenital bilateral absence of the vas deferens，CBAVD）和先天性单侧输精管缺如（congenital unilateral absence of the vas deferens，CUAVD），部分缺如者少见，包括阴囊段和腹股沟段缺如（外缺如）与盆腔段缺如（内缺如）。CBAVD在梗阻性无精子症中占10%～20%，在男性不育症人群中占1%～2%，而CUAVD约占男性不育人群的0.5%。目前认为CAVD与囊性纤维化病（cysticfibrosis，CF）的关系较密切，与囊性纤维化跨膜转运调节物（cysticfibrosis transmembrane conductanceregulator，*CFTR*）基因的突变有关，其突变导致中肾管发育异常，进而影响到输精管道的发育，造成先天性输精管缺如。

一、诊断

CAVD患者在男科不育门诊中时常被忽视甚至漏诊、误诊，给患者带来不必要的检查和治疗，甚至还可能延误治疗。所以，当患者因男性不育症就诊时，应考虑此病。

二、临床表现

根据CAVD的临床表现以及与CF的关系，可将CBAVD分为2种临床类型。

1. 第一类患者多数因男性不育症就诊，无典型的CF表现，少数在体检时偶然发现。

2. 第二类患者具备典型的CF表现，多表现为慢性肺部疾病或胰腺外分泌功能不足，实验室检查发现汗液电解质浓度升高，此类患者通常在早年即可被确诊。通常CAVD患者的男性第二性征及生殖激素水平均正常，主要表现为阴囊段输精管缺如。

此外，CAVD还可合并肾缺如或发育不良、精囊缺如或发育不全、射精管缺如、隐睾、腹股沟疝等疾病。

三、体格检查

一般除无法触及双侧或一侧阴囊段输精管、患侧附睾头增大外，并无其他明显的阳性体征。因此，对不育症患者进行耐心细致的体格检查至关重要。

四、辅助检查

1. 精液分析　一般表现为精液量减少（＜2.0 ml），精液pH降低（5.5～6.5），精浆中性α葡萄糖苷酶偏低。在CBAVD患者精液中无精子、精浆果糖阴性或降低；CUAVD患者精液中则精子数量少，精子活力低，死精子增多。

2. B超　常见双侧睾丸体积正常，附睾部分发育，可有单侧或双侧的附睾发育异常，可见附睾体尾部或附睾尾-输精管环的缺失，大部分患者并发单侧或双侧的精囊发育较小或不发育。

3. 精道造影　精道造影可明确输精管缺如的部位，CUAVD患者可行对侧精道造影，了解对侧有无输精管梗阻、精囊畸形或射精管畸形等异常。

4. 排泄性尿路造影、CT、MRI等检查　有助于了解是否合并肾缺如或发育不良，精囊缺如或发育不全，射精管缺如，隐睾，腹股沟疝等疾病；CFTR基因筛选有助于明确诊断。

五、鉴别诊断

1. 非梗阻性无精子症　睾丸活检或睾丸针吸细胞学检查是鉴别梗阻性无精子和非梗阻性无精子症的金标准，梗阻性无精子症在生精小管内可发现一定数量的成熟精子。

2. 炎症感染性附睾梗阻　附睾感染史或性传播疾病史，触诊附睾增大变硬或固定的附睾硬结，精液内白细胞增多或细菌培养结果阳性，精浆内其他炎症因子增多。

3. 炎症感染性射精管梗阻　精囊或射精管扩张，经直肠腔内B超发现射精管囊肿或钙化。

六、治疗

CAVD是一种无法重建的先天性精道畸形，不能通过手术纠正，因此只能通过辅助生殖技术获得自己的后代。目前常用的方法为卵胞质内单精子注射（ICSI）和体外受精（IVF）技术，其中ICSI为首选。

（廖武源　涂响安）

参 考 文 献

［1］Bonomi M，Rochira V，Pasquali D，et al. Klinefelter Italian Group（KING）. Klinefelter syndrome（KS）: genetics，clinical phenotype and hypogonadism. J Endocrinol Invest，2017，40（2）: 123-134.

［2］陈胤伟，牛永华，汪道琦，等. Klinefelter综合征生育相关问题的研究进展. 中国男科学杂志，2017，31（3）: 60-63.

［3］王忠. 下尿路修复重建手术学. 北京：人民卫生出版社，2010.

［4］孙颖浩，吴阶平. 泌尿外科学，北京：人民卫生出版社，2019.

［5］夏术阶，郭应禄. 男科学，北京：人民卫生出版社，2020.

［6］Alan P，Craig P，Louis K，et al. Campbell-Walsh-Wein Urology. Elsevier，2020.

［7］Kanitakis J. Mammary and extramammary Paget's disease. J Eur Acad Dermatol Venereol，2007，21（5）: 581-590.

［8］Lloyd J，Flanagan AM. Mammary and extramammary Paget's disease. J Clin Pathol，2000，53（10）: 742-749.

［9］C. R. Morris EA. Hurst Extramammary Paget disease：a review of the literature-Part I: history，epidemiology，pathogenesis，presentation， histopathology, and diagnostic work-up. Dermatol Surg, 2020, 46（2）: 151-158.

［10］Yao H, Xie M, Fu S, et al. Survival analysis of patients with invasive extramammary Paget disease: implications of anatomic sites. BMC Cancer, 2018, 18（1）: 403.

［11］Zollo JD, Zeitouni NC. The roswell park cancer institute experience with extramammary Paget's disease. Br J Dermatol, 2000, 142（1）: 59-65.

［12］Ohnishi T, Watanabe S. The use of cytokeratins 7 and 20 in the diagnosis of primary and secondary extramammary Paget's disease. Br J Dermatol, 2000, 142（2）: 243-247.

［13］Wollina U, Goldman A, Bieneck A, et al. Surgical treatment for extramammary Paget's Disease. Curr Treat Options Oncol, 2018, 19（6）: 27.

［14］Kato N, Matsue K, Sotodate A, et al. Extramammary Paget's disease with distant skin metastasis. J Dermatol, 1996, 23（6）: 408-414.

［15］Kim BJ, Park SK, Chang H. The effectiveness of mapping biopsy in patients with extramammary Paget's disease. Arch Plast Surg, 2014, 41（6）: 753-758.

［16］Kato T, Fujimoto N, Fujii N, et al. Mapping biopsy with punch biopsies to determine surgical margin in extramammary Paget's disease. J Dermatol, 2013, 40（12）: 968-972.

［17］Nardelli Aa, Stafinski T, Menon D. Effectiveness of photodynamic therapy for mammary and extra-mammary Paget's disease: a state of the science review. BMC Dermatol, 2011, 11: 13.

［18］Long B, Schmitt Ar, Weaver Al, et al. A matter of margins: Surgical and pathologic risk factors for recurrence in extramammary Paget's disease. Gynecol Oncol, 2017, 147（2）: 358-363.

［19］Chen Q, Chen YB, Wang Z, et al. Penoscrotal extramammary Paget's disease: surgical techniques and follow-up experiences with thirty patients. Asian J Androl, 2013, 15（4）: 508-512.

［20］王忠, 姚海军, 郑大超, 等. 男性外生殖器修复与重建. 中华男科学杂志, 2015, 21（7）: 579-586.

［21］Bae JM, Choi YY, Kim H, et al. Mohs micrographic surgery for extramammary Paget disease: a pooled analysis of individual patient data. J Am Acad Dermatol, 2013, 68（4）: 632-637.

［22］Tsutsumida A, Yamamoto Y, Minakawa H, et al. Indications for lymph node dissection in the treatment of extramammary Paget's disease. Dermatol Surg, 2003, 29（1）: 21-24.

［23］Wang Z, Lu M, Dong GQ, et al. Penile and scrotal Paget's disease: 130 Chinese patients with long-term follow-up. BJU Int, 2008, 102（4）: 485-488.

［24］Kato H, Watanabe S, Kariya K, et al. Efficacy of low-dose 5-fluorouracil/cisplatin therapy for invasive extramammary Paget's disease. J Dermatol, 2018, 45（5）: 560-563.

［25］Shim PJ, Zeitouni NC. Photodynamic therapy for extramammary Paget's Disease: A systematic review of the literature. Photodiagnosis and Photodynamic Therapy, 2020, 31: 101911.

［26］Moretto P, Nair VJ, Hallani SE, et al. Management of penoscrotal extramammary Paget disease: case series and review of the literature. Curr Oncol, 2013, 20（4）: e311-320.

［27］Morris CR, Hurst EA. Extramammary Paget's disease: A review of the literature part Ⅱ: treatment and prognosis. Dermatol Sur, 2020, 46（3）: 305-311.

［28］Snast I, Sharon E, Kaftory R, et al. Nonsurgical treatments for Extramammary Paget Disease: A systematic review and meta-analysis. Dermatology, 2020, 236（6）: 493-499.

［29］Mohammed SK, Jan A. Young Syndrome. 2020 Dec 22. In: StatPearls ［Internet］. Treasure Island（FL）: StatPearls Publishing, 2021 Jan. PMID: 30969689.

［30］Hofmann A, Vauth F, Roesch WH. Zinner syndrome and infertility—a literature review based on a clinical case. Int J Impot Res, 2021, 33（2）: 191-195.

［31］Liu Z, Miao C, Zhuang X, et al. Zinner syndrome: Cases report and review of the literature. Asian J Surg, 2021, 44（2）: 523-524.

［32］Thakker S, Persily J, Najari BB. Kallman syndrome and central nonobstructive azoospermia. Best Pract Res Clin Endocrinol Metab, 2020, 34（6）: 101475.

［33］李佩佩，路荣梅，林纬，等. 卡尔曼综合征的临诊应对. 中华内分泌代谢杂志，2018，34（1）: 72-76.

［34］Bieth E, Hamdi SM, Mieusset R. Genetics of the congenital absence of the vas deferens. Hum Genet, 2021, 140（1）: 59-76.

［35］Lane VA, Scammell S, West N, et al. Congenital absence of the vas deferens and unilateral renal agenesis: implications for patient and family. Pediatr Surg Int, 2014, 30（7）: 733-736.

第三篇

男科专科建设及多学科协作

第一章

男科专科建设

第一节　男科门诊的基本设备与条件

男科门诊医疗工作主要负责男科疾病的诊断和门诊治疗，疾病诊疗范围包括男性性功能障碍、男性不育症、男性生殖器畸形、前列腺疾病、性腺功能障碍、生殖系感染、性传播疾病、男性计划生育、男性更年期综合征、男性生殖系统肿瘤及男科常见疾病等。

下面罗列男科门诊所需的一些基本设备及条件，供参考。

一、所需检测系统

1. 彩色计算机辅助精液分析及相关指标检测系统。
2. 血清激素检测系统。
3. 彩色多普勒超声诊断系统。
4. TMT电生理智慧诊断系统。
5. 阴茎硬度测量系统。
6. 勃起功能障碍物理治疗系统。
7. 前列腺疾病物理治疗系统。
8. 电子取精系统。

二、人员

1. 门诊医师　2名（需具备门诊手术操作技能）。
2. 门诊护士　2名（分诊、协助门诊手术）。

3. 技师 1～2名各种检查治疗仪器操作。

三、区域设置（三大区域）

1. 候诊就诊区域（门诊）：诊室一间（至少），处置室一间。

2. 辅助检查区域。

3. 门诊手术室：一般洁净手术室标准，配备高频电刀电凝系统等。

四、辅助科室部门设置

1. 男科检查室（包括取精室） 精液相关检查（精液常规、精浆生化等检测）；男科B超检查室包括经腹生殖系统彩色多普勒超声检查、经直肠精囊前列腺检查、阴囊B超检查、阴茎B超检查、阴茎血管B超检查；男科性功能检查室：勃起功能测试、肌电图等；电生理精准诊断系统。

2. 男科治疗室 包括性功能障碍治疗平台、前列腺炎治疗平台，低频电生理治疗仪。

3. 其他 如男性健康管理平台。

（袁亦铭 张志超）

第二节 男科病房的基本设备与条件

随着男科学科建设快速发展，部分有条件的医院陆续开设独立男科病区或于泌尿外科病区下设男科专业组。开设男科病区有助于系统观察患者病情，对患者诊断、治疗及术后观察、康复有着重要的意义，开设男科病区亦是学科发展的需要，尤其是给一些需要手术或需要较长时间观察、诊治和康复环境的患者及危急重症患者提供了治疗场所。根据各单位条件，可选择性开设日间手术病房、传统病房、抢救观察病房、留观病房等，部分中医医疗机构还可开设中医特色治疗病房、中医经典治疗病房等。由于男科诊疗特殊性，建议采用一体化病区，即将相关检查、诊断、治疗设备等非大型设备整合于病区。设备需要符合国家有关标准，参照我国《二级综合医院医疗设备配置标准》《三级综合医院医疗设备配置标准》《中医医院医疗设备配置标准》。

　　一般男科病区可分为病房、诊断区域、治疗区域和辅助用房4部分。①病房：包括普通病室、抢救室（重症、观察病房）、隔离病室、日间病房；②诊断区域：根据各单位条件，建议设立男科专属诊断区域，主要包括男科生殖实验室、性功能检查室、电生理检查室、超声检查室、心理评估室等；③治疗区域：根据男科科室的相关功能任务及特殊性，设立医师工作站、护士工作站、相关检查室、治疗室、配膳室、库房、洗涤间、开水房、杂物间、污洗室、污衣室、洗手间等；④辅助用房：包括值班室、会议室（示教室）、更衣室、会客室等。

一、病房

　　床位数根据各单位具体情况设置。病房要求布局合理，通风采光良好，符合院感、消防等有关规定；地面平整、易清洁、干燥快，有防滑、扶手等安全设施。

　　1. 普通病房　根据各单位实际情况病房设置可分单人、双人、三人和四至六人间病房，病房空间高3～3.3 m，病房设备简洁，病床与墙壁垂直，墙角与地角成圆钝角，地面平整、易清洁、快干燥，有排水孔。每张病床在室内所占面积不小于5 m^2，床间距离1 m以上，床位的摆放方式应便于诊疗护理操作。两床之间注意患者隐私保护，设活动围帘。墙壁色彩和谐，窗帘颜色适宜，最好设独立卫生间，可配置熏洗坐浴架等。病房色调柔和、阳光充足、空气流通、温、湿度适宜，条件许可下，可增设娱乐设备和通风设备，如电视机、电话机、空调等。

　　患者床单位设置以患者舒适、安全、有利治疗和康复为前提，每个床单位有固定的设备：病床、床垫、被服、床旁桌、床旁椅、活动式小餐桌和可移动输液架等。

病床符合实用、耐用、舒适、安全的原则，一般长2 m、宽1 m、高0.6 m，床脚有轮子便于移动，床两侧有活动床栏，可按需调节体位的靠背架或升降架，床下有盆架。要求选用牢固的布料制成，较坚韧又松软；各种被服规格适当；病号服宽松，便于穿脱和清洗。

床头墙壁上方安装床号标记、呼叫装置、中心供氧、中心负压吸引、压缩空气、电源插座、照明装置等。病房及走道应设有地脚灯、安全出口指示灯等。患者活动的地方设置护栏，有防火设备、安全通道、消毒隔离设施。

2. 抢救室（重症、观察病房）　应是设在靠近护士站的单独房间，设置1～2张病床为宜，每床间距不少于2 m，互相有围帘隔开，有条件的一人一室。

（1）室内设备与普通病房相同。

（2）配有多功能抢救床，另备心脏按压时用的木板一块。

（3）备有急救器材、物品和药品等。

1）体温计、血压计、听诊器、开口器、压舌板、舌钳、手电筒、沙袋、弹性绷带、多头电插座、止血带、输液用物、氧气管、吸痰管、胃管、导尿管、接头等一般物品。

2）无菌物品及无菌急救包、各种型号注射器、针头、输液器、输血器、气管插管包、气管切开包、吸痰包、开胸包、导尿包等各种穿刺包、无菌手套及各种无菌敷料等。

3）供氧系统（氧气加压设备）、电动吸引器、监护仪（1台/床）、心电图机、血氧饱和度监测仪、电动除颤器（1台/床）、心脏起搏器、简易呼吸器（1套/床）、呼吸机（1台/床）等抢救器械，有条件可备X线机、B超波诊断仪。各类仪器配有使用流程图。

4）中枢神经兴奋剂、强心药、升压药、降压药、利尿药、抗心律失常药、血管扩张药、止血药、抗过敏药、抗惊厥药、激素药、解毒药、镇静药、镇痛药、纠正水及电解质紊乱和酸碱平衡失调类药、各种输入液体、局部麻醉药等抢救药品，并有简明扼要的说明卡片。

3. 隔离病室　应设在病区最角落的单独房间，设置单张病床为宜。室内设备与普通病房相同。一般用于收治感染性男科疾病患者，避免与病房其他患者交叉感染。必要时，可以设置清洁区、可能污染区、污染区等分区设置。

4. 日间病房　用于收治日间手术患者，室内设备与普通病房相同，床间距可以比普通病房稍小，无须考虑陪护床放置。

二、治疗区域

1. 护士工作站　设在病区中心，便于护士观察和抢救患者。室内有办公设施、病历柜、住院患者一览表、黑板、电话机、电子音控对话机、洗手设施、体重计、挂钟等。

2. 医师工作站　设在护士站邻近，便于医护联系。内有办公设施、医疗表格柜、X线片储藏柜及X线阅片灯、洗手设施等。

3. 治疗室　设在护士工作站附近，面积不应小于 $12 \ m^2$，主要为医护人员进行治疗准备、药液配置的专用工作室。室内设有专用操作台（无菌物品分开放置）、壁柜、药柜（口服药、针剂分开）、发药车、治疗车、各种护理治疗用具、输液用物、各种注射器、器械等，还备有空气消毒设备和洗手池、冰箱等。室内须洁污分区管理。

4. 处置室　设于治疗室附近，可作为各种穿刺、灌肠、备皮等治疗用。设诊查床、治疗台及治疗车、物品储藏柜（或壁柜），还应设有洗手设施、空调机、空气消毒设备、医疗废物桶等。

5. 换药室　紧邻处置室和治疗室，设有诊查床、治疗车、器械台、敷料柜、外用药柜、换药用具、医疗废物桶，以及空气消毒设备、曲颈灯、洗手设施（感应式水龙头）、踏脚凳等。室内布局以符合无菌观念、便于换药操作和整齐有序为原则。洁染分区管理，有清晰的标记并分类放置。

6. 小手术室　设有手术台、无影灯、治疗车、器械台、敷料柜、外用药柜、换药用具、医疗废物桶，以及空气消毒设备、洗手设施（感应式水龙头）、踏脚凳等。室内布局以符合无菌观念、洁染分区管理，有清晰的标记并分类放置。用于开展包皮环切、睾丸附睾穿刺取精、输精管结扎等小手术。

7. 储藏室　为临床科室储藏备用品、办公用品、医疗仪器等，且标识清晰。

8. 配餐室　设有餐具柜、工作人员就餐台、备餐台、洗涤池及消毒碗柜、供应开水设备等。墙壁砌瓷砖以便于清洁，同时要有良好的通风设备。室内可设中央开水供应系统、烧水器或饮水机、冰箱。

9. 污洗间　洗涤、消毒、储存各种污物，设在病区末端。有便器清洗机、便器架。可存放各种清洁用具，各室拖把、扫把按洁污分区专用专放，有清晰标记并分类放置，设拖把清洗池。有引流液及分泌物等倾倒消毒池，有医疗废物、生活垃圾储存器，有污衣袋等，有标本放置设备。有条件时设置床垫、被褥消毒室。室内墙壁应贴瓷砖，便于清洗。

10. 中医特色治疗室　开展中医药相关治疗病区在条件允许建议独立设置中医特色治疗室，设在病区偏外侧，可配置针灸治疗床、推拿治疗床、针灸器具、火罐、刮痧板、艾灸仪、中药熏蒸设备、中药灌肠设备。

三、诊断区域

由于男科患者特殊性，建议开设一体化病房，将非大型检查设备整合于病区设置。一般男科病房可配置设备有数字彩色多普勒超声诊断系统、阴茎硬度测量仪、定量感觉障碍测定仪、影像尿动力测试仪、盆底肌电诊断仪、生物反馈治疗系统、磁振磁电治疗系统、心理评估系统等。

四、辅助用房

1. 值班室　医护各一间，应设计为套间，有值班人员休息室。有工作人员男、女浴室和卫生间、洗漱池，浴室内设淋浴、热水设备。

2. 更衣室　更衣室内洁污分区管理，有更衣柜、鞋柜等，生活及工作的衣物、鞋分柜放置。

3. 会议室（示教室）　应有基本教学设施，配有投影机、投影屏幕作为临床科室会议、讲课、实习进修生学习用。

4. 会客室（或文娱室）　有条件的科室，可设在临床科室一端，摆设清雅，有电视机、桌、椅、报纸、书刊，供能走动的患者看电视、活动、探视、阅读书刊报纸等。

（张　星　陈　赟）

第三节　男科学人才培养

一、男科学人才现状

随着我国社会经济的快速发展，男科病患与健康需求与日俱增。与之不相适应的是男科专业人才匮乏，尤其在基层存在巨大缺口。目前，从事男科诊疗的医务人员中有60%以上由泌尿外科医师兼职，其他分布在生殖医学、中医学、皮肤性病、内分泌学、老年医学等专科，而专业男科医务人员主要集中在部分大城市、大医院（仅少数设置有男科专科），基层公立医院基本连专科医师都没有；男科医师培训和准入制度及男科诊疗规范知识等缺乏，地区水平参差不齐，诊疗队伍缺口巨大，在基层更加明显，无法满足人民不断增长的男性健康需求，也不利于中国男科学的健康发展。要改变这一局面，最根本的方法在于加强男科人才队伍的制度化、规范化建设，尤其是要加强青年和基层男科人才的培养。

二、男科学人才培养

学科发展的根本在于人才，针对"男科专业人才匮乏、基层服务能力薄弱"的现状，中华医学会男科学分会第七届委员会提出以"规范男科诊治，培育男科人才"为核心的中国男科人才工程，主要从男科人才队伍梯队建设和男科全方位人才培养两方面进行，已经启动的项目包括"中国男科青年人才菁英计划"和"中国男科（规范化诊治）强基层燎原工程"。

值得一提的是，2020年国家卫生健康委医药卫生科技发展研究中心设置重大项目"电生理适宜技术真实世界研究和推广应用"推动男科学科建设，将为男科学人才培养带来新的机遇。该项目总目标是"推动男科学科建设、规范男科疾病诊疗、培养男科专业人才"，具体目标为：①构建男科疾病三级防控网络；②推进男科学科规范化建设，如建立男科疾病诊疗规范、男科专业人才培养体系；③建设各级男科疾病防治培训基地，防治中心、研究中心；④构建男科疾病防治大数据平台，促进男科疾病诊治新技术研发；⑤加强科学研究包括临床研究、基础研究及学科交叉研究，促进临床转化；⑥搭建公益男性健康科普平台。

另外，2020年中华医学会男科学分会邓春华、商学军教授等倡议下，国家卫生健康委员会主管的中国初级卫生保健基金会专门设立了"关爱男性健康公益基金"，主要目的就是"培养男科学专业人才，普及男性健康知识，促进男科学科健康发展"。期望借助该项目集聚政府、专家、企业等社会力量，合力推动男科学科建设，提高男性健康水平，为"健康中国"添砖加瓦。

男科人才队伍建设的主要措施包括：铸领军、重骨干、育菁英、强基层四个方面。

1. 铸领军　学科带头人在学科建设中起关键作用。学科带头人应是德才兼备、有奉献精神，在学科领域有学识、有技能、有经验、有视野、有情怀、有担当，并具有大局观、有创新理念的专家和管理者，引导男科学快速、健康发展。在中华医学会男科学分会等专业学会/协会的推广下，大部分省、自治区、直辖市都成立了以优秀学科带头人领衔的省级男科学术组织，下一步要推动更多市级男科学学科带头人培养和男科学术组织建设。

2. 重骨干　一个好的学科不仅要有高水平的学科带头人，更需要合理的学术队伍梯队，特别是注重中青年技术骨干这一中坚力量的培养，即在各地区培养一批具有较高学术造诣、具备精湛临床医疗技能，有较高知名度和影响力的男科专业骨干人才。

3. 育菁英　青年强则学科强。为了保证男科学这一新兴学科的可持续发展，需要培育一批分布于男科疾病诊治的各个领域、覆盖全生命周期男性健康管理、朝气蓬勃的青年男科人才，使他们成为男科学可持续发展的后备力量。中华医学会男科学分会已经启动的"中国男科青年人才菁英计划"正是为此而设计的人才项目，该项目主要针对大型医院有志于男科学的青年人才，邀请资深男科医师、基础研究科学家及相关学科的国内、外专家组成讲师团，重点提升青年男科人才的临床思维与科学思维，拓宽其视野，促进师生及学员之间的沟通与合作/协作，培养男科学领域未来创新型领军人才，促进中国男科学这一新兴交叉学科的可持续发展。

4. 强基层　基层人才的数量和质量是学科发展的坚实基础。中华医学会男科学分会已经启动的"中国男科（规范化诊治）强基层燎原工程"，是针对广大（二级及以下）基层医疗单位男科人才匮乏的现状，从临床实际出发，围绕日益增长的男科常见疾病进行规范化诊断治疗的培训工作，兼用互联网＋平台与线下实战教学、理论教学与实践相结合的方法，提升基层男科医师的规范化诊疗技能，规范男科常见疾病的诊疗路径，建立男科常见疾病数据库，促进中国男科学的健康发展。

男科学人才培养内涵：致力于能临床、善教学、懂科研、会转化、爱科普的全能型或合作型男科人才培养。提升临床能力是男科立足和发展最基本的要求；科研可以从源头解决男科疑难问题并提升学科地位，从而吸引优秀人才加入；教学相长，可以培养出更多优秀的男科人才形成数量裂变；科研转化能将科研落地、更能提升医工贸的结合；科普能让人民群众提升健康素养、更好防病治病，从而提高健康意识和水平。

除此之外，还应规划高等医药院校《男科学》教材的编写工作，在高校本科和研究生阶段开设《男科学》选修和/或必修课程，促进我国男科学人才的基础教学和规范化培养。

（张亚东　邓春华）

第四节　男科学品牌建设

一、男科学定位

男科学是一门新兴交叉学科，与之相对应的妇科学是一门已有百余年历史的病种齐全、诊治相对规范，已得到深入研究和广泛认知的独立临床学科，值得男科学习和借鉴。目前，男科学还处于学科发展的初级阶段，需要相当时间探索和几代人的不懈努力。

社会发展的需求、男科疾病规范诊治的需要及人们对男性健康的广泛关注，推动男科学的快速发展；借鉴妇科学和其他新兴交叉学科的发展经验，以及现代医学与传统医学观念的融合，特别是男科疾病诊治的规范化和基于临床实践的男科学研究与转化，有助于男科学的健康可持续发展。

二、男科学范畴

男科学的学科领域十分广泛，涉及基础医学、临床医学、公共卫生学及生命科学的多个方面，其研究范畴包括：男性生殖系统结构与功能、性心理、男性生殖与优生；男性不育、男性内分泌疾病、男性性功能障碍、男性生殖器官疾病等的基础与临床（诊断、治疗及预防）；男性健康管理等。

随着社会经济的快速发展及对男性健康认识水平的提升，男科疾病的防治/男性健康管理越来越受到关注和重视。男科疾病已成为继心脑血管疾病、癌症之外，威胁男性健康的第三大危险因素。开展全生命周期的男性健康管理，是新形势下男科发展的重要特色。

三、男科学品牌建设

学科品牌是推动男科在国际学术界的高度、卫生医疗体系的地位、公众及患者人群认知度的重要因素。男科学品牌主要围绕男科学医、教、研体系的规范化建设，男科学新概念、新技术、新产品的研发，男科学认知度及百姓男性健康知识素养，男性健康保障体系等方面进行塑造。主要可从以下三方面着手：

1. 提升中国男科学在国际男科界学术地位　我国现代男科学虽起步较晚，某些方面与发达国家存在差距，但近年来男科学发展十分迅速。只要坚持"紧密结合国情，顺应社会发展规律，从男科临床实践出发，凝练科学问题，融贯中西科学，多学科交叉融合，临床-基础-转化并举，兼顾男科疾病诊治与男性健康管理"的原则，就能探索一条从整体观念出发、以健康为主导的男科学发展道路，逐步形成具有中国特色的男科学学科品牌，实现人民的健康高于一切的目标。

越来越多的中国学者在国际男科杂志担任审稿人、编委。最近，中华医学会男科学分会与国际男科学专业杂志 *Andrology* 达成合作，在中国发行 *Andrology* 中文版，专家担任副主编，目的在于促进中国男科医师与国际男科学同行的交流与合作，提升中国男科学在国际男科界学术地位。

2. 各级医疗单位的男科品牌建设
（1）大型医院男科品牌建设
1）医疗、教学、科研并重。

　　2）男科学新概念、新技术、新方法探索，男科学特色技术如互联网－人工智能技术研发、应用与推广。

　　3）系统、规范、前沿的男科学人才培养体系与平台建设。

　　（2）基层（二级）医院男科品牌建设：通过规范诊治，打造一些特色服务、形成一些特色技术等措施，建立基层男科品牌。

　　（3）社区医院、诊所、村医男性健康服务品牌建设：掌握男科疾病诊治/男性健康管理基本知识，因地制宜，借助互联网、人工智能和远程医疗，形成各自的区域服务品牌。

　　（4）民营专科医院品牌建设：规范民营男科医院的诊疗范围、诊疗项目、与服务相适应的诊疗技术体系。

　　3. 提高男科学认知度，普及男性健康知识，探索男性健康保障体系　针对人民群众对男性健康、男科疾病知识了解不足的现状，中华医学会男科学分会与相关专业组织一道，通过"男性健康日""中国男科（规范化诊治）强基层燎原工程""男性健康惠万家"等系列主题活动，提升政府及公众对男科学的认知度；组织编写《中华医学会男性健康系列科普丛书》等男性健康科普资料，分别在线上、线下开展多种形式的男科健康科普教育，结合社区义诊及慈善项目等提高广大老百姓的男性健康知识素养；与行业管理部门、金融保险等行业研讨，探索"男性健康险种"等方法在男科疾病诊治/男性健康管理中的意义及可行性，探索中国特色的男性健康保障体系的建立与完善。

（张亚东　邓春华）

第五节　互联网、人工智能与男科学建设

　　互联网医疗和大数据相结合的"人工智能（artificial intelligence，AI）医疗"正从早期的健康科普与咨询，逐渐延伸到疾病诊疗、健康管理等方面。男性健康需求日益增多，而男科有较多适于互联网和AI诊疗的特点。充分应用互联网AI诊疗，

能有效推动并优化分级诊疗等,从而改善男性健康水平并有力推动男科学建设。

男科疾病多属于常见病,患者众多。男科疾病患者(尤其是中青年患者)多以互联网作为获取男科知识的主要渠道和工具;多数男科疾病属于轻问诊,诊断流程具有日益明确和规范化的特点,可应用规范化问诊的方式提高初筛的诊疗效率;我国男科专科医师严重不足,尤其是基层男科服务能力匮乏;男科疾病多涉及个人隐私;大多数男科疾病(如勃起功能障碍、前列腺疾病)具有慢性病的特点,需要长期持续监测管理;AI已经在男性生殖和生育等领域展现了良好的应用场景。

新型冠状病毒肺炎疫情以来,AI+医疗有力地推动了我国卫生健康产业发展、更好地保障了人民健康。互联网+AI优化了医疗服务流程,实行网上挂号、缴费、查看检验、检查报告,患者就医便利化程度大大提高。有利于推进分级诊疗,避免了无序就医;实施远程医疗,建立不同级别医疗机构协作网络,患者在基层医疗机构就能接受优质诊疗服务。利用网络平台提供咨询服务,提高了医疗资源的利用效率。建立卫生信息平台,医疗机构之间实现互联互通,为加强医疗行为监管、强化基本公共卫生服务等提供了大数据支撑;同时,医院和医疗管理实现了智能化,医务人员工作效率、医疗服务质量等明显提高。

一、健康教育

健康教育是男科重要任务之一,有助于患者更便捷地获取诊疗信息,也是男科医师和专业机构品牌宣传、服务能力提升的重要手段。

各种网站、视频平台出现了大量男性健康教育账号,提供了大量客观、科学的男性健康科普知识。互联网医药软件企业极大地丰富了形式和内容,改善了男性健康教育效果,形成有效的分级诊疗和医患互动平台,需要注意的是,互联网宣传和诊疗还需要加强规范制定，并有序开展。

二、临床应用

1. 流行病学调查 基于真实世界研究的互联网男科流行病学调查在不同的国家开展，调查人群广泛，准确地反映了随着时代的发展，不同男科疾病的真实患病率、风险因素变化情况，也澄清了一些混淆不清的传统观念。美国4800万男性真实世界观察研究，历时6年研究观察发现，心血管疾病、糖尿病和抑郁症与ED的诊断密切相关。与非ED男性相比，患ED的男性在各个年龄阶段罹患心血管疾病、糖尿病和抑郁症的可能性更高。类似研究将为公共卫生及临床诊疗决策提供很好的科学依据。

2. 诊疗决策 基于AI辅助诊断的医学专家系统是最有代表性和最重要的应用，可以作为临床实践的辅助工具。我们开发并应用"男性健康助手"人工智能软件，能够实现部分常见疾病如性功能障碍的诊断，智能专家系统相对于专家组诊断阳性率显著提高，能改善男科疾病诊疗效率，并显示疾病程度、分型等，为男科诊疗中忽视对患者的心理治疗提供了有效依据，未来有较好的应用前景。

AI在生殖男科医学领域应用更多，基于大数据的决策支持系统是男科生殖的重要发展方向。根据患者的临床数据，可以辅助精子筛选、精液分析，也能预测辅助生殖的结局。未来第五代移动通信技术（5th generation mobile networks，5G）网络大数据时代，随着男科可穿戴设备的改良，不但能迅速为男科医师提供更可靠的信息，甚至会给出可靠的诊断和治疗建议供医师参考。

3. 随访、管理与大数据研究 男科疾病多数属于慢性病，复诊、随访是患者管理的重要组成部分，AI＋互联网能收集到更多的信息，例如：服药的有效性和停药后的反应，都要全程管理，因此定期随访能发挥及时再评估的作用。互联网和新媒体、可穿戴设备等使随访工具更加丰富和个性化，有助于丰富随访形式和内容，并改善随访成功率，甚至可以获得更好的疗效。基层和偏远地区，节假日或特殊时期，更可以通过快递物流网络实现药品、器械等诊疗物质的配送。

综上所述，推进"互联网＋AI"，将不断优化就医流程，提升服务水平，推进分级诊疗，同时也能加强健康管理，形成"专业男科医师－基层医师－患者"的阶梯式移动医疗服务体系，并逐渐建成中国男科疾病诊疗/健康管理的大数据库。不但能快速、有效地提升男科疾病防治水平，而且可以从中凝练来源于临床实践（真实世界）的科学问题，促进男科学科建设的规范化、可持续性发展。

（张亚东　邓春华）

参 考 文 献

［1］郭应禄. 男科在前进. 中国男科学杂志，2006，20（9）：1.

［2］邓春华. 开启全生命周期男性健康管理，提升男性整体健康水平——护佑男性健康、共筑健康中国. 中华医学信息导报，2020，35（21）：10.

［3］徐福松. 中医男科的现状和展望. 南京中医药大学学报，1997（2）：4-7，64.

［4］李刚，刘继红，胡春平，罗博特. 通过DRG探析男科学发展路径. 中国卫生质量管理，2021，28（6）：43-45.

［5］袁亦铭. 加强男科学学科建设，创建国际先进、国内领先的男科疾病诊疗中心. 北京大学学报（医学版），2011，43（4）：626.

［6］张亚东，田翔，夏凯，等.智能专家系统的构建及其在性功能障碍诊断真实世界的初步临床应用. 临床泌尿外科杂志，2018，33（8）：603-606.

［7］Du J，Ruan XY，Gu MQ，et al. Prevalence of and risk factors for sexual dysfunction in young Chinese women according to the Female Sexual Function Index：an internet-based survey. Eur J Contracept Reprod Health Care. 2016，21（3）：259-263.

第二章

男科专科多学科协作

第一节　男科与生殖中心

一、男科在生殖医学中心中的定位

研究表明，单独男性因素在不育不孕夫妇中占20%～30%，夫妻双方因素占20%。因此，男性因素至少占育龄夫妇不孕不育因素的40%～50%。WHO在生殖健康定义中把不育夫妇是作为一个整体对待，该定义同时包括男性和女性的生殖功能疾病和紊乱，并推荐成立一个包括男科学在内的生殖医学专科，这表明在不孕不育的诊疗过程中，男科的作用与地位与妇科同等重要。

临床上，由于妇科起步较男科早，在各级医院中已配备一定规模的妇科医师，因此不孕不育夫妇中的女方寻求妇科医师进行咨询相对容易，而男方寻求合适医师的帮助则比较困难。调查显示，当男性怀疑患有生育问题时，1/4男性会求助于配偶的妇科医师，还有部分男性会咨询泌尿外科医师或内分泌科医师，经常出现夫妇双方诊疗不同步情况。只有准备实施辅助生殖技术时，夫妇才开始同步合作。尽管妇科生殖领域非常广泛，解决男性生殖疾病的男科学也不可或缺。目前，多推荐2个学科在生殖医学中心的框架下，密切协作来解决不育夫妇的疾病。国内开展辅助生殖技术的机构如雨后春笋般在近10年激增。国家卫生健康委员会颁布的"人类辅助生殖技术规范"中明确规定，在实施辅助生殖技术的医疗机构中必须设置男科学专科门诊，配备男科医师，并要求熟练掌握男性生殖医学基本理论和临床专业技术，这意味着男科医师在每个生殖医学中心都不可或缺。

二、生殖医学中心男科医师的资格要求与技能要求

1. 资质要求 男科医师必须取得中华人民共和国执业医师资格；在医疗卫生行政管理机构依法注册，执业地点为所在医疗机构，执业类别为临床类；执业范围为外科专业。

2. 技能要求

（1）基本技能：男科医师应当掌握男性生殖医学基本理论和临床诊疗技术，熟悉精子发生的内分泌调控和基因调控知识，能正确评估就诊患者生育能力，分析男性不育患者睾丸生精功能和附属性腺功能。男科医师应当掌握正确诊断及治疗男性生殖系统疾病的理论知识与临床技能，熟练掌握男性不育的治疗措施，包括药物治疗、外科手术以及辅助生殖技术。建议设置专用男科学手术室，规范开展各类男性取精术等。

（2）严格掌握辅助生殖技术的男科准入适应证：男科医师必须严格掌握各项辅助生殖技术的基本原理与适应证，明确男性不育实施辅助生殖技术的具体指征，并能合理分析所实施辅助生殖技术的风险与安全性。

（3）生殖健康与优生优育：男科医师要掌握生殖健康与优生优育咨询及指导技能。应当了解生殖健康相关知识，为计划怀孕夫妇提供优生优育咨询，并进行优生优育相关筛查。同时要掌握胎停育、反复流产、胎儿畸形等不良怀孕史中男性因素分析与筛查。

三、男科与生殖中心妇科的协作

不育夫妇应作为一个整体来对待，因此男科应与妇科协作进行女性生育力评估。女方的年龄是影响生育的重要因素。35岁女性的生育力仅约25岁时的50%，38岁时则下降到25%，而超过

40岁时可能进一步下降到5%以下。流产率则由20岁时的10%上升至45岁时的90%。当不育夫妇中女方年龄偏大时，应该综合评估和选择更积极治疗措施。

（刘贵华）

第二节　男科疾病与其他系统疾病

男科学是相对于妇科学而言与之类似又大不相同的一门学科。随着社会的进步，人文、科技、经济等全面发展，人们对生活水平和质量的要求进一步提高，男科学的诞生亦同于其他学科，可谓是应势而生。由于人体系统是一个完整有机整体构成结构，各个组成部分既是独立个体又有着千丝万缕的联系的整体，并且各个组成部分相互影响。

一、勃起功能障碍与心血管、内分泌等相关疾病

ED大体可分为器质性、心理性和混合性。许多疾病都可以影响患者的心理因素，造成焦虑、抑郁，进而导致ED。二者均可使性欲、性活动频率和阴茎的勃起功能减低，从而导致ED。而像心血管、内分泌性疾病又是器质性ED的危险因素，在病理生理机制上也与ED息息相关。

1. ED与心血管疾病　著名的美国马萨诸塞男性老龄化研究（Massachusetts Male Ageing Study，MMAS）显示，心血管疾病的独立危险因素（年龄、吸烟、高血压、糖尿病、BMI等）与ED的发生具有明显的相关性，因此导致动脉粥样硬化的诸多危险因素，如年龄、吸烟、血脂代谢异常、糖尿病、BMI、精神因素等亦是ED的致病原因。有研究表明，脑血管疾病（cerebrovascular disease，CVD）患者中ED的总患病率达66.7%，其中轻度、轻中度、中度、重度ED的患病率分别为15.8%、27.0%、17.6%和6.3%。据报道高血压患者伴有ED可

高达15%，而勃起功能的改变，尤其在中老年患者当中，因警惕ED作为一种预警信号，更应关注其心血管的功能变化。

2. ED与内分泌疾病　糖尿病与ED发病的相关性已经在大量的临床数据和多个流行病学调查中得以验证，糖尿病造成的血管病变和神经病变是其病理基础，Thomas等对1078例年龄＞30岁的2型糖尿病男性患者进行了研究，发现其中有24.5%的患者患有ED，Wandel的研究表明，糖尿病患者的ED患病率达30%，年龄大于60岁的亚组的患病率＞75%，均明显高于对照组（$P < 0.01$）。血脂异常导致男性ED的机制现仍不清楚，大多数研究认为，血脂异常减少阴茎动脉血流量和损伤血管内皮细胞影响阴茎勃起过程中的血管平滑肌松弛导致阴茎动脉血流异常。但据Wei等的临床研究发现，总胆固醇＞6.22 mmol/L者比总胆固醇＜4.14 mmol/L者更易患ED，而高密度脂蛋白＞1.55 mmol/L则可阻止ED的发生。

二、男性不育与代谢综合征

代谢综合征是概述人体的蛋白质、脂肪、糖类等物质发生代谢紊乱的疾病，是机体内多种代谢成分异常聚集的复杂的病理状态表现，主要和中心性肥胖、糖尿病、高血压、血脂异常等疾病密切相关。有调查显示，中国成年人代谢综合征的发病率为14%～16%，且男性发病率明显高于女性。男性不育的病因与机制复杂，其发生与内科疾病息息相关，从内科疾病入手探究治疗男性不育症的相关报道很多，因此，重视男性不育症的内科治疗十分重要。代谢综合征中的肥胖、糖尿病、高血压、血脂异常等亦和男性不育关系密切，近年来，国内外研究报道显示，代谢综合征与男性不育症也存在相关性。

1. 男性不育与肥胖　①肥胖会干扰下丘脑－垂体－性腺轴的正常功能，具体体现在睾酮和雌二醇的比例异常，从而影响瘦素和其他激素水平的平衡。②导致表观遗传修饰改变，并可发生跨代传递，影响后代健康。肥胖导致的内分泌失调可直接降低男性生育力，还会参与生殖细胞表观遗传修饰，从而影响男性的生育力并将负面影响传递给后代。但当前国内外对由肥胖导致的相关激素分泌失调与生殖细胞的表观遗传修饰间的确切机制还尚未明晰。

2. 男性不育与糖尿病　糖尿病的发生对男性生殖系统的影响巨大，男性生殖内分泌功能正常维持男性生殖功能，临床上男性糖尿病患者多伴有生殖内分泌功能异常。糖尿病对男性生殖功能的损害可能因素包括体内雄激素的异常、氧化应激损伤、代谢产物堆积等多个方面。因此，深入了解糖尿病与男性生殖内分泌的关系对两者的临床治疗具有重要意义。

3. 男性不育与高血压　高血压病是心血管疾病的主要危险因素，在男科范畴来说，高血压被证实是ED的一个公认危险因素，目前医学界对高血压与男性不育两者之间的相互影响机制尚不明晰。Svartberg等的研究发现，高血压患者总睾酮水平与收缩压之间呈负相关的关系，但未阐明它的发生机制。Guo等研究了高血压与男性精液参数之间的明确影响关系，其研究结果与Cazzaniga等的结果完全相反，因此，高血压与男性不育之间的影响机制还需要进一步探索。

4. 男性不育与血脂异常　有学者提出机体血脂异常导致的一系列相关疾病，并促进睾丸局部氧化应激水平，从而影响男性生育力。现有各种动物实验表明，血脂异常对男性生殖系统功能的影响主要表现为精液参数的改变和精子DNA的损伤。越来越多的文献指出，血脂异常的病理状态越严重，对男性生育力的影响越大。

三、男科疾病与心理性疾病

男科疾病与其他疾病最大的区别在于患男科疾病的患者对其病情难以启齿，导致很多患者伴有精神或心理症状，甚至有部分焦虑或抑郁患者，以男科为首诊科室。这类患者常自述有前列腺炎、尿频、性欲下降等不适。现代医学研究发现，这类患者在大脑中枢常有相类似的发病机制和通路，导致了相关的症状群。

由于男科疾病常伴有其他疾病，导致临床表现错综复杂，要求男科医师全面掌握男科与交叉学科知识，整体思维，全面分析病情，给予患者整体化、综合性的有效诊疗方案，提高诊断的准确性和治疗的成功率。

（王　恒　陈　赟）

参 考 文 献

［1］人类辅助生殖技术管理办法. 中华人民共和国国务院公报，2002，6：25-26.

［2］中华人民共和国卫生部. 人类辅助生殖技术规范. 中国生育健康杂志，2004，15（1）：4-9.

［3］沈浣，罗旭飞，吴丹.《中国高龄不孕女性辅助生殖临床实践指南》解读. 实用妇产科杂志，2020，36（5）：350-353.

附　录

附录1　精液分析参考值

名称	WHO-5参考值	WHO-6参考值
精液量（ml）	1.5	1.4
精子浓度（$\times 10^6$/ml）	15	16
精子总数（$\times 10^6$/ml）	39	39
精子活力（%）	40	42
前向运动精子百分率（%）	32	30
精子存活率（%）	58	54
正常形态精子百分率（%）	4	4
精液pH	≥7.2	—
精液白细胞（$\times 10^6$/ml）	＜1.0	—
MAR试验（%）	＜50	—
免疫珠试验（%）	＜50	—
精浆锌（μmol/1次射精）	≥2.4	—
精浆果糖（μmol/1次射精）	≥13	—
精浆中性葡萄糖苷酶（μmol/1次射精）	≥20	—

注：精液分析参考值是以正常生育男性的第5个百分位数为参考制定。精液参数处于95%参考区间内并不保证一定具有生育力。低于此参考值下限的男性也不一定不能生育。男性精液结果需结合临床分析；MAR. 直接抗球蛋白混合试验；一. 无数据；WHO-5.《世界卫生组织人类检查与处理实验室手册（第5版）》；WHO-6. 世界卫生组织《人类检查与处理实验室手册（第6版）》。

附录2　其他常见男科检测项目参考值

名　　称	参考值
前列腺特异性抗原（ng/ml）	＜4.0
前列腺小体外泄蛋白（ng/ml）	＜1.2
抑制素B（pg/ml）	16.61～ －278.87
染色体核型	46，XY
AZF检测	无缺失

附录3　国际勃起功能指数量表（IIEF-5）

请根据您过去6个月的性生活实际情况回答以下问题，选择适当的编号标记（√），谢谢您的配合与支持！

问题	0	1	2	3	4	5	得分
1.对阴茎勃起及维持勃起有多少信心？		很低	低	中等	高	很高	
2.受到性刺激后有多少次阴茎能够坚挺地插入阴道？	无性活动	几乎没有或完全没有	只有几次	有时或大约一半时候	大多数时候	几乎每次或每次	
3.性交时有多少次能在进入阴道后维持阴茎勃起？	没有尝试性交	几乎没有或完全没有	只有几次	有时或大约一半时候	大多数时候	几乎每次或每次	
4.性交时保持勃起至性交完毕有多大的困难？	没有尝试性交	非常困难	很困难	有困难	有点困难	不困难	

问题	0	1	2	3	4	5	得分
5.尝试性交时是否感到满足？	没有尝试性交	几乎没有或完全没有	只有几次	有时或大约一半时候	大多数时候	几乎每次或每次	

IIEF-5 评分：

评分标准：一般而言，IIEF-5评分＜7分为重度勃起功能障碍（ED），8～11分为中度ED，12～21分为轻度ED，22～25分为无ED。

附录4　勃起硬度评估（EHS）

Ⅰ级（重度ED）	Ⅱ级（中度ED）	Ⅲ级（轻度ED）	Ⅳ级（正常）
阴茎充血增大，但不能勃起，无法插入	阴茎有轻微勃起，但还未能达到足以插入的硬度	阴茎达到足以插入的硬度，但不够坚挺或持久	完全勃起而且很坚挺，也够持久

注：ED. 勃起功能障碍。

附录5　早泄诊断工具PEDT评估表

问题	0	1	2	3	4
1.性交时想延迟射精有多大困难？	没有困难	有点难	中等难度	非常困难	完全无法延迟
2.射精发生在想射精前的概率？	（几乎）没有	不经常（25%）	约五成（50%）	多数时间（75%）	总是/几乎一直（100%）
3.是否受到很小刺激就会射精？	完全不（0）	不经常（25%）	近半数情况下（50%）	多数时间（75%）	总是/几乎一直（100%）

续　表

问题	0	1	2	3	4
4.是否对过早射精感到沮丧?	完全没有	有点	一般	很	非常
5.是否担心您的射精时间会让配偶不满意?	完全没有	有点关心	一般	很关心	非常关心

评分标准:通过对每名受试者5个问题的调查方式获得PEDT得分,PEDT得分≥11,早泄;PEDT得分=9或10,疑似早泄;PEDT得分≤8,非早泄。

附录6　国际前列腺症状评分(IPSS)

请在您认为您具有的相关排尿症状的号码前画○。

在过去一个月,您是否有以下症状?	没有	在5次中少于一次	少于半数	约半数	多于半数	几乎每次
①是否经常有尿不尽感?	0	1	2	3	4	5
②是否曾经有间断性排尿?	0	1	2	3	4	5
③是否曾经有尿线变细现象?	0	1	2	3	4	5
④是否需要用力及使劲才能开始排尿?	0	1	2	3	4	5

您对自己现在的排尿状况是否满意,请选择您的满意度

▼

0　非常满意
1　满意
2　基本满意
3　基本可以

4　有些不满
5　不满意
6　非常不满意

▼

排尿状态的满意度

在过去一个月，您是否有以下症状？	没有	在5次中少于一次	少于半数	约半数	多于半数	几乎每次
⑤两次排尿间隔是否经常小于2h？	0	1	2	3	4	5
⑥是否有排尿不能等待现象？	0	1	2	3	4	5
⑦从入睡到早起一般需要起来排尿几次？	没有	1次	2次	3次	4次	5次或以上

您对自己现在的排尿状况是否满意，请选择您的满意度

▼

0	非常满意
1	满意
2	基本满意
3	基本可以
4	有些不满
5	不满意
6	非常不满意

▼

排尿状态的满意度

评分标准：计算排尿症状（①～⑦）的总分数，0～7分，轻度；8～19分，中度；20～35分，严重。

该测试是为了评估您的泌尿系统症状的严重程度，而不是诊断方法。它不能确定您是否患有前列腺增生。您需要向医师咨询您的这种状况是否由良性前列腺增生引起。

附录7　美国国立卫生研究院慢性前列腺炎症状指数评分表（NIH-CPSI）

	近1周中	
题目	评分标准	得分
1.近1周你经历了下列哪个部位疼痛或不适？	A.在直肠（肛门）和睾丸（阴囊）之间及会阴部　　是（1分）　　否（0分） B.睾丸　　是（1分）　　否（0分） C.阴茎的头部（与排尿无关）　　是（1分）　　是（1分） D.腰部以下，膀胱或耻骨区　　是（1分）　　否（0分）	
2.近1周你经历了	A. 排尿时疼痛或不适？　　是（1分）　　否（0分） B. 性高潮时或之后射精痛　　是（1分）　　否（0分）	
3.你有多少时间有任何部位的疼痛或不适？	从没有　很少　　有时　　经常　　　通常　　总是 （0分）（1分）（2分）（3分）　（4分）（5分）	
4.近1周，下列哪个数字能描述你这些天平均疼痛或不适？	0　1　2　3　4　5　6　7　8　9　10 （将疼痛划分为10个等级对应0～10分，数字越大表示疼痛越重，0分表示没有疼痛，10分表示最痛，您认为您的疼痛为几级？）	
5.近1周，在完成排尿后有多少次排尿不尽？	没有　　少于1/5　少于1/2　约1/2　　多于1/2　总是 （0分）　（1分）　（2分）　（3分）　（4分）（5分）	

近1周中

题目	评分标准					得分

6.近1周，在完成排尿后有几次在2h内又排尿？　　没有（0分）　少于1/5（1分）　少于1/2（2分）　约1/2（3分）　多于1/2（4分）　总是（5分）

1～6题分数合计

7.近1周，有多少次你的症状影响你的正常工作？　　没有（0分）　少于1/5（1分）　少于1/2（2分）　约1/2（3分）　多于1/2（4分）　总是（5分）

8.近1周，多少次你想到你的症状？　　没有（0分）　仅一点（1分）　一些（2分）　许多（3分）

9.如果在您以后的日常生活中，过去1周出现的症状总是伴随着您，您感觉怎样？　　快乐（0分）　高兴（1分）　满意＞1/2（2分）　满意1/2（3分）　满意1/2（4分）　不高兴（5分）　难受（6分）

1～9题分数合计

评分说明：NIH-CPSI主要包括3部分内容，有9个问题（0～43分）。第一部分评估疼痛部位、频率和严重程度，由问题1～4组成（0～21分）；第二部分为排尿症状，评估排尿不尽感和尿频的严重程度，由问题5～6组成（0～10分）；第三部分评估对生活质量的影响，由问题7～9组成（0～12分）。症状严重程度由问题1～6题组成（疼痛+排尿症状）分为三级：轻度为0～9分，中度为10～18分，重度为18～31分。总体评分也分为三级：轻度为0～14分，中度为15～29分，重度为30～43分；可以用于每位患者治疗前后的自身对照。

附录8　焦虑自评量表（SAS）

焦虑是一种比较普遍的精神体检，长期存在焦虑反应的人易发展为焦虑症。本量表包含20个项目，分为4级评分，请仔细阅读一下内容，根据近1周的情况如实回答。

A．没有或者小部分时间

B．小部分时间

C．相当多时间

D．绝大部分或全部时间

序号	题　目	A	B	C	D
1	我觉得比平常容易紧张和着急（焦虑）				
2	我无缘无故地感到害怕（害怕）				
3	我容易心里烦乱或觉得惊恐（惊恐）				
4	我觉得我可能将要发疯（发疯感）				
5	我觉得一切都很好，也不会发生什么不幸（不幸预感）				
6	我手足发抖打战（手足颤抖）				
7	我因为头痛，颈痛和背痛而苦恼（躯体疼痛）				
8	我感觉容易衰弱和疲乏（乏力）				
9	我觉得心平气和，并且容易安静坐着（静坐不能）				
10	我觉得心跳很快（心慌）				
11	我因为一阵阵头晕而苦恼（头晕）				
12	我有晕倒发作或觉得要晕倒似的（晕厥感）				
13	我呼气吸气都感到很容易（呼吸困难）				
14	我手足麻木和刺痛（手足刺痛）				
15	我因为胃痛和消化不良而苦恼（胃痛或消化不良）				
16	我常常要小便（尿意频数）				
17	我的手常常是干燥温暖的（多汗）				
18	我脸红发热（面部潮红）				
19	我容易入睡并且一夜睡得很好（睡眠障碍）				
20	我做噩梦。				

计分说明：正向计分题A、B、C、D按1、2、3、4分计；反向计分题按4、3、2、1分计。反向计分题号：9、13、17、19。分数越高，表示这方面的症状越严重。一般来说，焦虑总分低于50分者为正常；50～60者为轻度，61～70者是中度，70以上者是重度焦虑。

结果分析：将20个项目的各个得分相加，即得总粗分。标准分等于总粗分乘以1.25后的整数部分。

附录9　抑郁自评量表（SDS）

下面有20条题目，请仔细阅读每一条，把意思弄明白，每一条文字后有4个选项，分别表示：

A. 没有或很少时间（过去1周内，出现这类情况的时间不超过1天）

B. 小部分时间（过去1周内，有1～2天有过这类情况）

C. 相当多时间（过去1周内，3～4天有过这类情况）

D. 绝大部分或全部时间（过去1周内，有5～7天有过这类情况）

施测时间建议：5～10 min

		A	B	C	D
1	我觉得闷闷不乐，情绪低沉				
2	我觉得一天中早晨最好（晨重夜轻）				
3	一阵阵哭出来或觉得想哭（易哭）				
4	我晚上睡眠不好（睡眠障碍）				
5	我吃得跟平常一样多（食欲缺乏）				
6	我与异性密切接触时和以往一样感到愉快（性兴趣减退）				
7	我发觉我的体重在下降（体重减轻）				
8	我有便秘的苦恼（便秘）				
9	心跳比平常快（心悸）				
10	我无缘无故地感到疲乏（易倦）				
11	我的头脑和平常一样清楚（思考困难）				
12	我觉得经常做的事情并没有困难（能力减退）				
13	我觉得不安而平静不下来（不安）				
14	我对未来抱有希望（绝望）				
15	我比平常容易生气激动（易激惹）				
16	我觉得做出决定是容易的（决断困难）				
17	我觉得自己是个有用的人，有人需要我（无用感）				
18	我的生活过得很有意思（生活空虚感）				
19	我认为如果我死了，别人会生活得更好（无价值感）				
20	平常感兴趣的事我仍然感兴趣（兴趣丧失）				

计分说明：正向计分题A、B、C、D按1、2、3、4分计；反向计分题按4、3、2、1计分。反向计分题号：2、5、6、11、12、14、16、17、18、20。

结果分析：将20个项目的各个得分相加，即得总粗分。总粗分的正常上限参考值为41分，标准分等于总粗分乘以1.25后的整数部分。分值越小越好。

标准分正常上限参考值为53分。标准总分53～62为轻度抑郁，63～72为中度抑郁，72分以上为重度抑郁。

学习培训及学分申请办法

一、《国家级继续医学教育项目教材》经原卫生部（现为国家卫生健康委员会）科教司、全国继续医学教育委员会批准，由全国继续医学教育委员会、中华医学会联合主办，中华医学电子音像出版社编辑出版，面向全国医学领域不同学科、不同专业的临床医生，专门用于继续医学教育培训。

二、学员学习教材后，在规定时间（自出版日期起 1 年）内可向本教材编委会申请继续医学教育 II 类学分证书，具体办法如下：

方法一：PC激活

1. 访问"中华医学教育在线"网站 cmeonline.cma-cmc.com.cn，注册、登录。

2. 点击首页右侧"图书答题"按钮，或个人中心"线下图书"按钮。

3. 刮开本书封底防伪标涂层，输入序号激活图书。

4. 在个人中心"我的课程"栏目下，找到本书，按步骤进行考核，成绩必须合格才能申请证书。

5. 在"我的课程"－"已经完成"，或"申请证书"栏目下，申请证书。

方法二：手机激活

1. 微信扫描二维码  关注"中华医学教育在线"官方微信并注册。

2. 点开个人中心"图书激活"，刮开本书封底防伪标涂层，输入序号激活图书。

3. 在个人中心"我的课程"栏目下，找到本书，按步骤进行考核，成绩必须合格才能申请证书。

4. 登录PC端网站，在"我的课程"－"已经完成"，或"申请证书"栏目下，申请证书。

三、证书查询

在PC端首页右上方帮助中心"查询证书"中输入姓名和课程名称进行查询。

《国家级继续医学教育项目教材》编委会